Surviving IC

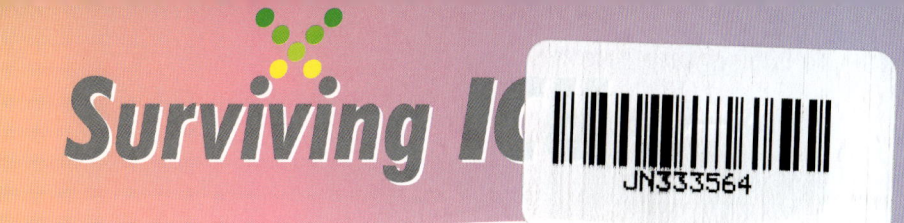

ICUから始める
早期リハビリテーション

病態にあわせて
安全に進めるための
考え方と現場のコツ

中村俊介 編

羊土社
YODOSHA

謹告

　本書に記載されている診断法・治療法に関しては，発行時点における最新の情報に基づき，正確を期するよう，著者ならびに出版社はそれぞれ最善の努力を払っております．しかし，医学，医療の進歩により，記載された内容が正確かつ完全ではなくなる場合もございます．

　したがって，実際の診断法・治療法で，熟知していない，あるいは汎用されていない新薬をはじめとする医薬品の使用，検査の実施および判読にあたっては，まず医薬品添付文書や機器および試薬の説明書で確認され，また診療技術に関しては十分考慮されたうえで，常に細心の注意を払われるようお願いいたします．

　本書記載の診断法・治療法・医薬品・検査法・疾患への適応などが，その後の医学研究ならびに医療の進歩により本書発行後に変更された場合，その診断法・治療法・医薬品・検査法・疾患への適応などによる不測の事故に対して，著者ならびに出版社はその責を負いかねますのでご了承ください．

序

　全国にある多くの救命救急センターや集中治療室では，今日も医師，看護師らによるチームが，生命を維持することすら困難な重症患者に対して，救命を第一に治療を進めています．しかし，救命すなわち治療の成功ではないことは，すべての医療者にとって周知の通りです．近年，救命された重症患者について，生活自立度など長期予後に関する調査研究がいくつか報告されました．その結果，救急・集中治療に携わる医療者は，患者の退院後の生活まで視野に入れた，効果的な治療計画を実施することが求められるようになっています．

　私が脳神経外科医として学びはじめた頃，ベッドサイドでのリハビリテーション（以下リハ）はまだ十分に行われておらず，リハ室に移動できない患者に対しては，看護師が関節可動域訓練を行っていました．当時から，重症患者が少しでも機能障害の少ない状態に回復し，社会復帰してほしいという願いは，すべての医療者において全く変わらないものです．

　救急・集中治療の領域において，リハは積極的に進められるようになりつつあります．一方，本書のなかでも解説されていますが，脳卒中に対する超急性期リハについては，否定的な結果を示す報告があります．しかし早期リハの目的は，早期に開始することではありません．早期リハについても科学的な評価，検討を行い，evidence-based medicineを展開すべきであると考えますが，医療は生活している人を対象としているので，全人的アプローチとしてリハを進めるためにnarrative-based medicineの側面も重要となります．今後，早期リハが有効なアプローチとなるように，安全で効果的な内容について検討を進めることが重要であり，さらに研究を進める必要があると考えます．

　本書では経験豊かな先生方によって，早期リハについてevidenceとして確立されている内容やcontroversialである内容など，基礎となる考え方から種々の問題について多角的に捉え，執筆いただきました．また，高齢化社会に関連する問題である終末期に提供する医療としてのリハについても記載しております．本書が，救命救急センターや集中治療室で重症患者のために日夜努力されている医療者の一助となれば幸いです．

2016年1月

中村俊介

執筆者一覧

■ 編　集

中村俊介　　昭和大学医学部救急医学講座

■ 執　筆（掲載順）

中村俊介	昭和大学医学部救急医学講座	古屋智規	産業医科大学医学部救急医学講座
荒川英樹	和歌山県立医科大学リハビリテーション医学講座	長谷川意純	東京慈恵会医科大学附属柏病院救急部
中村　健	和歌山県立医科大学リハビリテーション医学講座	土肥謙二	東京慈恵会医科大学救急医学講座
加藤正哉	和歌山県立医科大学救急集中治療医学講座	田中啓司	JA長野厚生連 佐久総合病院 佐久医療センター救命救急センター
田島文博	和歌山県立医科大学リハビリテーション医学講座	池田弘人	帝京大学医学部救急医学講座
川手信行	昭和大学医学部リハビリテーション医学講座	壷井伯彦	国立成育医療研究センター集中治療科
清水敬樹	東京都立多摩総合医療センター救命救急センター	依田光正	昭和大学医学部リハビリテーション医学講座
有薗信一	聖隷クリストファー大学リハビリテーション学部理学療法学科	新美太祐	公立西知多総合病院集中治療部・麻酔科
長谷川隆一	筑波大学附属病院水戸地域医療教育センター・水戸協同病院救急・集中治療科	西田　修	藤田保健衛生大学医学部麻酔・侵襲制御医学講座
菊地尚久	横浜市立大学附属市民総合医療センターリハビリテーション科	水流洋平	昭和大学病院 ICU 集中ケア認定看護師
笠井史人	昭和大学医学部リハビリテーション医学講座	三浦まき	昭和大学病院看護部
百石仁美	昭和大学江東豊洲病院看護部	山本武史	NTT東日本関東病院総合診療科・救急センター
荻野泰明	山口大学医学部附属病院先進救急医療センター	神津　玲	長崎大学病院リハビリテーション部／長崎大学大学院医歯薬学総合研究科内部障害リハビリテーション学
鶴田良介	山口大学医学部附属病院先進救急医療センター	森本陽介	長崎大学病院リハビリテーション部
永田　功	横浜市立みなと赤十字病院集中治療部	児島範明	関西電力病院リハビリテーション科
安藤守秀	大垣市民病院呼吸器内科	松木良介	関西電力病院リハビリテーション科
齊藤正和	榊原記念病院理学療法科	端野琢哉	関西電力病院救急集中治療センター
長山雅俊	榊原記念病院循環器内科	田中幸太郎	JA茨城県厚生連 茨城西南医療センター病院救命救急センター
真弓俊彦	産業医科大学医学部救急医学講座	川津奈加	近森病院医療福祉部
金澤綾子	産業医科大学病院救急科	萩原祥弘	東京都立多摩総合医療センター救命救急センター
岩瀧麻衣	産業医科大学病院救急科	平尾朋仁	長崎大学病院救命救急センター
大坪広樹	産業医科大学病院救急科	田﨑　修	長崎大学病院救命救急センター

Surviving ICU シリーズ

ICUから始める早期リハビリテーション
病態にあわせて安全に進めるための考え方と現場のコツ

Contents

序 .... 中村俊介　3

執筆者一覧 4

Color Atlas 8

第1章　早期リハビリテーションの基礎

1. 救急・集中治療領域における早期リハビリテーションの考え方とは？
　　　　　　　　　　　　　　荒川英樹，中村　健，加藤正哉，田島文博　12
2. 不動で起こる問題とは何か？ .... 川手信行　17
3. ICUにおいてADLをどう評価し，拡大させるのか？ .... 中村　健　22
4. 高度侵襲下でのリハビリテーションの諸問題 Pro/Con .... 清水敬樹　28
5. チームアプローチとしての早期リハビリテーション
　　～チームの構築をどう進めるのか .... 中村俊介　35

第2章　リハビリテーション視点からの評価とリスク管理

1. いつから早期リハビリテーションを開始するか？ Pro/Con
　　　　　　　　　　　　　　　　　　　　　　　有薗信一，長谷川隆一　42
2. 安全に早期リハビリテーションを行うには？
　　～中止や再開の基準は？ .... 菊地尚久　53

Pro/Con：各テーマにおける賛成論・反対論をあげている項目です

3. 早期リハビリテーションの内容決定と進め方は？ ……………… 笠井史人，百石仁美　60

第3章　早期リハビリテーションの実際

1. ABCDE バンドル，PAD/J-PAD ガイドラインにみる
   早期リハビリテーション Pro/Con …………………………… 荻野泰明，鶴田良介　70
2. 鎮静・鎮痛とリハビリテーション Pro/Con ………………………………… 永田　功　79
3. 人工呼吸管理と急性期呼吸リハビリテーション Pro/Con ………………… 安藤守秀　91
4. ICU・CCU からはじめる心臓リハビリテーション Pro/Con …… 齊藤正和，長山雅俊　105
5. 敗血症治療時における早期リハビリテーション Pro/Con
   　　　　　　　　　　真弓俊彦，金澤綾子，岩瀧麻衣，大坪広樹，古屋智規　115
6. 脳卒中・頭部外傷に対する早期リハビリテーション Pro/Con
   　　　　　　　　　　　　　　　　　　　　　　長谷川意純，土肥謙二　121
7. 重症整形外傷に対する早期リハビリテーション Pro/Con ………………… 田中啓司　130
8. 熱傷に対する早期リハビリテーション Pro/Con …………………………… 池田弘人　139
9. 小児 ICU での早期リハビリテーション ……………………………………… 壷井伯彦　146
10. ICU からはじめる摂食嚥下リハビリテーション Pro/Con ………………… 依田光正　154
11. 栄養管理と早期リハビリテーション Pro/Con ………………… 新美太祐，西田　修　165
12. 排泄障害と早期リハビリテーション ………………………… 水流洋平，三浦まき　172
13. 早期リハビリテーションと感染管理 ………………………………………… 山本武史　187
14. ICU における運動療法の実際 Pro/Con ……………………… 神津　玲，森本陽介　194
15. ICU における作業療法の実践 Pro/Con ……………… 児島範明，松木良介，端野琢哉　200
16. 高次脳機能障害と早期リハビリテーション ………………………………… 田中幸太郎　206
17. ソーシャルワーカー介入はいつから？
    〜当院での実際 ………………………………………………………………… 川津奈加　215

第4章 困難な状況でのリハビリテーション

1. ECMO施行時の早期リハビリテーション ……………………… 萩原祥弘　222
2. 深部静脈血栓症と早期リハビリテーション Pro/Con ………… 平尾朋仁, 田﨑　修　235
3. 集中治療領域における終末期医療とリハビリテーション Pro/Con …… 中村俊介　245

索　引 ……………………………………………………………………… 252

■ 本文中の文献一覧の★はエビデンスレベルを表しています

> **文献**
>
> 必読 1) The Acute Respiratory Distress Syndrome Network：Ventilation with lower tidal volumes as compared with traditional tidal volumes for acute lung injury and the acute respiratory syndrome. N Engl J Med, 342：1301-1308, 2000 ★★★
>
> 2) Esteban A, et al：Prospective randomized trial comparing pressure-controlled ventilation and volume-controlled ventilation in ARDS. For the Spanish Lung Failure Collaborative Group. Chest, 117：1690-1696, 2000 ★★
>
> 3) Eichacker PQ, et al：Meta-an...
> trials testing low tidal volumes...

★★★：大規模（概ねワンアーム100症例以上）のRCT（LRCT）
★★：上記以外のRCT
★：大規模（概ね200症例以上）の観察研究（LOS）

Color Atlas

- リハの前後で手洗いを行う
- 手袋とエプロンを装着し，接触感染予防を実施している
- さらに袖のあるエプロンやガウンを選択し帽子やフェイスガードなどを加えると飛沫感染予防策が可能となる

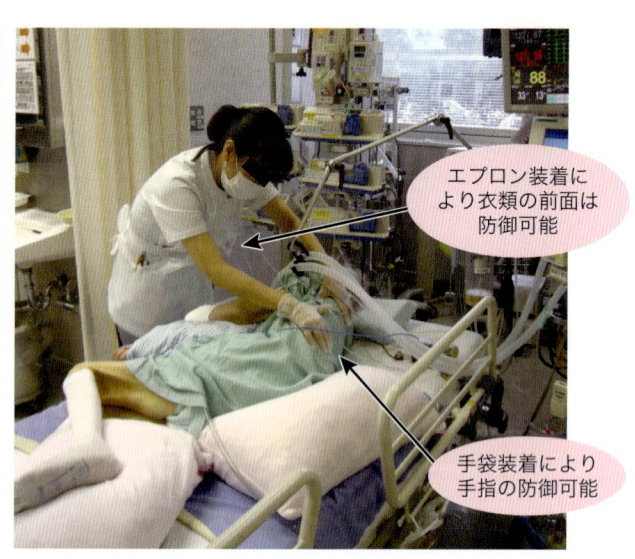

エプロン装着により衣類の前面は防御可能

手袋装着により手指の防御可能

❶ **接触感染防御策の実際**（p.192図2参照）

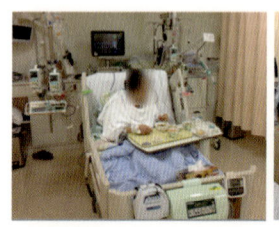

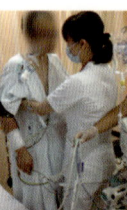

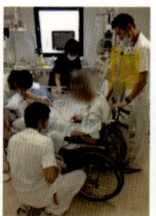

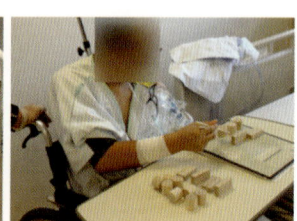

〈床上でのADL〉
歯磨き，食事，清拭，更衣，排泄

〈離床〉
端坐位や立位
車椅子坐位

〈車イス上のADL〉
食事や歯磨き
ポータブルトイレでの排泄

❷ **ADLの段階的な介入例**（p.204図4参照）
例としてADLの段階的な写真を載せている（左の写真から床上での食事，立位動作，車椅子坐位，車椅子上での食事動作練習）．人工呼吸器やルート類などの集中治療に伴う環境や患者の能力によってステップアップする順序は前後することもあるが，ICUではバイタルサインを確認しながら実際にリハ以外の時間に実施できるか，安全性や遂行能力を評価し他職種と情報共有している

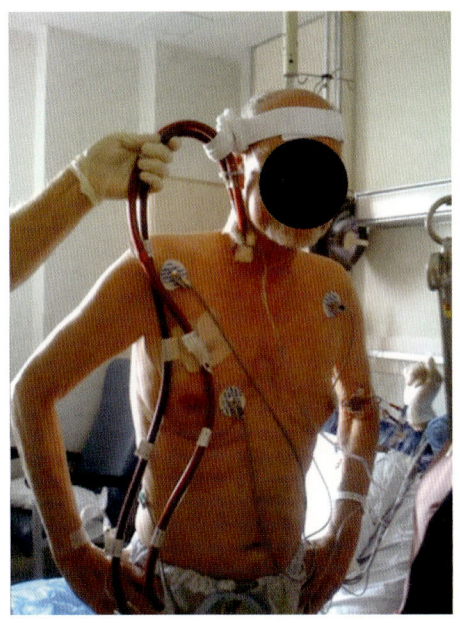

❸ ダブルルーメンカニューレの実例
（p.224図2参照）

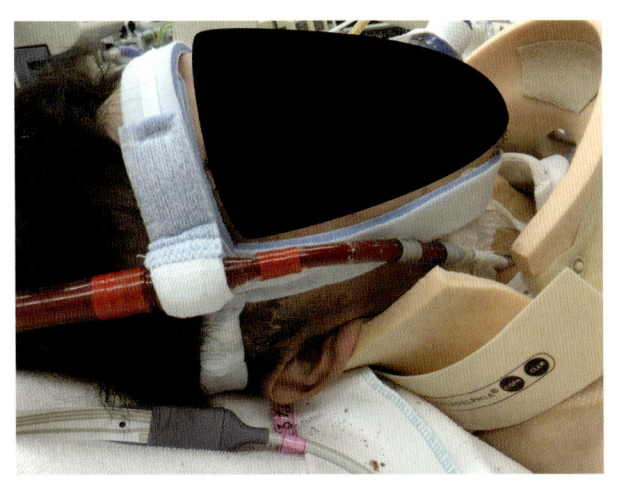

❹ 当施設での内頸静脈カニューレの固定法の一例 （p.229図5参照）
刺入部は縫合とテープ固定を行い，カニューレによる皮膚の圧損傷の強い部分は気管切開チューブ固定用テープを組み合わせて固定した

ICUから始める早期リハビリテーション

第1章

早期リハビリテーションの基礎

第1章 早期リハビリテーションの基礎

1. 救急・集中治療領域における早期リハビリテーションの考え方とは？

荒川英樹，中村　健，加藤正哉，田島文博

Point

- 早期リハビリテーション（以下リハ）の目的は「患者さんをよくすること」，つまり手術や投薬治療同様，医療として患者を最良の状態にすることである
- 早期リハはあらゆる疾患や障害に対して施行し，機能的アウトカムの向上とその到達時間を短縮する
- 「安静臥床は，確実に身体機能を低下させる重大なリスクである」との認識が重要
- リハは治療なので，エビデンスに基づき適切かつ確実に行う．医療である以上，最善を尽くしても結果が出なかったり，悪化させる危険を常に伴うことも忘れてはならない
- チーム医療として多職種で協力して行うため，常に勉強と症例検討，研究をし続けなくてはならない

はじめに

　救急・集中治療領域においては長らく救命や疾患治療が優先され，状態の改善や安定を待ってからリハを開始するという傾向があった．またリハの主目的は合併症や廃用症候群の予防であるという認識も一般的となっている．しかし近年の医療費の抑制や在院日数の短縮化を受け，疾患によって生じた機能・能力障害の改善とそこまでの到達時間短縮が必須となってきた（図1)[1]．20年以上前からいわれ続けていたが，ようやく「リハは医療として最重要な分野の一つ」と認識されてきた．そのため，障害の固定化をきたし，後手に回るようなリハではなく，「攻めるリハ」によって疾患治療と並行して積極的に機能改善につなげることが非常に重要である．そういう観点で考えると，救急・集中治療領域における早期リハは，「リハ領域における主戦場」と認識することができる．

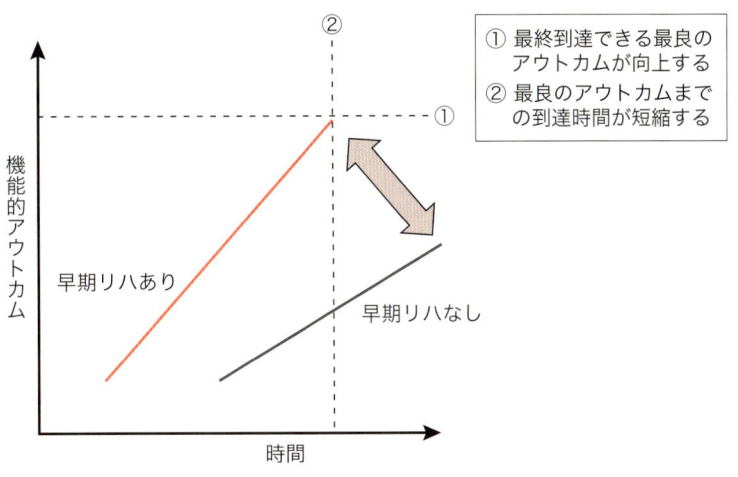

①最終到達できる最良の
　アウトカムが向上する
②最良のアウトカムまで
　の到達時間が短縮する

図1 ● 早期リハの効果に関する概念図

❶ 早期リハにおける理念

　リハの歴史的概観として，障害者の能力を回復し社会に再適合することを目的に発展してきた，障害者に対する医療であったことは事実である．「リハビリテーション」という言葉も，「機能回復訓練」と同義語として使用されている．しかし本来の意味は，「障害者が能力を回復して社会生活に再適合するためのすべての過程・方法」といえる．さらに前述した社会的背景の変化により，外傷や疾病によりすでに生じた障害のみならず，**現在の状態から今後生じる可能性のある障害をも的確に評価し**，対応することもリハの一環と考えられる．そのため，救急・集中治療領域における早期リハの特色として，**あらゆる疾患や障害に対して，それぞれが必要とするリハを柔軟に提供する**ことがあげられる．われわれはこれを「Whole body（全身）の医療（リハ）」と表現しているが，常に全身状態，機能的予後を念頭に置きながら最大限の成果が得られるように，医師や多職種が共同して「患者第一主義」のリハを行うことが重要である．

❷ 安静臥床がヒトに与える影響

　救急治療，集中治療を受けている患者は安静臥床状態となっている場合が多い．安静臥床が身体へ与える影響に関しては，古くから多くの研究があり，そのいずれもが身体への悪影響に対して警鐘を鳴らしている（表1）．安静臥床という低負荷な状態に身体が適応した結果，心筋の萎縮や循環血液量の減少，抗重力筋などの全身的な筋肉の萎縮，四肢関節の拘縮などを生じるが[2〜4]，わずか3日間のベッド上安静であっても，循環動態など生理学的に有意な身体的変化をきたすという報告もあり[5]，救急・集中治療領域での早期リハ

表1 ● 安静臥床による影響

- 精神機能の低下
- 心肺機能の低下
- 筋力の低下
- 体液量，循環血液量の低下
- 血管コンプライアンスの低下
- 内分泌機能の低下
- 自律神経機能の低下
- 骨密度の低下

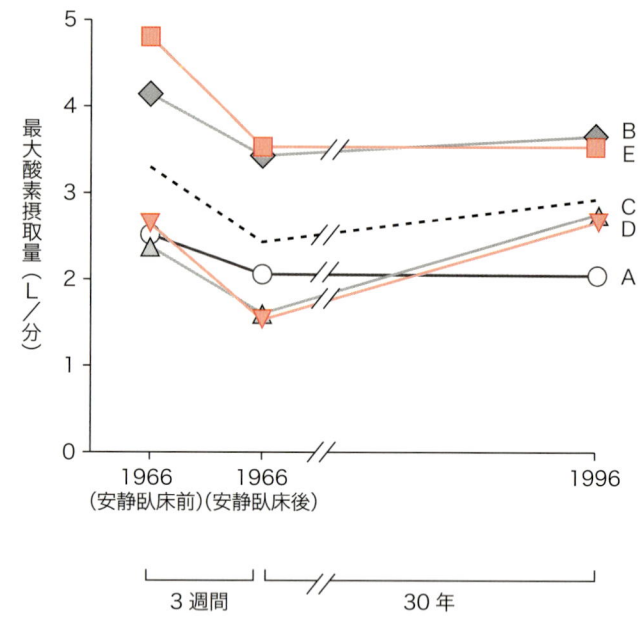

図2 ● 3週間の安静臥床と30年間の加齢による最大酸素摂取量の変化

A（○）：運動習慣なし，B（◆）：運動習慣あり（週2km程度のジョギング），C（△）：運動習慣あり（週30km程度のエアロバイク運動），D（▼）：運動習慣あり（アマチュアリーグでサッカーを継続），E（■）：運動習慣あり（週2時間程度のウエイトトレーニング）
- - - - ：被験者の平均
（文献7より引用）

がわずか数日遅延するだけでも，その影響を受ける可能性が示唆される．

1966年に報告された The Dallas Bed Rest and Training Study では，屈強な健常若年男性において，3週間のベッド上安静臥床により最大酸素摂取量が28％低下したことを報告している[6]．最大酸素摂取量の低下は，いわば全身的体力の低下を反映している．さらにこの研究には興味深い続きがある．30年後，再び同じ被験者を集めて，同じ体力測定により追跡研究が行われた．その結果，30年間の加齢による最大酸素摂取量の低下より，3週間ベッドに寝ていることによってひき起こされた最大酸素摂取量の低下の方が有意に大きいことが明らかとなった．また，このときに研究に参加した被験者のなかには安静臥床の怖さを身をもって体験したことにより，その後の生活において安静臥床の対極である習慣的な運動を自発的に継続していた方もいた．運動習慣のある被験者の最大酸素摂取量は30年前のベッド上安静終了時より，30年分の加齢を覆し向上していた（図2）[7]．

われわれは，安静臥床の影響を「麻薬のようなもの」と表現している．たいへんに心地よく一見して異常はみられないが，いったんその状態に陥ってしまうと，精神や身体を静かに蝕み，その安楽さから抜け出すのはたいへんである．安静臥床を最小限とし，可能な限り積極的な運動負荷となる早期リハを行うことが重要である．

表2 ● ICUでの早期リハの効果

- 人工呼吸器装着期間の短縮
- せん妄の軽減
- ICU入室期間の短縮
- 筋力の改善
- 日常生活機能の改善
- 6分間歩行距離の延長
- 健康関連QOLの改善

(文献9より引用)

❸ 早期リハの効果

　米国集中治療学会（Society of Critical Care Medicine：SCCM）や，日本集中治療医学会の「日本版・集中治療室における成人重症患者に対する痛み・不穏・せん妄管理のための臨床ガイドライン」では，早期リハや早期離床を強く推奨しており[8]，米国では多くの施設で実践されている．救急・集中治療領域の現場，ICUにおいても早期からリハを行うことで多くの効果が得られている（表2）[9]．

❹ 早期リハを行うために

　早期リハを行う際に大きな障壁と感じられるのが，鎮静と気管挿管による人工呼吸管理である．しかし近年，鎮静方法に関する新しい考え方として**鎮痛と鎮静を分けて評価し，鎮痛を優先し鎮静はできるだけ浅く行い，日中の覚醒を図る**方法が推奨されている[8]．このことは早期リハを行ううえで非常に重要であり，ぜひ導入，実践していただきたい．

　また，救急・集中治療領域における早期リハでは，何といっても「この患者さんをこのまま鎮静・安静にしておいてはいけない」という危機感を医療従事者すべてが共有することが最重要事項である．何とか鎮静を脱し，機能改善を一刻も早く図ろうと考えると，積極的に覚醒させ，運動，起立，歩行などの負荷を与える結論に必然的に到達する．早期リハを救急・集中治療領域での治療の一環としてエビデンスに基づき適切に確実に行うことが重要である．しかし，医療である以上，最善を尽くしても結果が出なかったり，悪化させる危険を常に伴うことも忘れてはならない．

　われわれは当院において前述理念のもと，救急集中治療部との連携を行いながら，ICUからの徹底した早期リハを実践している．リハ実施患者の毎日の状態を確認するため，毎朝リハ科医とリハスタッフが共同して回診を行うことで状態の変化を察知し，主治医を中心に多職種が情報共有を行いながらすみやかにリハに反映することができる．またICUカンファレンスにリハスタッフが参加し，今後の治療方針や予定，リハからの問題点などを

共有できるように努めている．2006年以降の約10年間で，当院での早期リハ実施中の有害事象発生率は1％未満である．つまり，十分なリスク管理を行いながら丁寧に早期リハを行えば，安全に施行することが可能である．

　また，チーム医療として多職種で協力して行うため，常に勉強と症例検討，研究を行うことも重要である．

文献

1) 石神重信：大学病院での急性期リハ．リハビリテーション医学，29：512-516, 1992
　→ 20年以上前からリハは急性期医療として最重要な分野の一つと提言

2) Perhonen MA, et al：Cardiac atrophy after bed rest and spaceflight. J Appl Physiol (1985), 91：645-653, 2001
　→ 安静や低負荷による心筋萎縮，心機能低下などを報告

3) Appell HJ：Muscular atrophy following immobilisation. A review. Sports Med, 10：42-58, 1990
　→ 安静，活動性低下による廃用性の筋萎縮，筋力低下を報告

4) Akeson WH, et al：Effects of immobilization on joints. Clin Orthop Relat Res：28-37, 1987
　→ 無動による関節拘縮などの廃用性の関節への影響を報告

5) Spaak J, et al：Impaired pressor response after spaceflight and bed rest: evidence for cardiovascular dysfunction. Eur J Appl Physiol, 85：49-55, 2001
　→ 安静，低負荷による循環応答の低下を報告

6) Saltin B, et al：Response to exercise after bed rest and after training. Circulation, 38：VII1-VI78, 1968
　→ 3週間の安静による身体の廃用性機能低下を報告

7) McGuire DK, et al：A 30-year follow-up of the Dallas Bedrest and Training Study: I. Effect of age on the cardiovascular response to exercise. Circulation, 104：1350-1357, 2001
　→ 3週間の安静と30年の加齢による身体への影響を比較

[必読] 8) Barr J, et al：Clinical practice guidelines for the management of pain, agitation, and delirium in adult patients in the intensive care unit. Crit Care Med, 41：263-306, 2013
　→ 米国集中治療学会（SCCM）のガイドラインとして早期リハや早期離床を強く推奨

[必読] 9) Schweickert WD & Kress JP：Implementing early mobilization interventions in mechanically ventilated patients in the ICU. Chest, 140：1612-1617, 2011
　→ ICUにおける早期リハの多くの効果を報告

第1章　早期リハビリテーションの基礎

2. 不動で起こる問題とは何か？

川手信行

Point

- 疾病や外傷による不動状態は，身体に対してさまざまな二次的障害をひき起こし，廃用症候群とよばれている
- 廃用症候群は単一の疾患ではなく，筋力低下・筋萎縮，関節拘縮，骨粗鬆症などの筋骨格系障害のほか，起立性低血圧や深部静脈血栓症などの循環器系障害，褥瘡などの皮膚障害，せん妄や認知症などの精神障害といった多くの疾患の総称である
- 全身に複合的に生じ，患者の疾病・外傷の回復の阻害因子となるため，早期の不動状態からの離脱，すなわち早期リハビリテーション（以下リハ）の介入が不可欠である

はじめに

　疾病や外傷は身体に直接的に影響を及ぼし，機能障害をひき起こすが，これを一次障害という．この経過中に，発症時には存在しなかった障害が，一次障害に加わって発現することがあり，これを二次障害という．この二次障害は一次障害をひき起こす原因となった疾病や外傷とは直接的には関係のない場合が多く，一次障害によって身体的活動が長期間低下した場合や治療のために活動制限を強いられた場合に生じ，**廃用症候群**ともよばれている．廃用症候群は，筋骨格系のみならず，呼吸循環器系，神経系など全身的に影響をもたらす症候群であり，患者の機能・能力回復にも影響をもたらす．ここでは，活動の低下（**不動状態**）によって生じる廃用症候群を中心に述べる．

1 不動状態

1）ICUにおける不動状態

　不動状態は，一般的には身体的活動が低下した状態であり，全身的に動かない状態や体

の一部分を動かせない状態を意味する．すなわち，疾病や外傷の検査・治療のため，長期間の臥床状態やギプス・シーネなどによる局所固定，また老化や一次障害によって日常生活での身体的活動が低下し，身体を動かさない時間が多くなる場合をいう．才藤は，「機能と構造はその活動レベルに依存して変化する」という活動機能構造連関をとり上げ，日常生活レベル以下の活動では機能・能力の低下をひき起こし，廃用症候群につながると述べている[1]．すなわち，機能・能力を向上させるためには最低でも日常生活レベルを超えた活動が必要であり，活動が低下する不動状態の場合は，機能・能力が低下し，その低下がさらなる低下をひき起こす，負のスパイラルが生じる．高齢者や慢性疾患に罹患した患者の廃用症候群の場合は，日常生活のなかで不活発な生活が徐々に続き，時間的に緩徐に廃用症候群に至っていく場合が多い．

しかし，急性期疾患・外傷・周術期において重篤な病態を扱うICUにおいては，鎮静，人工呼吸管理，点滴ルートの確保，術後の局所的安静，安全確保などによって，安静や不動状態をより強く行う場合も多く，**廃用症候群に至るまでの時間は前者に比べ急速である**．また，ICU-aquired weakness（ICU-AW）という疾患概念が報告されている[2]．これはICU入院中に生じる急速な筋力低下を主体とした疾患で，原因として，ベッド上安静，多臓器不全，ステロイド使用，神経筋阻害薬使用，鎮静などがあげられており，廃用症候群と類似する点も多い．

2）不動による廃用症候群の予防

不動によってひき起こされる廃用症候群は，単一の病態ではなく，その病態は筋力低下，関節拘縮，骨粗鬆症，持久力低下などの筋骨格系をはじめ，起立性低血圧，静脈血栓症，肺活量低下，肺うっ血などの心肺機能系のほか，褥瘡などの皮膚病変や認知力低下，意欲低下などの精神神経系と多岐にわたり，それらが同時的・複合的に生じる．また，一度生じてしまうと，その回復にかかる時間は，廃用症候群をきたした時間の数倍といわれ，その発症の予防はきわめて重要である．予防は，不動状態からの早期離脱であり，その手段の1つとしてリハの介入が最も効果的である．

❷ 廃用症候群

廃用症候群には，図1のような病態がある．主なものについて解説する．

1）筋・骨格系の廃用症候群（図2, p20）

a) 筋力低下，筋萎縮

筋力低下の程度は，不動状態，意識障害や固定の程度によって変化する．特に意識障害

図1 ● 廃用症候群

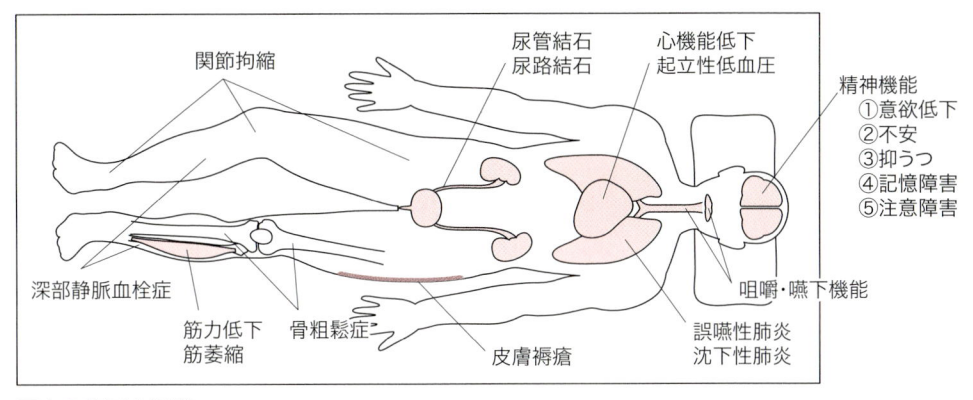

がある患者は，自分の意志で意図的に筋収縮を行うことができないため筋力低下は著しくなる．臥床状態では，一般的に1週間ごとに10％～15％低下，1カ月後で50％低下すると報告されている[4]．また，ギプス固定された筋においては，1日に2～4％の筋力低下が起こる[5]とされている．その他，筋タンパク合成率の低下，抗重力筋に有意の筋力低下，タイプ1線維の萎縮，持久力低下などが生じる[6]．

b）関節可動域制限・関節拘縮

関節可動域が制限される病態として，関節強直と関節拘縮がある．前者は，関節軟骨や骨に病変があり骨性に癒合して関節可動域が制限された状態であり，化膿性関節炎や関節リウマチなど疾病の一次障害として生じる場合が多く，非可逆性である．後者は関節軟骨や骨以外の組織，すなわち皮膚・筋・腱・関節構成体（関節包・靭帯など）の変化によるもので，関節を動かさない状態（不動状態）で生じる．関節拘縮は，関節裂隙が保たれており，可逆的であるが，前述のごとく回復までには時間を要するため予防が重要である．**関節固定や不動によって，約7日で臨床的な拘縮が生じる**[7]とされている．ラットの研究では，関節固定から4週までは拘縮の原因には主に筋が関与しているが，8週以降では拘縮の原因として関節構成体（靭帯・関節包など）が多く関与している[8]としている．

2）褥瘡

健常人は，長時間，椅子に座っていても褥瘡になることはない．圧迫によって皮膚や皮下組織の血液循環が低下すると末梢神経が刺激され，疼痛やしびれ感などの異常感覚が出現し，体を動かし徐圧するためである．しかし，ICUに入院中で，意識障害など重篤な患者の場合，不動による長時間の皮膚の圧迫によって皮膚・皮下組織の血流遮断をきたすと，組織の壊死が起こり，褥瘡を生じる．圧力が小さくても長時間圧迫された場合にも褥瘡は生じるとされており，その程度は圧力と時間によって決定される[9]．特に臥床状態のときは，圧力や圧迫される部分が異なるため注意を要する（図3）．また，褥瘡が発症した時に

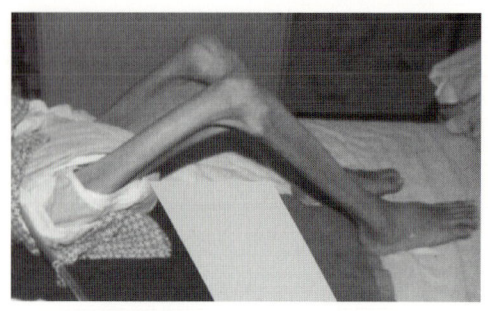

図2 ● 筋骨格系の廃用症候群（筋力低下・筋萎縮・関節拘縮）
（文献3より転載）

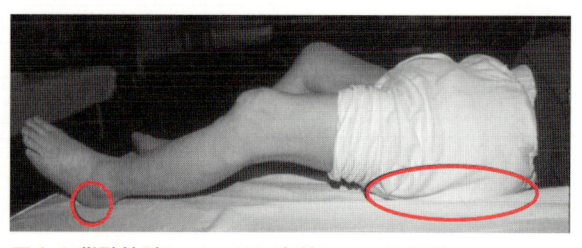

図3 ● 背臥位時にベッドに密着している部位
○は圧力がかかり褥瘡になりやすい部位
（文献3より転載）

は，早期に適切な対応・処置が必要であり，処置が遅れると皮膚のみでなく，筋膜や骨への壊死創の進展，感染・敗血症など重篤な状態をひき起こす可能性もある．

3）循環器系

a）起立性低血圧

臥床から立位姿勢を急激にとると，循環血液が下肢に移動し，静脈環流が減少するため，心臓の拡張期容量が減少し，収縮期血圧が低下する．しかし，健常者では交感神経によって心拍数増加，下肢血管の収縮が生じ，収縮期血圧の低下を防ぐことができる．長期臥床によって，血管運動調節機能（vasomotor control）の障害が生じると，下肢血管収縮反応が不十分になり，収縮期血圧の低下を防ぐことができず，立ちくらみ，めまい，失神などをきたすようになる．

b）静脈血栓

静脈血栓の形成には，静脈内皮障害，血液凝固能亢進，静脈血流の停滞の3つの因子が関与している[10]．不動状態が長期に続いた場合，下腿筋，特に腓腹筋やヒラメ筋などの筋収縮低下がおこり，筋のポンプ作用の低下によって，静脈血流の停滞が生じる．また，血流の停滞によって血液凝固能の亢進が生じ，静脈血栓が生じるとともに，臥床状態による血漿量減少によって血液粘調性が高まり，さらに血栓発症の危険性が高まる．深部静脈血栓は，肺塞栓症の発症の危険がある．

4）精神機能

不動状態が続くことで，身体機能のみでなく，精神機能にも障害を生じるといわれている．不安や抑うつ，意欲低下，判断力低下，記憶障害，注意力低下などのほか，高齢者においては認知症の発症も指摘されている[11]．また，ICUでは，せん妄の不動状態が続くと不安，抑うつ症状が出現することが多い．特にICU入院，治療の過程において，せん妄状態の発生が報告されており，ICU環境因子のかかわりが指摘されている[12]．

おわりに

　廃用症候群について，特に不動状態の観点から述べた．人間は動物なのだから，動かない状態が長時間続くと身体や精神に悪い影響をひき起こす．ICUは重篤な患者を昼夜を問わず24時間体制で治療・観察している病棟である．実際の医療場面では，検査や治療，患者の安全を確保するために，身体を動かさない状態にすることも必要な場合もあるが，できる限り自然に近い状態（動く状態）で検査・治療が行い得るように，急性期リハの介入が必要不可欠である．

◆ 文献

1) 才藤栄一：高齢社会とリハビリテーション医療．THE BONE, 26：21-27, 2012
　→ 活動と機能・構造の関連について解説

2) Stevens RD, et al：A framework for diagnosing and classifying intensive care unit-acquired weakness. Crit Care Med, 37：S299-S308, 2009
　→ ICU-AWについて解説している

3) 川手信行，他：褥瘡予防-リハビリテーションの視点：不動の改善について-．昭和学士会誌，74：137-140, 2014

[必読] 4) 小川真治，木村彰男：廃用症候群 評価・治療・訓練．総合リハビリテーション，41：445-451, 2013

5) Müller EA：Influence of training and of inactivity on muscle strength. Arch Phys Med Rehabil, 51：449-462, 1970
　→ 筋力低下，筋萎縮についての歴史的な文献

[必読] 6) 園田　茂：不動・廃用症候群．リハビリテーション医学，52：265-271, 2015
　→ 不動と廃用症候群についてわかりやすく解説

7) 安藤徳彦：関節拘縮の発生機序．「リハビリテーション基礎医学 第2版」（上田　敏，他／編），医学書院，pp213-222, 1994
　→ 拘縮の発生機序について説明

8) 岡本眞須美，他：不動期間の延長に伴うラット足関節可動域の制御因子の変化：軟部組織（皮膚・筋）と関節構成体由来の制限因子について．理学療法学，31：36-42, 2004

9) Reswick JB & Rogers JE：Experience at Rancho Los Amigos Hospital with devices and techniques to prevent pressure sores.「Bed Sore Biomechanics：Strathclyde Bioengineering Seminars」（Kenedi RM, eds），Macmillan, pp310-314, 1976
　→ 褥瘡の圧迫時間と圧力との関係についての文献

[必読] 10) 循環器病の診断と治療に関するガイドライン（2008年度合同研究班）：肺血栓塞栓症および深部静脈血栓症の診断，治療，予防に関するガイドライン（2009年改訂版）．pp10-11
（http://www.j-circ.or.jp/guideline/pdf/JCS2009_andoh_h.pdf）

11) 江藤文夫：廃用症候群と精神障害．日本医師会雑誌，132：1431-1435, 2004

12) 安田英人：ICU環境と譫妄．INTENSIVIST, 6：94-100, 2014
　→ 廃用症候群と精神障害について解説した文献

第1章　早期リハビリテーションの基礎

3. ICUにおいてADLをどう評価し，拡大させるのか？

中村　健

Point

- ICUでの超急性期リハビリテーション（以下リハ）の効果の評価にはADL評価が有益である
- ADL能力の早期改善のためにはICUでの作業療法士の役割も重要である
- ICUでの超急性期リハはADL能力を向上させる

はじめに

　近年，急性期リハの重要性は，広く認識されてきている．ICUにおいて厳密な医学管理が必要である重症患者においても，超急性期よりリハを開始することは重要である．そして，ICUでの超急性期リハの重要性を広く認識してもらうためには，その効果を客観的に評価し有効性と安全性を実証する必要がある．

　しかし，ICU管理の対象となる患者は，脳卒中や脊髄損傷などの中枢神経系の疾患，重篤な肺炎や急性心不全などの呼吸循環系の疾患，さらには高侵襲の外科手術後など多岐に渡っている．このため，個々の疾患における意識レベルや麻痺の評価，呼吸機能や心機能の評価では，ICUでの超急性期リハの効果を広く客観的に評価するのは難しいといえる．一方，日常生活動作（ADL）は，「1人の人間が独立して生活するために行う，毎日くり返される基本的な一連の身体動作」であるため，ADL評価はすべてのリハ対象者に対しリハの有効性を評価するために使用可能である．つまり，ICUでの超急性期リハの効果を評価し，その有効性を示すものとして**ADL評価は有益**である．

　また，急性期病院におけるリハの大きな役割の1つとして，**治療必要期間を短縮し在院日数を短縮**することがある．急性期リハの効果を示すために在院日数を評価することは重要であるが，在院日数を短縮するためにはADL能力の早期向上が必要であることは言うまでもない．それには，ICU管理中より理学療法士のみでなく作業療法士によるADL能

力に焦点をあてたアプローチも重要となる．

　ここでは，一般的なADLの評価方法について述べた後に，ICUでのADL能力改善のための作業療法士による実際のアプローチ法，そして，ICUでの超急性期リハによるADLに対する効果について述べる．

❶ ADLの評価法

　前述したように，ADLは「1人の人間が独立して生活するために行う，毎日くり返される基本的な一連の身体動作」である．つまり，伝統的にADLとして評価される範囲は身辺動作（更衣，入浴，整容，食事，トイレ）と移動動作であるとされてきた．しかし，ADLの概念は社会参加を含んだものにも拡大されてきており，実際には，社会的な生活能力も含めた**手段的ADL（instrumental ADL：IADL）**の評価も行われるようになってきている．IADLには，家事，買い物，交通機関の利用といった社会生活能力が含まれており，身辺動作と移動動作を中心とした評価は，基本的ADLとして認識されるようになっている．

　しかし，ICUでは対象患者が重篤疾患であり，しかも急性期での評価を行うため，**IADLは実用的ではなく，基本的ADLの評価が重要**である．基本的ADLの評価法には，Barthel index，Katz index，Kenny self-care scoreなどがあり，このなかでも**Barthel indexが最も多く使用されている**．さらに，身辺動作と移動動作の基本的ADL評価に，コミュニケーションと認知の評価を加えたfunctional independence measure（FIM）が広く用いられている．

1）Barthel index

　Barthel indexは，**表1**[1)]に示す通り，食事，移乗，整容，トイレ動作，入浴，移動，階段昇降，更衣，排便コントロール，排尿コントロールの10項目に分類して，それぞれに自立の程度によって0～15点が配点されている．移乗と移動の配点が高く（最高15点），整容と入浴の配点は低く（最高5点）なっており，すべて自立であれば100点であり，すべて全介助であれば0点となる．Barthel indexでは，自助具，装具，杖，手すりなどを使用しても自分ひとりで行うことができれば自立であるが，助言や監視を必要とすれば部分介助となる．

2）FIM

　FIMは，**表2**[2)]に示すように，運動項目としてセルフケアを6項目，排泄コントロールを2項目，移乗を3項目，移動を2項目に分け，認知項目としてコミュニケーションを2項目，社会的認知を3項目に分け計18項目で，それぞれ1～7点の7段階の配点を行い評

表1 ● Barthel Index

項目	点数※
1. 食事	10点（自立） 5点（部分介助）
2. 車いすとベッドの移乗 （ベッド上の起き上がりも含む）	15点（自立） 10点（最小限の介助） 5点（部分介助）
3. 整容 （洗顔，整髪，歯磨き，髭剃り，化粧）	5点（自立）
4. トイレ動作 （トイレの出入，衣類の処理，清拭）	10点（自立） 5点（部分介助）
5. 入浴	5点（自立）
6. 移動 （平地歩行，困難な時は車いす駆動）	15点（自立） 10点（部分介助） 5点（車いす駆動のみ自立）
7. 階段昇降	10点（自立） 5点（部分介助）
8. 更衣	10点（自立） 5点（部分介助）
9. 排便コントロール	10点（自立） 5点（部分介助）
10. 排尿コントロール	10点（自立） 5点（部分介助）

※全介助は0点
（文献1を参考に作成）

価する．配点は，完全自立していれば7点であり，全介助（自立が25％未満）であれば1点となる．満点は126点であり，最低は18点となる．FIMでは，自分ひとりで行うことができても，補助具の使用や時間を要すれば6点となり，また，監視や助言が必要であれば5点となる．

❷ ICUでのADL能力向上の実際（作業療法士の役割）

1）患者の離床を進める

　ICU管理中の患者は，人工呼吸管理下で鎮静を行われている患者も多く，離床や運動が制限され安静臥床を強いられている場合が多くある．しかし，このような状態が続くと心肺機能や抗重力筋筋力低下などのさまざまな二次的障害を起こす．心肺機能を示す最大酸素摂取量は，健常若年男性においても20日間の臥床で28％低下することが報告されている[3]．また，安静臥床を続けると1日あたり1～1.5％の筋力が低下することも報告されて

表2 ● functional independence measure (FIM)

運動項目		採点基準	
セルフケア	1. 食事	介助者なし	
	2. 整容	7点	完全自立
	3. 清拭	6点	修正自立（時間必要，補助具使用）
	4. 更衣（上半身）	介助者あり	
	5. 更衣（下半身）	5点	監視（監視，指示，準備）
	6. トイレ動作		
排泄コントロール	7. 排尿コントロール	4点	最少介助（75％以上は自立）
	8. 排便コントロール		
移乗	9. ベッド・椅子・車いす	3点	中等度介助（50％以上，75％未満は自立）
	10. トイレ		
	11. 浴槽・シャワー	2点	最大介助（25％以上，50％未満は自立）
移動	12. 歩行・車いす	1点	全介助（25％未満のみ自立）
	13. 階段		

認知項目	
コミュニケーション	14. 理解
	15. 表出
社会的認知	16. 社会的交流
	17. 問題解決
	18. 記憶

（文献2より引用）

いる[4]．このような心肺機能や筋力の低下は，疾患に伴う麻痺などの障害がない患者においてもADL能力低下の原因となる．**ADL能力の維持や改善は作業療法士の重要な役割**であり，作業療法士は，まずICU患者に対し心肺機能や筋力の低下予防のために，理学療法士と協力し**患者の離床を進めることが重要**である．言い換えれば，ADL能力改善のためには，作業療法士であっても超急性期よりリハに介入し，患者の離床に取り組まなければならない．たとえ人工呼吸管理中であっても呼吸循環状態が安定しており，外傷後の骨折などで抗重力負荷をかけられない場合を除けば，投薬による鎮静を解除し離床することが可能である．安全管理という面に関しても，ICUでは各種モニター管理が行われているため，常に全身状態をチェックしながら離床を進められ，病状の変化にもすぐに対応が可能である．さらに，上肢エルゴメータなどを利用することにより，ベッド上であっても運動量を増やすことが可能である．早期離床と運動負荷を行うことにより，心肺能力や筋力が増加し，運動による換気回数の上昇に伴い呼吸筋筋力の向上にもつながり排痰を促進し人工呼吸器の早期離脱も可能になる．また，離床し坐位や立位負荷をかけることは，意識障害を

伴う患者の意識の賦活にもつながる[5]．

　このように超急性期から心肺能力や上肢筋力低下の予防・改善をはかることで，人工呼吸器離脱後に車いす坐位の耐久性が保たれる．また，上肢筋力が維持されていることにより，食事や整容といったADL能力の維持にもつながる．

2) 具体的なADL訓練の開始

　次に，坐位が可能となり耐久性が向上すれば，ADL能力改善に向けた具体的なアプローチが可能となる．例えば，頸髄損傷患者では早期より手関節背屈装具や万能カフを装着してスプーンを使用した食事動作訓練や物品を使用した把持動作訓練など，また，脳卒中片麻痺患者では麻痺肢での手指動作訓練や利き手交換訓練などを開始する．

　このように，具体的なADL訓練をICU管理中の急性期からとり入れることで，より早期のADL能力改善が可能となる．

3) ベッド周囲のADL環境の整備

　ICU管理中から機器を使用したベッド周囲におけるADL環境の整備を行うことも重要である．具体的には，声を出すことができない人工呼吸管理中の患者には，コミュニケーションボードなどのコミュニケーション機器の導入，頸髄損傷などでボタン操作ができず通常のナースコールが使用できない患者には，残存機能で使用可能なナースコールの作製などを行う．ICU管理中であっても環境整備を行うことは，ADL能力向上につながるのみでなく，患者自身の判断や選択による活動時間を増やすことになり，ストレスの軽減やせん妄の防止など精神面に対するサポートにもなる．

　以上のように，ICUへの入室直後より，ADL能力向上に焦点を当てた作業療法士がリハに介入することは非常に重要である．そして，作業療法士はICU管理中の超急性期より，患者の状態の変化を日々評価し，一般病棟に移った後も変化に対応したアプローチを一貫して継続していかなければならない．また，社会背景や病前ADLなどの情報を考慮し，急性期よりADL能力改善の明確な目標をたて，身体能力の改善に取り組んでいくことが重要である．ただし，早期にADL能力向上を円滑に進めていくためには，作業療法士のみではなく医師，看護師，理学療法士，医療ソーシャルワーカーなど多職種で協力し，急性期からADL能力向上への対応を進め，家族への働きかけも含め集学的にアプローチしていくことが必要である．

❸ ICUでの超急性期リハによるADLに対する効果

1）Schweickertらの報告

ICU患者への超急性期リハ介入によるADLに対する効果については，Schweickertら[6]の報告がある．この報告は，人工呼吸管理中のICU患者104人を対象としたRCTである．アメリカの2つの大学病院において行われ，人工呼吸管理のための挿管後72時間以内に鎮静をコントロールして理学療法と作業療法を開始する群（早期リハ群）と通常通り理学療法と作業療法を開始した群（コントロール群）に分けて，退院時におけるADL能力を比較している．早期リハ群は気管挿管1.5（1.0～2.1）日後，コントロール群は挿管7.4（6.0～10.9）日後より理学療法と作業療法を開始している．その結果，早期リハ群はコントロール群と比較し，退院時においてBarthel Indexのスコアが高く，自立したADL数と割合が多く（食事，整容，更衣，排泄，入浴，移乗），自立歩行ができる距離が長くなっており，ICUにおける超急性期リハはADL能力の向上に効果があることを報告している．

2）当院のデータ

われわれの施設においても，人工呼吸管理となったICU患者において，48時間以内にリハを開始（理学療法および作業療法）した群と48時間以降にリハを開始した群に分けてFIMの経過を比較した．この結果，48時間以内にリハを開始した群において48時間以降にリハを開始した群と比べ，ICUから一般病棟転室時および退院時において有意に高いFIMの改善を認めている．

以上のように，ICU管理中であっても，超早期から理学療法および作業療法を開始することが，ADL能力の改善と向上のためには必要である．

文献

1) Mahoney FI & Barthel DW：FUNCTIONAL EVALUATION：THE BARTHEL INDEX. Md State Med J, 14：61-65, 1965
  → Barthel indexは，MahoneyとBarthelによって報告された
2) 「脳卒中患者の機能評価－SIASとFIMの実際」（千野直一/編），シュプリンガー・フェアラーク東京, 1997
3) 【必読】Saltin B, et al：Response to exercise after bed rest and after training. Circulation, 38：1-78, 1968
  → 1966年にアメリカのダラスで行われた3週間のベッドレスト研究である
4) Morris PE：Moving our critically ill patients：mobility barriers and benefits. Crit Care Clin, 23：1-20, 2007
5) Moriki T, et al：Sitting position improves consciousness level in patients with cerebral disorders. Open J Ther Rehabil, 1：1-3, 2013
6) 【必読】Schweickert WD, et al：Early physical and occupational therapy in mechanically ventilated, critically ill patients：a randomised controlled trial. Lancet, 373：1874-1882, 2009 ★★
  → ICU患者の早期リハ効果を示したRCTである

第1章　早期リハビリテーションの基礎

4. 高度侵襲下での リハビリテーションの諸問題

清水敬樹

Point
- 早期リハビリテーション（以下リハ）介入時のチーム医療を含む大前提を理解する
- リハ開始基準，中止基準を理解する
- デバイス装着時の早期リハのタイミング，方法を認識する

はじめに

　安静臥床によりさまざまな臓器の機能低下が生じ得る．可能な限り早期に適切なリハを施行することにより，臓器の機能回復にも大きな影響が及ぶ．重症患者の早期リハは，安静の継続に伴う換気量低下，肺炎などの呼吸器系や起立性低血圧などの循環器・神経系の機能障害からの**廃用症候群を軽減**させることが可能となるためである．それゆえに早期リハは**早期の機能回復と社会復帰につながる**ことになる．
　一方，重篤な疾患や外傷，場合によっては術後などの高度な侵襲下にある患者に対する早期リハは，有用とされるが問題点もあり，逆にさらなるストレスを加える危険もある．無計画に積極的な早期リハを行うことで呼吸・循環や中枢神経などへの**悪影響が生じ得る**ことも理解したうえで，早期リハの是非を決定しなければならない．

1 早期リハ介入時の大前提

1）病状・病態の理解

　早期リハの重要性は認識されつつあるが，その介入に際しても大前提がある．まずは病状・病態を理解することが必要であり，リハ処方時に主治医チームや担当看護師は生理学

的問題点，解剖学的問題点，さらには精神的問題点などを明確化させてリハスタッフに伝える必要がある．患者への密着度は看護師の方が濃厚でもあり，主治医チームが把握していない情報をもっている場合も多々ある．

2) 医療スタッフおよび患者家族間の連携

次に患者自身および患者家族，看護師を含めた主治医チームが高いモチベーションをもつことが重要になる．時期に応じて施行するリハメニューは異なり，この時期に，どのような理由でこのようなリハを施行して何をめざすか，などを明確にして共通認識をもつことが必要である．また，施行しているリハの効果に関する評価，フィードバックも必要である．効果の有無は先述のモチベーションにもつながり，有効性が得られていない場合にはその原因検索や方法の変更も検討しなければならない．

チーム医療の観点からはリハを施行中には医師，看護師も立ち会うことが望ましい．医師は実際のリハとして何が行われているかを**確認**し，リハスタッフからは**状態のフィードバックを受ける**必要がある．看護師も同様な理由に加えて，主治医が把握できていない細かな患者情報などをリハスタッフに提供できる．さらにいえば，そのやりとりを医師も聞くことで患者のさらなる状態把握につながるメリットもある．そのうえで患者家族もリハの現場に立ち会うことで，現状が把握でき，また休日などリハスタッフが来棟しない際のリハ介入の施行につながることが，家族の精神面での和みになる場合もある．

呼吸リハ施行時も鎮静管理，人工呼吸器からのウイーニング，栄養管理，水分バランスの管理，電解質管理，感染制御なども含めて包括的な全身管理がなされてはじめて成立するので，やはりチーム医療が大前提になる．

❷ リハ中止基準の認識

1) リハ中止の基準

重症患者の場合にはリハに伴うメリット・デメリットを常に天秤にかける必要がある．早期リハが望ましいものの，患者に状態以上の負荷がかかることで過大侵襲からの病態悪化を引き起こすことは避けなければならない．特に呼吸・循環器系に問題点が存在する場合には，**バイタルサインには注意が必要**になる．可能であればリハ施行中には医師の立ち合いが望ましい．重症患者のリハ時における**中止基準**[1,2]（表1，2）も普及しており，そのクライテリアを満たした場合には直ちにリハを中止し，安静状態を維持してバイタルサインの再評価を可及的すみやかに施行して，さらに経時的に再評価をする．また，心臓血管外科手術後の離床開始基準[1]（表3）なども存在するので適宜参考にする．

表1● リハ中止基準（途中でリハを中止する場合）

1. 中等度以上の呼吸困難，めまい，嘔気，狭心痛，頭痛，強い疲労感などが出現した場合
2. 脈拍が140回/分を超えた場合
3. 運動時収縮期血圧40 mmHg以上，または拡張期血圧が20 mmHg以上上昇した場合
4. 頻呼吸（30回/分以上），息切れが出現した場合
5. 運動により不整脈が増加した場合
6. 徐脈が出現した場合
7. 意識状態の悪化

（文献2より引用）

表2● 急性心筋梗塞に対する急性期リハ負荷試験の判定基準

1. 胸痛，呼吸困難，動悸などの自覚症状が出現しないこと
2. 心拍数が120回/分以上にならないこと，また40回/分以上増加しないこと
3. 危険な不整脈が出現しないこと
4. 心電図上1 mm以上の虚血性ST低下，または著明なST上昇がないこと
5. 室内便器使用時までは20 mmHg以上の収縮期血圧上昇，低下がないこと（ただし2週間以上経過した場合は血圧に関する基準は設けない）

（文献1より引用）

表3● 心臓血管外科手術後の離床開始基準

以下の内容が否定されれば離床が開始できる

1. 低心拍出量症候群（LOS）により
    ①人工呼吸器，IABP，PCPSなどの生命維持装置が装着されている
    ②ノルアドレナリンやカテコラミン製剤など強心薬が大量に投与されている
    ③（強心薬を投与しても）収縮期血圧80 mmHg以下
    ④四肢冷感，チアノーゼを認める
    ⑤代謝性アシドーシス
    ⑥尿量：時間尿が0.5〜1.0 mL/kg/時 以下が2時間以上続いている
2. スワンガンツカテーテルが挿入されている
3. 安静時心拍数が120回/分以上
4. 血圧が不安定（体位交換だけで低血圧症状が出る）
5. 血行動態の安定しない不整脈（新たに発生した心房細動，Lown Ⅳb以上のPVC）
6. 安静時に呼吸困難や頻呼吸（呼吸回数30回/分未満）
7. 術後出血傾向が続いている

LOS：low output syndrome，IABP：intra-aortic balloon pumping（大動脈内バルーンパンピング），PCPS：percutaneous cardiopulmonary support（経皮的心肺補助装置），PVC：premature ventricular contraction（心室期外収縮）
（文献1より引用）

2）リハ中止の実際

　Baileyらは，ICUで4日以上の人工呼吸管理を要する103名の患者に対して早期リハを開始した際の有害事象の発生は0.96％であった，と報告している[3]．有害事象として膝から落ちる，経管栄養チューブの抜去，収縮期血圧が200 mmHgより高値，または90

mmHgより低値，酸素飽和度が80％より低値などがあげられた．リハ中の計画外抜管は認めなかった．リハの適応としてはFiO₂ 0.6以下，PEEP 10以下，カテコラミンフリー，起立性低血圧なし，などがあげられた．また，リハ前に呼吸器条件を上げて，リハ中は酸素飽和度モニタリングをする必要性を唱えた．

　Bourdinらは7日間以上ICUに入室していて，その間に2日以上の人工呼吸管理を施行した患者での人工呼吸管理中の早期リハに関する検討を報告している[4]．坐位，チルトアップ（ヘッドアップが主体で傾斜をかける），歩行という3種類のリハを施行した結果，坐位では心拍数，呼吸数ともに低下して酸素飽和度は変化しなかった．チルトアップでは心拍数，呼吸数は増加した．歩行では心拍数，呼吸数は増加して酸素飽和度は低下した，という結果であった．

③ 脳卒中における超早期リハ

Con
1) Lancetの報告

　従来，脳卒中を発症後には早期リハが効果的とされていた．しかしながら，その効果について十分な検証はされていなかった．2015年のLancetに世界の共同研究チームが超早期に行うリハと，通常のリハを比較して，**治療後介助の必要がなく生活できていた人の割合は，超早期で行った場合にむしろ少なかった**ことを報告した[5]．

Pro
2) Clin Rehabilの報告

　その一方で，2015年のClin Rehabilでは，急性期脳卒中患者86名を介入群と通常ケア群の2群にランダムに分けた研究を行っている．両群とも，1日45分で7日間のリハを行うこととし，介入群では脳卒中発症後24時間以内からリハを開始して，1日最低2回，5～30分のリハを7日間継続した．その結果，介入群ではトイレ動作や入浴動作などをはじめとする**日常生活動作が改善**した．つまり**超早期リハが望ましい**という結果となった[6]．

3) 両者の違い

　Lancetでは，リハ開始に約5時間の差があり，Clin Rehabilでは約12時間であった．また，Lancetでは，治療後の生活に介助を必要とする度合いが効果の指標とされていたが，Clin Rehabilでは日常生活動作の能力という少し細かい指標が用いられた．介入時期の差や効果判定の指標によっても相反する結果となる研究が存在するので，論文の解釈は非常に重要になる．

❹ 重症患者の早期リハのポイント

1）ポジショニング

　　　　早期リハのポイントとしては，**ポジショニングが重要**で，そこにプラスαとして呼吸リハなどの手技を加える．早期リハでのポジショニングの目的は，主に呼吸器合併症の予防である．背側肺障害を防ぐ予防的体位交換の取り組みとして，**可能な限り仰臥位を避ける**ことは重要になる．体位交換として積極的な側臥位の導入が望ましい．限局している肺障害病変部位を重力的に上方に位置させることで酸素化改善が期待される．車椅子移乗が可能であれば積極的に坐位をとる．

2）モビライゼーション

　　　　さらに重要なのが，モビライゼーションとなる．生理学的にも解剖学的にも**許容される範囲内で動く，積極的に活動する**ことが重要になる．モビライゼーションは，ICUからの早期退出，日常生活動作の維持に有用なアプローチであり，運動という負荷に対する呼吸循環機能の適応促進にもつながる．離床により視野が広がることで中枢神経の刺激になり，覚醒に伴い換気量も増加して痰の排出も向上し，換気・酸素化の両者の改善が期待できる．また下肢を床に接地させることから逆に下肢に力が加わり筋力増強効果を認め，筋収縮などの刺激も得られる．離床時期に関しては主治医チームによる生理学的および解剖学的な評価に加え，リハスタッフによる評価なども加味され総合的な判断が必要になる．ベッド上での受動的な関節可動域訓練などからはじめ，ギャッチアップしての受動坐位や，下肢を下げた端坐位や車椅子乗車坐位モードなどに徐々にステップアップを図る．

❺ 重症患者の早期リハの展望

1）人工呼吸器装着中の場合

　　　　側臥位や前傾側臥位，坐位，腹臥位，立位，歩行などのリハを行う場合がある．事故抜管が最も懸念されるため，気管チューブや回路の固定方法に注意を図る．酸素ボンベの残量や固定方法，使用する人工呼吸器の扱い，加温・加湿としての人工鼻の使用などにも配慮する．

2）血液浄化導入中の場合

　　　　HD（hemodialysis：血液透析）施行中であれば，4時間程度であるため，その時間を避けてリハを行うようにスケジュールを組む．また，CHDF（continuous hemodiafiltration：持続的血液濾過透析）施行中の場合には，24時間の施行になるため，血液浄化を継続しながらのリハになる．送脱血カニューレは，通常は大腿静脈または内頸静脈，鎖骨下静脈に留置されている場合が多く，脱血不良を予防可能な体位を意識する．脱血部の壁当たりや屈曲が問題になる場合が多い．

3）IABP施行中

　循環動態が悪化していることを認識し，体位交換などによるバルーンの位置ズレ，バルーン開閉のタイミングのズレなどの危険があることから，主治医チームと相談し，注意深いリハビリの施行が望まれる．

4）VA-ECMO（venoarterial ECMO，通称PCPS）施行時

　脱血不良の危険を認識しながらリハビリを施行することになるが，主治医チームが集中治療医の場合には施行率が高く，循環器科医が主治医チームの場合には施行率が低い傾向にある．

　VV-ECMO（venovenous ECMO）は近年普及されつつあるが，欧米のような内頸静脈からのカニュレーションのみで施行可能なダブルルーメンカニューレが本邦では導入されていないことから，積極的なリハの必要性は認識されているものの実際の施行率は高くない．しかし経験豊富な施設では歩行や立位も人手をかけて注意深く行えば可能である（**第4章-1**参照）．

5）その他の問題

　その他の重症患者で問題になることとして巨大なDVT（deep vein thrombosis：深部静脈血栓症），PE（pulmonary embolism：肺塞栓症）が存在するケースがある．DVT予防として早期リハが重要であることは知られているが，すでにDVTが，しかも大腿部や下大静脈などに巨大なDVTが形成されてしまった場合のリハの是非はcontroversialである．また骨盤骨折に対して創外固定をたてた場合や外傷性大動脈損傷での保存的治療時，重症肝損傷の場合，感染症での個室隔離が必要な場合のリハ制限など，重症患者へのリハには解決すべき問題が多々存在する．

　重症患者の急性期でもデバイスなどの装着を理由にリハを停滞させるのではなく，意識・呼吸・循環および病態自体などが許容されるのであれば創意工夫により積極的な早期リハ導入を考慮することが患者の予後改善にも寄与する．

　重症だから安静にしていなければならないという日本人的な発想からの脱却を，医療チーム・患者自身・患者家族が共有して治療に立ち向かうことが必要ではなかろうか．

◆ 文献

必読 1) 循環器病の診断と治療に関するガイドライン（2011年度合同研究班報告）：心血管疾患におけるリハビリテーションに関するガイドライン（2012年改訂版）．(http://www.j-circ.or.jp/guideline/pdf/JCS2012_nohara_h.pdf)

2) 「リハビリテーション医療における安全管理・推進のためのガイドライン」（日本リハビリテーション医学会診療ガイドライン委員会／編），医歯薬出版，2006

3) Bailey P, et al：Early activity is feasible and safe in respiratory failure patients. Crit Care Med, 35：139-145, 2007 ★
  → 人工呼吸器患者の早朝リハの安全性と有効性を示した

4) Bourdin G, et al：The feasibility of early physical activity in intensive care unit patients: a prospective observational one-center study. Respir Care, 55：400-407, 2010 ★
  → 人工呼吸器患者の早期リハの安全性，適応を示した

5) Bernhardt J, et al：Efficacy and safety of very early mobilisation within 24 h of stroke onset (AVERT): a randomised controlled trial. Lancet, 386：46-55, 2015 ★★★
  → 脳卒中後の超早期リハは効果がないと示す報告

6) Chippala P & Sharma R：Effect of very early mobilisation on functional status in patients with acute stroke: A single-blind, randomized controlled trail. Clin Rehabil, 2015 (in press) ★★
  → 脳卒中後の超早期リハはかなり有効ではないかという報告

第1章　早期リハビリテーションの基礎

5. チームアプローチとしての早期リハビリテーション
～チームの構築をどう進めるのか

中村俊介

Point

- 救急・集中治療領域における早期リハビリテーション（以下リハ）では，チーム医療の実践が重要となる
- 効率的な情報共有のために，スタッフ全体で定期的なカンファレンスを開催する
- 個々の症例については，必要に応じて，担当のスタッフによるミーティングを行う
- チームの成熟のために，協議とフィードバックは欠かせないものである

はじめに

　救急・集中医療が行われている現場で早期リハを効果的かつ安全に実施するためには，チーム医療の実践が重要となる．チーム医療を進めるための決まった方法というものはない．チームを構築するにあたって障壁となる問題や，それを解決するための方法も施設によってさまざまである．しかしながら，チーム医療を展開するための考える道筋について大きな差はない．

　本稿では下記のような当施設における実例を提示し，救急・集中治療領域で早期からリハを進めるにあたって，チームアプローチのために実践している内容を紹介し，チームの構築について解説する．

症例

　30歳代，男性．交通外傷による高位頸髄損傷にて救命救急センターに入院となった（図1）．四肢麻痺に加えて呼吸筋麻痺による呼吸障害を認め，排痰困難によって誤嚥性肺炎も生じたため，気管挿管下に人工呼吸管理を行った．長期の呼吸管理，栄養管理が必要であり，また膀胱直腸障害についての排泄管理も重要となるため，救急科医師，病棟看護師，リハ科医師，リハスタッフ，薬剤師，管理栄養士，医療ソーシャルワーカーによるカンファレンスを行いつつ，治療計画を検討した．

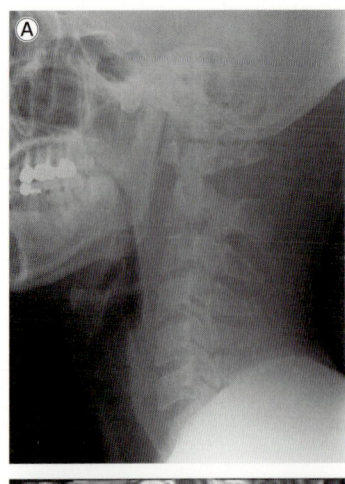

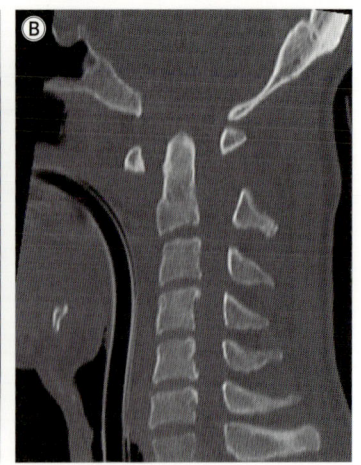

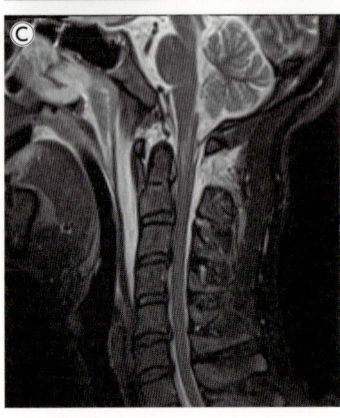

図1 ● 交通外傷による高位頸髄損傷症例
A：頸椎単純X線．B：頸椎CT：環椎歯突起間距離が拡大しており，環軸椎脱臼を認める．C：頸椎MRI（T2強調画像）：第1頸椎レベルに高輝度病変を認める

　この症例では，気管切開を行い，胃瘻，膀胱瘻を造設し，人工呼吸器による呼吸管理，また急性期はカテコラミン投与による循環管理を行い，並行して呼吸リハや関節可動域訓練，離床訓練を進めた．長期の入院期間を要したが，最終的に人工呼吸器より離脱し，気管切開チューブは抜去，経口摂食も開始した状態でリハ病院に転院となった．

1 救急・集中治療領域の早期リハにおけるチーム医療

　救急・集中治療の対象となる患者は重篤あるいは重症の状態にあるため，救急医や集中治療医などの主治医は，他科の医師や看護師，薬剤師，管理栄養士，臨床工学技士など多職種の医療スタッフと協働し，総合的な治療とケアを行う必要がある．また主治医は，治療アプローチの1つとして早期リハを開始するにあたって，その適応について検討し，リハ科医師およびリハスタッフとリハの内容や開始時期など，詳細について協議を行うことになる．

　ここで問題となるのは，**効果的なリハを安全に実施できるか**の判断である．特に安全に

関してはバイタルサインなどの指標のみでなく，その症例の病態に応じた問題点をあげ，それらを整理し，注意すべき事項などについてスタッフの間で情報共有することが重要となる．このとき，主治医や看護師，リハ科医師，リハスタッフの間に十分な連携がない場合，専門職の集団は有機的な組織として機能せず，その結果，効果的なリハを提供することが困難となり，さらに安全面において問題を生じることになる．専門職の集団がチームとして機能するためには，チームメンバーのおのおのが知識や技術を駆使し，職種間で相補的にかかわり，ときには職務の内容について相互乗り入れをすることができるほどの緊密な連携の構築が求められる．

　チーム医療は，救急・集中治療領域で早期リハを実施するための前提であり，救急・集中治療またリハの両方の観点から質の高い医療を提供するために不可欠なものである．

❷ チームの構築について

　チーム医療の実践において重要となるのは，まずチームを構成するスタッフが**チーム医療そのものについての知識をもち，理解している**ことである．また，スタッフ間の**相互理解と信頼**も活動が成功するための重要な要因となる．これらが十分でないと，チームを構築することが困難となる．

　そもそも，多職種による協働は相互理解に基づく信頼関係のもとに行われるものである．すべての専門職は互いの職務内容，チームにおける役割分担を十分に理解する必要がある．例えば，ほかの職種が行うアプローチの実際を理解することなく医師が指示を出すことは困難であり，混乱を生じることになる．また，医師の指示の目的を知ることなしに，ほかの医療スタッフが専門職として能力を発揮することもできない．チームの構築における障壁の多くは，コミュニケーションが良好に行われていないことに起因するところが大きい．そのためにもほかの職種と積極的にコミュニケーションをとり，相互理解を深めつつ連携を構築し，チーム医療を展開することが重要となる．

　早期リハにおいても，エビデンスに基づく医療を進めることは重要であるが，実臨床では個々の症例に対してテーラーメイドというべき医療を展開する必要がある．この個別性に対応するためには，「チーム内で情報共有を図り，目標を明確にし，それに向かって計画を立案，実行し，結果に対する評価から計画の改善を行う」，いわゆる**PDCA（Plan-Do-Check-Act）サイクル**によって効果的に早期リハを進める．この基礎には，まず十分なコミュニケーションを図り，ほかの職種を知ろうとする姿勢をもつ必要がある．

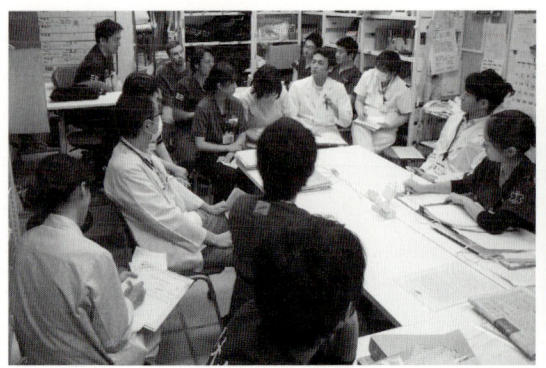

図2 病棟・リハ合同カンファレンス
救急科医師，病棟看護師，薬剤師，リハ科医師，理学療法士，作業療法士，医療ソーシャルワーカーが参加

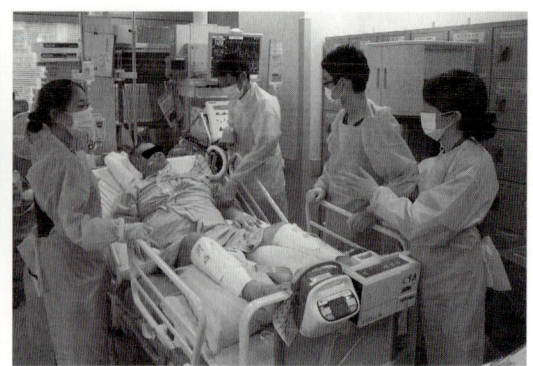

図3 ベッドサイドでのミーティング
救急科医師，理学療法士，作業療法士によるポジショニングなどに関しての検討

❸ 情報共有とカンファレンス

　　チーム医療を進めるにあたって，チーム内での情報共有は必須であり，特に早期リハを開始するときや実施しているリハの内容を評価，修正するときに重要となる．当施設では，救急医が毎日のカンファレンスで早期リハの適応を検討し，リハ科への紹介を行っている．リハ科医師が診察する際は，できるだけ**主治医チームの医師が直接情報を提供する**ことを心がけている．さらにリハスタッフが診察し，リハを開始する場面においても同様に直接の情報提供を行い，顔の見える関係での情報共有をめざしている．

　　情報共有を効率的に行うために，定期的な合同カンファレンスも重要となる．当施設では週に一度，救命救急センターに入院する症例について，**病状や経過，臨床上の問題**を救急スタッフ，リハスタッフの双方から提示している．また同時に**社会的問題**についても情報提示し，看護師，薬剤師，医療ソーシャルワーカーとともに方針や計画などを検討している（図2）．

　　さらに個々の症例についても，早期リハを実施している現場に救急医や看護師が立ち会い，問題点について情報交換，検討することも多い（図3）．この際にリハスタッフから提供される意見は重要である．進めようとしているリハの内容は安全に実施できているか，リハスタッフが介入していない時間のポジショニングや坐位訓練，ADLの拡大をどのように行うのか，実践しつつ情報を交換し，共有することが早期リハの効果に大きく影響を与える．

　　重症患者に対する早期リハを進める際，全体の合同カンファレンスやベッドサイドでの情報交換では時間制限があり，その場で解決できない問題も多い．この場合は別に時間を確保して，患者個別のミーティングを行うことになる．すべての職種が一堂に会して行うことは困難であるが，問題が複雑で解決困難であれば，必ず実施すべきである．個々の職種が自らの専門職としての見地から意見を述べ，さらにほかの職種のアプローチに対して

相補的な役割を果たすことも可能であるため，このようなカンファレンスはチーム医療を進めるうえで重要となる．

❹ 目標設定について

　救急・集中治療領域における早期リハの目標は，個々の症例またその病態によって大きく異なる．そのため，個別に検討し設定されなければならない．多くの患者は，全身状態の改善が得られた後に集中治療室から一般病棟へ転床，あるいは他院に転院となる．医療が継続して展開されるように，一般病棟や他院のスタッフとの連携も重要となる．そこで，患者における最終的な目標を見据えて，救急・集中治療の行われる場面での目標を設定する必要がある．

　このように早期リハの目標設定においては，常に長期的な目標を考慮しつつ，短期的な目標を立てる必要がある．総合的かつ継続的な医療を展開するために，目標はすべてのスタッフに対して明確に示されるべきである．なお，目標に向けチームが医療を展開するためには，**良好なコミュニケーションによる相互理解，緊密な連携の構築**が欠かせないものとなる．

❺ チームの成熟に向けて

　チームアプローチが，より成長した形で展開されるためには，チームそのものが成熟していかなければならない．そこで重要となるのは，チームに対する，実施している医療についてのフィードバックである．適切なフィードバックはチームメンバーのモチベーションの向上につながり，連携を強固にする．なお，フィードバックを実施するためには，多職種チームでの協議が必要となる．

　施設全体のスタッフを対象に**チームトレーニング**を行う方法もある[1]．チームトレーニングとは，チームアプローチを促進するための知識や技術，態度を習得するものであり，チームワークに関する教育を行うための各種ツールや教授法，教育内容を統合したトレーニング方法である．当施設においても，救急医療の現場を介したチーム医療の教育プログラムを開発し，それを運用している．このプログラムは，コミュニケーション能力の向上および多職種の相互理解を目的としたステップを踏まえ，救急医療の実際を擬似体験しチームアプローチを習得するものであり，さらに各職種が自らの専門性をチーム医療において役立てることを検討，具現化し，また後進に伝授することを目標としている．

　このように多職種の連携および協働によるチーム医療を推進する「担い手」を育成するため，カンファレンスでの協議やフィードバック，また教育プログラムを実施することは，

チーム医療を成熟させていくために有用となる．

おわりに

　提示した症例が比較的良好な経過を辿ることができたのは，まずは患者自身の努力と家族の協力があり，それに連携が構築されたチームによる多方面からのアプローチが有効に作用したものと考えている．今後は，多職種による総合的な医療が地域全体で継続的に展開するために，ネットワークを構築していくことが重要となる．そのために，まずは施設内でのチームアプローチを強固なものとしていく必要があり，それを成熟させ，その先へと発展させていかねばなないと考えている．

文献

1) 菊池和則：チームトレーニング導入に関する展望と課題. リハビリテーション連携科学. 15：3-11, 2014
　→ 専門職によって構成されたチームに関するチームコンピテンシー，チームトレーニングについて解説している総論

第2章

リハビリテーション視点からの評価とリスク管理

第2章　リハビリテーション視点からの評価とリスク管理

1. いつから早期リハビリテーションを開始するか？

有薗信一，長谷川隆一

Point

- 早期リハビリテーション（以下リハ）の目的が呼吸リハ，もしくは早期離床によって開始時期が異なる
- 排痰やポジショニングなどの呼吸リハは，早期の状態で介入できる
- 早期離床は，ベッド上の運動と受動坐位，もしくは端坐位，立位，歩行を開始するかで基準は異なる
- 離床を急いで実施し，患者のリスクを増やすことは行わない

はじめに

　ICUにおける挿管・人工呼吸管理下の患者のケアでは，ABCDEバンドルにも示されているように早期に離床を進めるリハが重要視され，エビデンスも蓄積されつつある[1〜5]．2013年のICUにおける重症患者の早期離床を含めた理学療法のメタ解析では，早期離床を行うことで，身体機能の改善や健康関連QOLの改善，人工呼吸フリー期間の延長，入院期間とICU滞在期間の短縮などの効果が報告されている[6]．挿管・人工呼吸管理下患者の早期離床はICUにおける標準的なリハの1つとなりつつあり，本邦においても徐々に広まっている[7]が，標準的な方法はいまだに示されておらず，施設ごとに介入時期や介入基準が異なっているのが現状である．本稿では，これまで報告された本邦および諸外国における介入時期や介入基準から安全で効果的な介入のタイミングについて述べていく．

① 人工呼吸管理下の呼吸リハ

　早期リハをいつから開始するかは目的によって異なる．呼吸ケアを目的とした排痰や

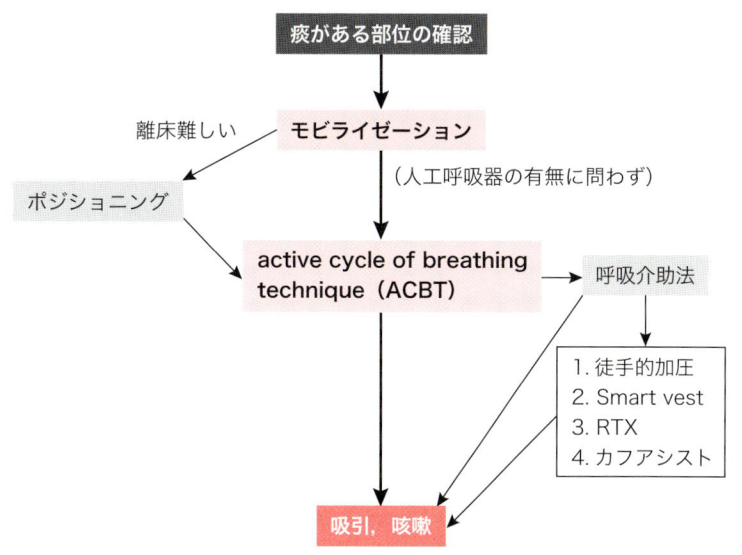

```
                    痰がある部位の確認
                           │
                           ▼
        離床難しい    モビライゼーション
              ┌──────    │
              ▼        （人工呼吸器の有無に問わず）
        ポジショニング   │
              │         ▼
              │   active cycle of breathing  ──→  呼吸介助法
              │   technique（ACBT）                  │
              │         │                           ▼
              │         │                  1. 徒手的加圧
              │         │                  2. Smart vest
              │         │                  3. RTX
              │         │                  4. カフアシスト
              │         ▼
              └────→  吸引, 咳嗽
```

図1 ● 排痰法の選択方法
ACBTは，深呼吸と楽な呼吸を数回繰り返し，次にハッフィングと咳嗽を行い排痰する方法である．RTXは陽・陰圧体外式人工呼吸器であり，排痰モードを使用する
（文献8より引用）

ベッド上のポジショニングはかなり早期の状態で介入できる．呼吸ケアとして排痰や肺を膨らませるためのポジショニングや呼吸介助（スクイージング），マニュアルハイパーインフレーションなどは体への負担が比較的小さいため，患者のリスクが高い状況でも比較的安全に行うことが可能である．介入方法の手順などは，図1に示す[8]．一方排痰のために離床を実施する場合もあり，その場合は表1，2の内容に従って離床を進め排痰を促す．なお抜管後もすみやかに離床を進めることで咳嗽力が強くなることが示されているが[9]，むしろ挿管・人工呼吸管理中から早期に離床を進めることも，呼吸ケア目的には重要といえよう．

❷ 人工呼吸管理下の早期離床と運動療法

最近提言されている人工呼吸管理中など重症患者の早期離床を目的とした早期リハの介入時期や開始基準は，現在のところ各施設で異なっている．ベッド上の運動や受動坐位までのベッド上のリハの介入基準と，ベッドから離れるための（離床）端坐位や立位，歩行などの介入基準などは分けて考える必要がある．

1）早期離床のタイミング

早期離床は呼吸器合併症予防やADL拡大に加えて，せん妄の予防と改善のために有用

であることが示されている．せん妄は患者の予後の悪化につながることから，早期離床と運動療法は臨床的に大きな影響を与えうると考えられる．われわれは表1のリスクマネージメントを基準にして，運動負荷中の休止するモニタリング値（表2）をもとに離床を進めている[7〜10]．離床の開始はICUの専属医師と理学療法士の協議のうえで決定する．開始可能と判断するポイントとしては，運動負荷に伴って血行動態が不安定になる影響〔血圧の下限値を維持できない，VT（ventricular tachycardia：心室頻拍），HR（heart rate：心拍数）が160回/分以上，40回/分未満〕や低酸素血症の状況（FiO_2が70％以上，SpO_2が80％以上を維持できない），鎮静の深さ（筋弛緩薬の使用）などを考慮して離床を開始する．理学療法士や看護師が実際に離床する際は，表2の運動負荷中の休止するモニタリング値を基準にして，離床を進めていく．重要なことは，**離床を急いで患者のリスクを増やすことは行わない**という安全意識を共有することである．

2) Hodgsonらの早期離床リスク

一方Hodgsonらは人工呼吸管理患者の早期離床におけるコンセンサスと勧告を発表している[11]．このなかでは，呼吸器系や心血管系，神経系ごとに詳細な項目に分け，リスクを，〈低リスク＝●〉，〈リスクはやや高いが実施可能＝▲〉，〈高リスク＝■〉の3つに分類している（表3-①〜③）．この分類は呼吸器系や心血管系，神経系といった臓器別に評価項目が詳細に示されており，吸入酸素濃度60％や呼吸数30回，PEEP 10 cmH$_2$Oなど数値が具体的に記述され，各施設が早期リハを行う際の基準値として用いやすい．離床までの段階として，In-bed exercisesはベッド上の上下肢運動やブリッジなどのベッド上の運動で，離床はベッド上での長坐位までとしている．また，ベッドの横に足を下ろす端坐位からの離床をOut of bed exerciseとしており，Out of bed exerciseは端坐位と立位，歩行など一時的にベッドから離れていくことを目的にしている．

3) Pohlmanらの検討

Pohlmanら[12]は，人工呼吸器患者を気管挿管した時点から72時間以内に理学療法と作業療法を開始している．その方法は，図2のICUにおけるPTおよびOTの介入プロトコルで，表4のリハの開始基準と実施中の中止基準を用いて行っている．このプロトコルは，ICUの人工呼吸管理患者の90％に施行され，離床状況は全体の69％が端坐位まで，33％が立位まで，15％が歩行までであった．リハを実施した498回中19回（4％）で，表4の実施中の禁忌事項に満たして中止した．中止理由は人工呼吸器の不同調と興奮であり，有害事象はほとんど認めなかった．

表1 リスクマネージメント基準

積極的に離床を進める
- 少用量カテコラミン使用中（塩酸ドパミン 4 γ 以下，塩酸ドブタミン 4 γ 以下，ノルエピネフリン 0.04 γ 以下，2 剤まで）
- 少量酸素投与中
- 処置用カテーテル，ドレナージチューブ（経鼻胃管，イレウス管，創部ドレーン，膀胱留置カテーテル，点滴チューブ）留置中
- 不穏

注意して離床を進める
- 中用量カテコラミン使用中（塩酸ドパミン 5 γ 以上，塩酸ドブタミン 5 γ 以上，ノルエピネフリン 0.05 γ 以上）
- 3 剤のカテコラミン使用
- 大量酸素投与中（酸素マスク 10 L 以上）
- 人工呼吸管理
- 心嚢ドレーン留置中
- 薬剤を投与してもコントロール不良な疼痛・吐気・めまい
- 新たに発生した心房細動，心房粗動
- Lown 分類 III 度以上の心室性期外収縮
- 頻脈（安静時心拍数 140 回/分以上），収縮期血圧 80 mmHg 以下
- ドレーンへの排液の急激な増加や鮮血の持続・増加，創部からの出血の持続・増加
- 手術中・手術後の大量出血による輸血
- 肝胆道系酵素の上昇（AST，ALT > 100 IU/L）

離床を進めない
- 急性心不全症状の出現
- 重症心不全（大動脈内バルーンパンピング，経皮的心肺補助装置留置）
- 血行動態不安定
- 心室頻拍，心室細動
- 肝切除術後の黄疸の出現（総ビリルビン値が 5 mg/dL 以上かつ持続的な上昇）
- 新しい深部静脈血栓症※

※ 新しい深部静脈血栓症は足部を床に着けない端坐位まで可能
（文献 7 より引用）

表2 運動負荷中の休止するモニタリング値

項目	上限値，下限値
心拍数	上限：160 回/分以上 下限：40 回/分未満
血圧（収縮期）	上限：200 mmHg 以上 下限：70 mmHg 未満
呼吸数	上限：50 回以上 下限：10 回未満
SpO$_2$	下限：80 % 未満
息切れの程度 （修正 Borg スケール）	5～8

（文献 8 より引用）

表3-① Hodgson らのリスク分類

●	不都合なイベントが起こるリスクは少ない
▲	不都合なイベントの存在的リスクと影響は●よりは高い，しかし早期離床による効果の方が比重は大きいかもしれない
■	不都合なイベントの存在的リスクと影響は著明である．シニアの理学療法士と看護師による協議の上で正当性が提示されるまでは，積極的な離床はすべきではない

（文献 11 より引用）

第 2 章 1　いつから早期リハビリテーションを開始するか？

表 3-② 呼吸器系・心血管系の安全項目（Hodgson らの分類）

呼吸器系の項目		In-bed exercises	Out of bed exercises
挿管			
気管内チューブ		●	●
気管切開チューブ		●	●
呼吸機能指標			
FiO_2	≦ 0.6	●	●
	＞ 0.6	▲	▲
SpO_2	≧ 90 %	●	●
	＜ 90 %	▲	■
呼吸数	≦ 30 回/分	●	●
	＞ 30 回/分	▲	▲
人工呼吸			
HFOV モード		▲	■
PEEP			
≦ 10 cmH_2O		●	●
＞ 10 cmH_2O		▲	▲
人工呼吸器と不同調		▲	▲
救援治療			
一酸化窒素（NO）		▲	▲
プロスタサイクリン		▲	▲
腹臥位療法		■	■

心血管系の項目	In-bed exercises	Out of bed exercises
血圧		
高血圧性緊急症に対する静脈内の降圧療法	■	■
平均動脈圧		
目標範囲以下で症状の原因となる	▲	■
血管作動もしくは機械的なサポートして目標範囲以下	▲	■
サポートなしもしくは軽いサポートで，目標範囲の下限値より上	●	●
中等度のサポートで，目標範囲の下限値より上	▲	▲
強いサポートで，目標範囲の下限値より上	▲	■
重度な肺高血圧症（確認済み，疑わしい）	▲	▲

PEEP：positive end-expiratory pressure

（次ページに続く）

(表3-②の続き)

心血管系の項目		In-bed exercises	Out of bed exercises
不整脈			
徐脈	薬物療法（イソプレナリンなど）が必要もしくは緊急ペースメーカ植込みの待機中	🟥	🟥
	薬物療法の必要性はないもしくは緊急ペースメーカ植込みの待機ではない	▲	▲
経静脈ペースメーカもしくは心外膜ペーシング			
dependent rhythm		▲	🟥
安定した基本的なリズム		●	●
安定した頻脈性不整脈			
心拍数＞150回/分		▲	🟥
心拍数120〜150回/分		▲	▲
120回/分未満の頻脈性不整脈		●	●
デバイス			
IABP		●	🟥
ECMO	大腿部あるいは鎖骨下へのカニューレ挿入	●	🟥
	Single bicaval dualルーメンカニューレの挿入	●	▲
左心室補助装置		●	●
肺動脈カテーテル，連続アウトプットモニタリング装置		●	▲
ほかの心血管系指標			
4 mmol/L以上の乳酸を伴うすべての原因のショック状態		▲	▲
急性のDVTと肺塞栓（確認済み，疑わしい）		▲	▲
重度な大動脈弁狭窄症（確認済み，疑わしい）		●	▲
心筋虚血		▲	🟥

IABP：intra-aortic balloon pumping（大動脈内バルーンパンピング），ECMO：extracorporeal membrane oxygenation（体外膜型人工肺），DVT：deep vein thrombosis（深部静脈血栓症）
(文献11より引用)

表3-③ 神経学的，内科外科，その他の安全項目（Hodgsonらの分類）

神経学的項目	In-bed exercises	Out of bed exercises
意識レベル		
RASS －1〜＋1	●	●
RASS －2または＋2	▲	▲
RASS ＜－2	▲	🟥
RASS ＞＋2	🟥	🟥
せん妄		
陰性	●	●
陽性，簡単な指示を遂行できる	●	▲
陽性，指示を遂行できない	▲	▲

RASS：Richmond Agitation Sedation Scale

(次ページに続く)

(表3-③の続き)

神経学的項目	In-bed exercises	Out of bed exercises
頭蓋内圧		
想定範囲外の頭蓋内圧亢進に対する積極的介入	🟥	🟥
頭蓋内圧亢進の積極的介入の必要がなく，頭蓋内圧をモニタリング中	●	▲
ほかの神経学的項目		
頭蓋骨切除術	●	▲
腰部ドレーン（クランプなし）	●	🟥
帽状腱膜下ドレーン	●	▲
脊髄保護措置（点検前あるいは固定）	🟥	🟥
急性期脊髄損傷	●	▲
クリッピングしていない動脈瘤のくも膜下出血	●	▲
動脈瘤のクリッピング後の血管攣縮	●	▲
コントロールされていない痙攣発作	🟥	🟥
外科		
不安定な骨折 　骨盤 　脊柱 　下肢長管骨	▲	🟥
開放した大きな手術創傷 　胸部 / 胸骨 　腹部	●	🟥
内科		
確認されたコントロールされていない活動性出血	🟥	🟥
活動性出血の疑い，出血のリスクの増大	●	▲
身体もしくは薬物によるクリーニングにもかかわらず許容範囲を上回る体温の発熱	▲	▲
低体温療法	▲	▲
ほかの項目		
ICU-acquired weakness	●	●
持続的腎代替療法（大腿部の透析カテーテルも含む）	●	●
大腿部の動脈と静脈のカテーテル	●	●
大腿部のシース	▲	🟥
全ての他のドレーンとアタッチメント 　経鼻胃チューブ 　中心静脈カテーテル 　胸腔ドレーン 　創部のドレーン 　肋間カテーテル 　尿道カテーテル	●	●

(文献11より引用)

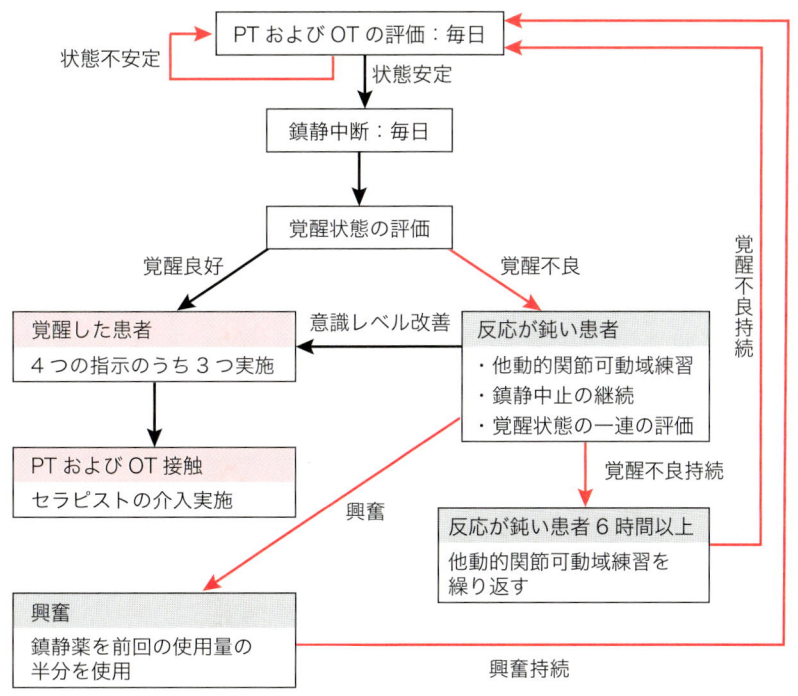

図2 Pohlman らのICUにおけるPTおよびOTの介入プロトコル
（文献12を参考に作成）

表4 Pohlman らのリハの禁忌事項

開始時の禁忌事項	実施中の禁忌事項
A．平均血圧＜65	A．平均血圧＜65
B．HR＜40回/分，＞130回/分	B．HR＜40回/分，＞130回/分
C．RR＜5，＞40	C．RR＜5，＞40
D．SpO_2＜88％	D．SpO_2＜88％
E．頭蓋内圧亢進	E．著しい人工呼吸器の不同調
F．消化管出血	F．患者が苦痛を訴える 　a．言葉以外の合図，ジェスチャーで示される 　b．暴れる
G．心筋虚血	G．新たな不整脈
H．手術を受けたばかり	H．心筋虚血の懸念
I．患者の興奮で30分以内に鎮静薬を増量	I．気道確保のデバイスの安全性に対する懸念
J．不安定な気道確保	J．膝が崩れる
	K．気管内チューブの事故抜去

（文献12より引用）

表5 ● McWilliamsらの端坐位の制限基準

排除基準	端坐位への制限
● 血行動態の安定（平均血圧＞60）のための血管作用薬の著明な使用（ノルアドレナリン＞0.2μg/kg/分） ● 人工呼吸器のFiO$_2$＞0.8もしくはPEEP＞12，急性の呼吸状態の悪化 ● 筋弛緩薬の使用 ● CVAやSAHなどの急性神経学的イベント ● 運動が禁忌になる脊柱の不安定や四肢の骨折 ● 活動性の出血	● 血行動態を安定（平均血圧＞60）させるための血管作用薬の少量使用（ノルアドレナリン 0.1～0.2μg/kg/分） ● 人工呼吸器のFiO$_2$＞0.6もしくはPEEP＞10 ● 気管内チューブの耐久性が弱い ● 開腹もしくは離開のリスクが高い ● 血液透析用の大腿部ラインがある

CVA：cerebral vascular accident（脳血管障害），SAH：subarachnoid hemorrhage（くも膜下出血）
（文献13より引用）

4) McWilliamsらの検討

一方McWilliamsら[13]は5日以上の人工呼吸器患者292例に対して早期リハの効果を検討しICU期間，入院期間，院内生存率の改善を明らかにしている．その報告のなかで，人工呼吸器患者に対して端坐位を制限する基準を設けて実施している（表5）．

❸ 周術期のリハ

心臓外科や呼吸器外科，消化器外科の開胸開腹手術の患者に対する周術期のリハでも，早期介入は必要である．介入時期はほとんどが**手術翌日に呼吸ケアと早期離床目的**に介入している報告が多い．心臓外科や呼吸器外科など呼吸器合併症のリスクが高い場合は，**手術当日に呼吸ケア目的**のリハが介入され，呼吸器合併症予防に寄与している[14, 15]．人工呼吸離脱後の周術期のリハでは，よほどの問題がなければ**手術翌日には介入**し，すみやかに端坐位，立位，歩行と離床を進めていく．われわれは，周術期でも表1，2を基準として離床を進めており，呼吸器外科や消化器外科は歩行自立を手術後3日目に目標として進めている[7, 15]．

❹ いつから早期リハを開始するか？

Pro

1) 挿管・人工呼吸管理72時間以内の介入

2009年にSchweickertら[4]は，挿管・人工呼吸管理が24時間以上72時間以内の患者

104例を対象に，早期に理学療法と作業療法を行う群（早期リハ群）と通常ケア群を比較した．早期リハ群では，退院時のADLにおいて自立レベルが59％と，通常ケア群の35％に比べ有意に高値であった．また早期リハ群の方が，通常ケア群よりせん妄期間が有意に短く（2.0 vs 4.0日，p＝0.02），人工呼吸フリー期間が長かった（23.5 vs 21.1日，p＝0.05）．以上より挿管・人工呼吸管理72時間以内の患者に対する早期リハ介入は，安全に施行可能であることに加え，せん妄を含めた患者の予後改善に寄与するといえる．

2）慢性呼吸器疾患の急性増悪時のリハ

慢性呼吸器疾患の急性増悪に対する早期リハ（運動療法が中心）は，12カ月間の再増悪や再入院リスクを減少させず，運動耐容能や健康関連QOLを改善させなかったとする報告がある[16]．このなかで12カ月時点での死亡率は，早期リハ群の方が通常ケア群よりむしろ高かった．この結果は，慢性呼吸器疾患の急性増悪時に運動療法を中心とした積極的なリハを開始すべきではないことを示唆しているのかもしれない．

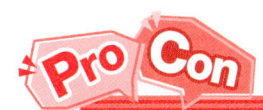

論点のまとめ

人工呼吸管理下で早期リハを開始すべきか？

【賛成論】
- 挿管・人工呼吸管理下における離床を含めたリハは，早期に行うことでせん妄の減少や人工呼吸時間の短縮，退院時のADL改善といった重症患者の予後を改善する
- また周術期患者の早期リハでも，呼吸器合併症が減少し，離床状況も早くなる

【反対論】
- 慢性呼吸器疾患の急性増悪では，病態が改善するより前に早期からリハを行うと，むしろ予後を悪化させる可能性がある

文献

1) Balas MC, et al：Critical care nurses' role in implementing the "ABCDE bundle" into practice. Crit Care Nurse, 32：35-38,40-47, 2012
2) Morris PE, et al：Early intensive care unit mobility therapy in the treatment of acute respiratory failure. Crit Care Med, 36：2238-2243, 2008 ★
3) Needham DM：Mobilizing patients in the intensive care unit: improving neuromuscular weakness and physical function. JAMA, 300：1685-1690, 2008
4) 必読 Schweickert WD, et al：Early physical and occupational therapy in mechanically ventilated, critically ill patients: a randomised controlled trial. Lancet, 373：1874-1882, 2009 ★★

5）Stiller K：Physiotherapy in intensive care: an updated systematic review. Chest, 144：825-847, 2013

6）Kayambu G, et al：Physical therapy for the critically ill in the ICU: a systematic review and meta-analysis. Crit Care Med, 41：1543-1554, 2013

7）平澤　純，他：消化器外科手術後患者の離床と歩行自立状況および歩行自立遅延例の特徴．理学療法学，37：364-369，2010

8）有薗信一，長谷川隆一：急性期および急性期から回復期の運動療法の実際．「包括的呼吸リハビリテーションポケットマニュアル」（上月正博，海老原　覚／編），pp125-127，診断と治療社，2013

9）平澤　純，他：人工呼吸器離脱直後のモビライゼーションは患者の咳嗽力を改善させる．日本呼吸ケア・リハビリテーション学会誌，25，2015（in press）

10）有薗信一，他：挿管人工呼吸患者の離床は呼吸循環動態を悪化させるか？ 日本呼吸ケア・リハビリテーション学会誌，25，2015（in press）

[必読] 11）Hodgson CL, et al：Expert consensus and recommendations on safety criteria for active mobilization of mechanically ventilated critically ill adults. Crit Care, 18：658, 2014

[必読] 12）Pohlman MC, et al：Feasibility of physical and occupational therapy beginning from initiation of mechanical ventilation. Crit Care Med, 38：2089-2094, 2010

[必読] 13）McWilliams D, et al：Enhancing rehabilitation of mechanically ventilated patients in the intensive care unit: a quality improvement project. J Crit Care, 30：13-18, 2015

14）高橋哲也，他：冠動脈バイパス術後に呼吸理学療法は必要か？ 早期呼吸理学療法導入の効果．理学療法学，28：31-37，2001

15）有薗信一，他：多頻度の理学療法介入は肺葉切除術後の呼吸器合併症を減少させるか？ 理学療法学，33：289-295，2006

16）Greening NJ, et al：An early rehabilitation intervention to enhance recovery during hospital admission for an exacerbation of chronic respiratory disease: randomised controlled trial. BMJ, 349：g4315, 2014 ★★

第2章 リハビリテーション視点からの評価とリスク管理

2. 安全に早期リハビリテーションを行うには？
〜中止や再開の基準は？

菊地尚久

Point

- 意識障害の程度を評価し，これに合わせたリハビリテーション（以下リハ）プログラムを検討すること
- 呼吸管理に関して，最重症以外はリハ開始を遅らせる基準とはならないが，呼吸管理状況を把握し，人工呼吸管理の場合にはリハの技術も活用して早期離脱を図ることが肝要である
- 循環管理に関しても，最重症以外はリハ開始を遅らせる基準とはならないが，リハ開始時に心血管イベントのリスクがあるので留意する必要がある

はじめに

　現在では，集中治療管理を行っている超急性期においても，できるだけ早期にリハを開始することは常識となっているが，リハを開始する際には，その指標となるモニター類での監視，身体機能の把握は不可欠である．さらにリハ中止や再開の基準も明確にしておく必要がある．ここでは，意識障害，呼吸，循環に対してリハを行うのに有用な指標，中止・再開の基準について概説する．

1 リハを行う際に有用な指標

1）意識障害

　中枢神経障害の場合に，意識障害の評価を行うことは，機能障害の重症度をみるうえで重要である．わが国では3-3-9度方式によるJapan Coma Scale（JCS）を用いることが多い．これは刺激の種類を3群に，刺激への反応様式を3種類に分類するものである．国際的にはGlasgow Coma Scale（GCS）が普及している（表1）[1]．これは意識，発語，運

表1 ● Glasgow Coma Scale

開眼反応（E）		言語反応（V）		運動反応（M）	
自発的に開眼	4	見当識あり	5	指示に従う	6
声かけで開眼	3	やや混乱した話	4	刺激を払いのける	5
痛みで開眼	2	意味の通じない言葉	3	逃避的屈曲	4
なし	1	意味のない発声	2	異常屈曲反応	3
		なし	1	異常伸展反応	2
				なし	1

重度：3～8点，中等度：9～13点，軽度：14～15点

動機能についてそれぞれ4～6段階に評価するもので満点が15点となる．3～8点を重度，9～13点を中等度，14～15点を軽度に分類する．入院直後の意識障害の程度とその持続期間は，その後の生活能力を予測する指標として有用である．ただし，一般的に意識障害が重症であるからリハを開始できないということはなく，意識障害の程度と安静度によりリハの内容を検討するための評価といえる．

2）呼吸管理

ICUなどの集中治療管理がなされている病棟では，リハを開始する際に呼吸管理に関して最低限の安全性は確保されていることがほとんどである．したがって呼吸に関しては，人工呼吸管理であるか，気管挿管されているか，気管切開が行われているか，酸素濃度はどれくらいであるかということを確認し，これに合わせたリハプログラムを設定することが必要となる．

a）呼吸不全の分類

呼吸不全の病態は発症機転から，**肺不全**によるものと**換気不全**によるものの2つに分類できる．肺不全は肺そのものの障害で，主に肺胞と毛細血管とのガス交換障害のために低酸素血症となるものである．一方，換気不全は高度の肺胞低換気のためにガス交換が不十分となり，高炭酸ガス血症と低酸素血症が合併した病態を特徴とする（表2）[2]．

しかし，肺不全と換気不全とは完全にわかれたものではなく，何らかの原因で呼吸不全を起こした場合はほかの障害をも引き起こすために，図1に示すようなカスケードとしてあらわされる[3]．左の経路は典型的な換気不全であり，右側は低酸素血症を示す肺不全である．閉塞性疾患のたどる中央の経路は低酸素血症とともに高炭酸ガス血症を示すことが多い．多くの場合，これに感染，筋疲労，浮腫などが加わり高度の呼吸不全となる．

b）指標となる項目

人工呼吸器装着患者の呼吸を評価する際にはまず身体所見が重要である．しかし，多数

表2 ● 急性呼吸不全の分類

1. 肺不全	2. 換気不全	
● 成人呼吸促迫症候群（ARDS） ● 新生児呼吸促迫症候群（RDS） ● 肺水腫 ● 肺塞栓	①閉塞性肺疾患	気管支喘息 肺気腫 気道閉塞 慢性気管支炎
	②神経疾患	頸髄損傷 脳血管障害 脳外傷 薬物中毒 ギランバレー症候群 重症筋無力症 進行性筋ジストロフィー症 筋萎縮性側索硬化症 ボツリヌス中毒 横隔膜両側麻痺
	③胸郭疾患	胸椎後側弯症 動揺胸郭 緊張性気胸

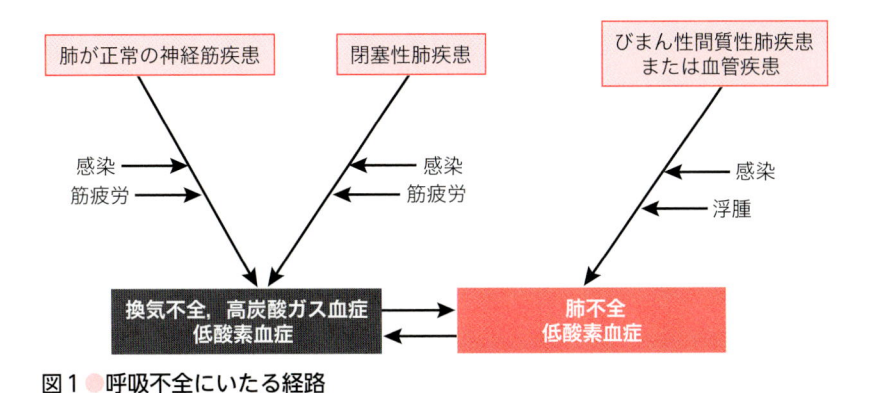

図1 ● 呼吸不全にいたる経路

のルートが付いていたりして診察が制限されることが多い．一方，**モニター監視は充実している**ため，これらのデータを十分に活用できる．ICUでは多くの場合，呼吸，循環，肝機能，腎機能，in-outバランスなどのデータと呼吸モードおよび設定，薬物投与などを1枚のシートにまとめたサマリーが電子カルテにあることが多いので，自分でモニターをチェックするとともにこれを利用するとよい（表3）．

人工呼吸管理下では，多くの場合酸素分圧（PaO_2）は十分であるため，換気能力の指標である**二酸化炭素分圧（$PaCO_2$），酸塩基平衡（pH），重炭酸イオン濃度（HCO_3^-），**

表3 リハ処方時の評価となる項目

1. 身体所見
   ①視診：呼吸数，呼吸パターン，胸腹部の拡張性，呼吸補助筋使用，異常呼吸
   ②聴診：肺野における呼吸音の減弱・消失，ラ音（湿性，乾性）
2. 動脈血液ガス
   二酸化炭素分圧（PaCO$_2$），酸塩基平衡（pH），重炭酸イオン濃度（HCO$_3^-$），塩基過剰（BE）
3. 気道内圧
4. 酸素飽和度（SpO$_2$）
5. 胸部X線写真
6. 呼吸モード
7. 合併症，他部位の機能障害

塩基過剰（BE）などをチェックする．PaCO$_2$の正常値は40±5 mmHgで，45～50 mmHgは軽度の，50～60 mmHgは中等度の，60～70 mmHgは重度の換気不全であり，30 mmHg以下は過換気である．pHの正常値は7.40±0.05，HCO$_3^-$は24±2 mEq/L，BEは0±2 mEq/Lである．pHからまずアシドーシスかアルカローシスを判断し，その原因は呼吸性か代謝性かを判断する．PaCO$_2$が上昇したときは呼吸性アシドーシス，低下したときは呼吸性アルカローシスとなり，HCO$_3^-$が上昇したときは代謝性アルカローシス，低下したときは代謝性アシドーシスとなる．次にpHを正常に戻すために代償されているか非代償性であるかを判断する．

気道内圧は肺機能の変動や分泌物の有無を示す指標である．人工呼吸器の気道内圧計をチェックする．最高気道内圧（peak inspiratory pressure：PIP）は肺が良好な場合には15 cmH$_2$Oであるが，肺障害が高度になると30 cmH$_2$O以上になる．また胸部X写真では無気肺，肺炎，胸水貯留，肺うっ血，気胸，縦隔気腫などについて入院時からの経過，部位，程度などを評価する．

人工呼吸器の呼吸モードは大きく分けて
①調節呼吸（controlled mechanical ventilation：CMV）
②同期式間欠的強制換気（synchronized intermittent mandatory ventilation：SIMV）
③圧支持換気（pressure support ventilation：PSV）
④自発呼吸モードとして持続的気道内陽圧（continuous positive airway pressure：CPAP）に分類される[3]．

現在の呼吸管理の主流は自発呼吸を残し，不足分の換気を補う部分的換気補助や支持換気である．呼吸モードとしてはSIMV，PSVあるいはSIMV＋PSVが選択される．ただし，重症例では呼吸努力が強く頻呼吸となり，人工呼吸器とうまく同調せず有効な換気となら

表4 ● アンダーソン・土肥の基準

Ⅰ．運動を行わないほうがよい場合
①安静時脈拍数120/分以上
②拡張期血圧120 mmHg以上
③収縮期血圧200 mmHg以上
④労作性狭心症を現在有するもの
⑤新鮮心筋梗塞1カ月以内のもの
⑥うっ血性心不全の所見の明らかなもの
⑦心房細動以外の著しい不整脈
⑧運動前，安静時にすでに動悸，息切れのあるもの
Ⅱ．途中で運動を中止する場合
①中等度の呼吸困難，めまい，嘔気，狭心痛などの出現
②脈拍数が140/分を超えたとき
③不整脈（期外収縮）が1分間で10回以上出現
④頻脈性不整脈
⑤徐脈の出現
⑥収縮期血圧40 mmHg以上または拡張期血圧が20 mmHg以上上昇したとき
Ⅲ．運動を一時中止し，回復を待って再開する場合
①脈拍数が運動前の30％以上増加したとき．ただし2分間の安静で10％以下にもどらぬ場合は中止するか，極めて軽労作のものにきりかえる
②脈拍数が120/分を越えたとき
③1分間に10回以下の不整脈（期外収縮）出現
④軽い動悸，息切れの出現

ないことが多く，この場合には調節換気を選択する．また換気が十分で酸素化能のみが不十分な場合はCPAPを選択する．

3）循環管理

　循環器に関しても，ICUなどの集中治療管理がなされている病棟では，リハを開始する際に最低限の安全確保はされていることが多い．ただし急な心血管イベントが起こる可能性もあるので，**訓練開始時には看護師に付き添ってもらい，モニターを含めて監視してもらう**のがよい．基本的なモニターでは**血圧，心電図**などが指標となる．

　以前から提唱されているリハ開始基準に**アンダーソン・土肥の基準**がある（表4）．この基準によると運動を行わないほうがよい場合は，①安静時脈拍数120/分以上，②拡張期血圧120 mmHg以上，③収縮期血圧200 mmHg以上，④労作性狭心症を現在有するもの，⑤新鮮心筋梗塞1カ月以内のもの，⑥うっ血性心不全の所見の明らかなもの，⑦心房細動以外の著しい不整脈，⑧運動前，安静時にすでに動悸，息切れのあるものとある．しかしこの基準より血圧が高すぎる状況であっても，主治医の判断でリハが開始できる状況

であれば，可能であると考えてよい．ただし開始した際にROM訓練や体位変換などで循環動態が大きく変動する場合もあるので，モニターを訓練士がこまめに監視する必要がある．心電図に関しても，この基準に該当していても**徐脈**，**頻脈**については主治医の判断でリハが開始できる状況であれば，可能であると考えてよい．不整脈についても比較的安全な不整脈であれば，リハを開始して問題ないと思われる．

❷ リハ中止の基準

具体的に訓練施行中に生じやすいリスクとして，①体位交換時など循環動態が変化したときに生じる急激な血圧変動，脈拍変動，呼吸パターンおよび呼吸数の変動，②排痰時に粘張性の痰が大きな気管支に詰まり，酸素飽和度が下がる，あるいは苦痛によりファイティングを起こす，③関節可動域訓練時の刺激により血圧変動，脈拍変動が起こるなどがあげられる．初期評価時に依頼した訓練内容を，リハビリテーション科医がモニターで見ながらデモンストレーションしてみてこれらの変化がないかチェックし，リスクが予想される場合には中止基準や施行時の注意を理学療法士に連絡すること．初期評価時に変化がなくても理学療法士が治療を施行している際にリスクが生じた場合にはすみやかに再度診察を行い，新たに中止基準を設定することが必要である．

前述のアンダーソン・土肥の基準（表4）では，途中で運動を中止する場合として，①中等度の呼吸困難，めまい，嘔気，狭心痛などの出現，②脈拍数が140/分を超えたとき，③不整脈（期外収縮）が1分間で10回以上出現，④頻脈性不整脈，⑤徐脈の出現，⑥収縮期血圧40 mmHg以上または拡張期血圧が20 mmHg以上上昇したときとあるが，あくまでこれは基準であり，どのデータをもって中止とするかは，各施設であらかじめ原則を決めておき，さらに個々の患者に対しては，主治医と相談して決めておくことが必要である．

❸ リハ再開の基準

再開に関しても中止と同様であるが，中止したときの基準がクリアできた時点で，主治医と相談し，同様の中止基準をもって再開とするか，あるいは基準を変更するかをよく相談する必要がある．入院中に頻回に中止するのは望ましくないので，可能であれば最低限のリハ内容であっても中止・再開をくり返すよりは，できる範囲で行うことが好ましいと思われる．

◆ **文献**

1) Teasdale G & Jennett B：Assessment of coma and impaired consciousness. A practical scale. Lancet, 2：81-84, 1974
2) 「Acute respiratory failure, Pulmonary Diseases and Disorders 2nd ed」(Fishman AP, et al, eds), McGraw-Hill Book, p2185, 1988
3) Ramsay MA, et al：Controlled sedation with alphaxalone-alphadolone. Br Med J, 2：656-659, 1974
4) 池上之浩,田勢長一郎：呼吸モードよりみた安全管理. ICUとCCU, 24：559-566, 2000

第2章　リハビリテーション視点からの評価とリスク管理

3. 早期リハビリテーションの内容決定と進め方は？

笠井史人，百石仁美

Point

- ICUのリハビリテーション（以下リハ）は排痰訓練偏重からチームによる早期離床訓練へ変遷してきた
- 段階的運動負荷の判定基準を満たすごとにステップアップしていく方法が導入しやすい
- 毎日カンファレンスを行い，達成目標をチームで決定し実践するのが理想形である
- 疾患別リハの保険診療を実施する際，「リハビリテーション実施計画」の作成が必須である

はじめに

　ICUのリハは，かつては胸部理学療法が中心を成していた．胸部理学療法は，狭義の意味では体位排痰法のことしか示していない[1]．排痰技術には個人差が大きいが，EBMを求められる現代医療においては，誰が施しても一定以上の結果を求められる．近年，ICU-AW（ICU-acquired weakness：集中治療による神経筋障害）[2,3]が提唱され，それに対する対策としてABCDEバンドル[4]が推奨されるようになり，ICUのリハはこれらの指針に沿ってチームで総合的に行われるべきものに変遷してきた．

　ICUにリハスタッフが常駐し1日中かかわれる体制がとれる病院は少なく，1日1回ベッドサイドに行って何単位か介入している病院（当院もこのスタイル）がほとんどであろう．たとえ排痰手技のエキスパートが排痰法を施行しても1日1回では気道クリアランスは十分ではない．チーム医療で相互補完すればその日1日全体が戦略的なリハになり得る．

表1 ● 心臓外科手術後リハ進行表の例

ステージ	実施日	運動内容	病棟リハ	排泄	その他
0	/	手足の自他動運動・受動坐位・呼吸練習	手足の自動運動，呼吸練習	ベッド上	嚥下障害の確認
Ⅰ	/	端坐位	端坐位10分×__回	ベッド上	
Ⅱ	/	立位・足踏み（体重測定）	立位・足踏み×__回	ポータブル	
Ⅲ	/	室内歩行	室内歩行×__回	室内トイレ可	室内フリー
Ⅳ-1	/	病棟内歩行（100 m）	100 m歩×__回	病棟内トイレ可	棟内フリー
Ⅳ-2	/	病棟内歩行（200〜500 m）	200〜500 m歩行×__回	院内トイレ可	院内フリー，運動負荷試験
Ⅴ	/	階段昇降（1階分）	運動療法室へ		有酸素運動を中心とした運動療法

（文献5より引用）

❶ リハの具体的な内容は？

　ICUでの具体的な訓練の内容は，疾患によりさまざまであるが，一例として日本循環器学会の「心血管疾患におけるリハビリテーションに関するガイドライン」[5]における，心臓外科手術後リハの進行表を示す（表1）．とてもシンプルにつくられており，スタッフにも患者にも理解が得られやすい．

　図1は当院におけるICUでのリハメニュー表である．主治医や看護師にとってはリハ科がどんな手法をもっているかがわからなければ，オーダーのしようがない．レストランのメニューのように，メニューを見ながら注文できるように作成したものである．

❷ リハの具体的な進め方は？

1）リハ内容の評価

　表2は表1の進行表に対するステップアップ判定基準である[5]．それぞれのステージの運動時に，基準を満たせば次のステージに進む．このタイプの進行は，クリティカルパスと同様にステップを一律で確実に進めることができ，先が読みやすいためチームで統一した対応がとりやすい．その反面，ステージを一足飛びに進めるのには抵抗があるし，先を急ぐと過剰負荷になることもある．

図1 ● ICUでのリハメニュー表

ポジショニングと体位ドレナージ
- 褥瘡対策肢位
- 頭低位
- 前傾側臥位
- 腹臥位

段階的離床
- 端坐位保持訓練
- 車いす坐位保持訓練
- 立位足踏み
- サークル歩行（m）
  10・30・50・100・200・300

呼吸練習・咳嗽練習
- 呼吸筋力強化器具
- 胸郭可動域訓練
- スクイージング
- ハフィング
- バッグによる吸気補助
- 徒手による咳介助

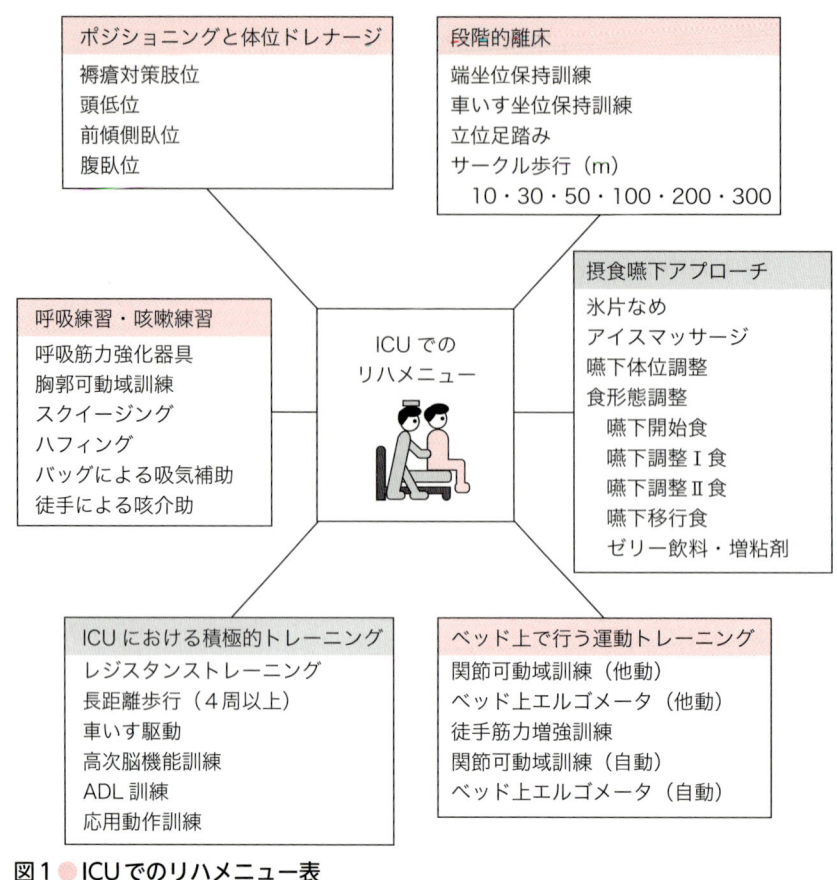

ICUでのリハメニュー

摂食嚥下アプローチ
- 氷片なめ
- アイスマッサージ
- 嚥下体位調整
- 食形態調整
  - 嚥下開始食
  - 嚥下調整Ⅰ食
  - 嚥下調整Ⅱ食
  - 嚥下移行食
  - ゼリー飲料・増粘剤

ICUにおける積極的トレーニング
- レジスタンストレーニング
- 長距離歩行（4周以上）
- 車いす駆動
- 高次脳機能訓練
- ADL訓練
- 応用動作訓練

ベッド上で行う運動トレーニング
- 関節可動域訓練（他動）
- ベッド上エルゴメータ（他動）
- 徒手筋力増強訓練
- 関節可動域訓練（自動）
- ベッド上エルゴメータ（自動）

表2 ● ステップアップ判定基準

1. 胸痛，強い息切れ，強い疲労感（Borg指数＞13），めまい，ふらつき，下肢痛がない
2. 他覚的にチアノーゼ，顔面蒼白，冷汗が認められない
3. 頻呼吸（30回/分以上）を認めない
4. 運動による不整脈の増加や心房細動へのリズム変化がない
5. 運動による虚血性心電図変化がない
6. 運動による過度の血圧変化がない
7. 運動で心拍数が30回/分以上増加しない
8. 運動により酸素飽和度が90%以下に低下しない

（文献5より引用）

　一方，段階的運動負荷を1つずつステップアップしていく方法もよいが，離床訓練を実施できない理由があるか？と考え，理由がなければ運動パフォーマンスが足りなくても，介助下で離床実施を考慮する方が効率的に早く進められる場合もある．図2は，リハステップに関する介入の意思決定のプロセスである．5項目から患者の状態を評価して，チームでその日の問題点の共通認識をしたうえで，どこまで離床するかを検討する．

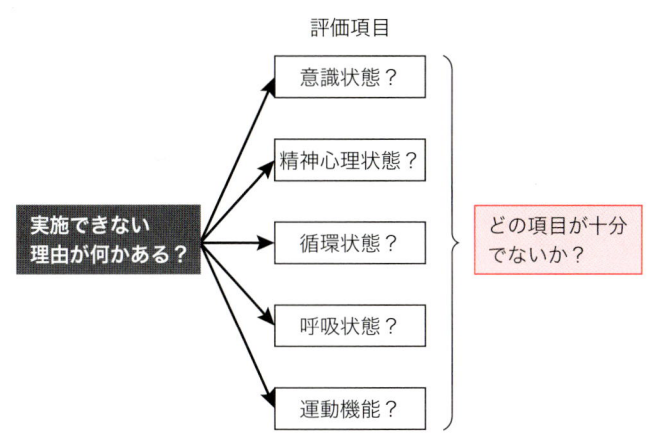

図2 ● リハステップに関する介入実施の意思決定プロセス
（文献6を改変して転載）

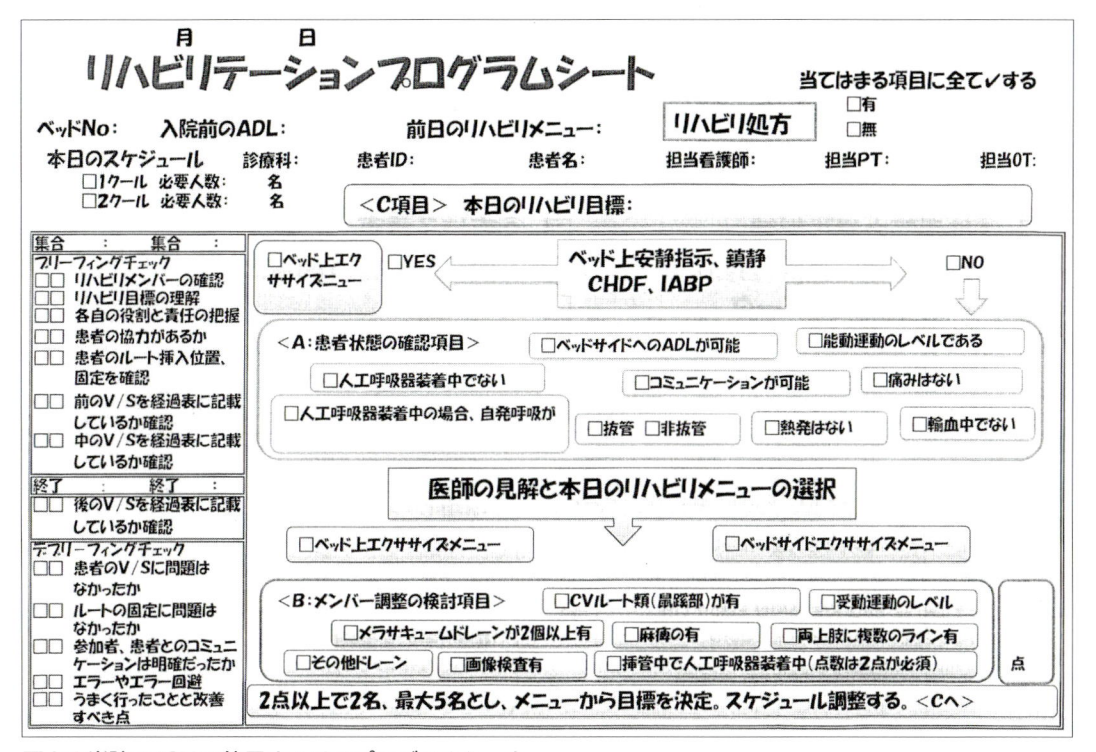

図3 ● 当院のICUで使用するリハプログラムシート

2) 当院での進め方

　現代のICUのリハはチーム医療が基本であるから，情報共有と意思統一のためのしくみが欲しい．当院ではICU専用のリハプログラムシート（図3）を使用しチーム医療遂行に役立てているので紹介する．

毎朝ICUにてリハ科医師を含め，ICU医師，理学療法士，看護師，薬剤師，管理栄養士で多職種カンファレンスを行い，各患者のその日のリハの達成目標を決めている．その手順は，シート項目に従い以下のように進める．

❶鎮静覚醒計画，CHDF（continuous hemodiafiltration：持続的血液透析濾過）やIABP（intra-aortic balloon pumping：大動脈内バルーンパンピング）などの装着装置，安静指示などからベッド上訓練か積極的離床かを判断する

❷ベッド上訓練の場合は，ROM訓練・筋力増強訓練・ベッド上エルゴメータなどを行う

❸離床訓練の場合は，チームで患者の状態を確認し，医師の見解に則ってリハメニューを選択する．また，患者の状態チェックから算出した点数により訓練に必要な介助人数を決定する．訓練時刻を確認し，その時間に集合できるようにICUの看護師はその日のケア予定を調整する

❹訓練時刻に集合したメンバーはそれぞれの役割とバイタルサインの確認後，訓練を行う

❺訓練後，再度バイタルサインと役割遂行の結果を確認し合う

❻基本的に訓練は1日に2クール行う．リハスタッフが参加できない場合は，リハスタッフの指導によりICUの看護師ができる範囲で行う

　当院はオープンICUであり，科ごとの事情の違いから統一した治療を進めづらく，看護師も担当患者のケアに追われ，なかなかリハにまで気を配れない状況があった．リハスタッフも予定の単位を消化したら次の患者にすぐに向かうため，チーム内のコミュニケーションが十分にとれていなかった．当シートの使用によりチーム医療としての意識が高まり，メンバーごとの役割が確認されるので効率よく安全にリハを行うことができる．また単位算定時間以外も1日中リハであるという考えのもと，early mobilizationを進めることができるようになった．朝のカンファレンスのためのマンパワーは必要であるが，なるべく短時間ですませている．主治医が参加できない場合も，来棟時のシートのチェックで安全確認と内容修正が可能である．

❸ リハビリテーション実施計画の作成

1）リハビリテーション実施計画書

　ICU診療に限ったことではないが，疾患別リハ（心大血管疾患リハ，脳血管疾患等リハ，運動器リハおよび呼吸器リハ）の保険診療を実施する際，「リハビリテーション実施計画」の作成が必須であるので，周知いただきたい．医師は定期的な機能検査などをもとに，その効果判定を行い，診療点数早見表[7]の別紙様式21から21の5までを参考にリハビリテーション実施計画を作成し，リハの開始時およびその後3カ月に1回以上，患者に対して当該計画の内容を説明し，診療録にその要点を記載することが義務づけられている．実

別紙様式21から21の5

（別紙様式21）

リハビリテーション実施計画書

患者氏名	○山○男	(男) 女	1955 年生（ 60 歳）	計画評価実施日 2015 年 8 月 23 日			
リハ担当医	笠井	PT	高橋	OT	木村	ST	

原因疾患（発症・受傷日）：大動脈弁置換術後（2015年8月23日）

合併疾患・コントロール状態（高血圧，心疾患，糖尿病等）：心房細動、糖尿病

評価項目・内容（コロン（:）の後に具体的内容を記入）

心身機能・構造

☑意識障害：(3-3-9： 術後鎮静中)
□認知症：
□中枢性麻痺
(ステージ・グレード) 右上肢： 右手指： 右下肢：
左上肢： 左手指： 左下肢：
□筋力低下（部位，MMT： ）

基本動作
立位保持（装具： ） □手放し，□つかまり，☑不可
平行棒内歩行（装具： ） □独立，□一部介助，☑非実施
訓練室内歩行（装具： ） □独立，□一部介助，□非実施

□失行・失認：
□音声・発話障害（□構音障害，□失語症：種類 ）
□摂食機能障害：
□排泄機能障害：
□拘縮：
□褥瘡：
□起立性低血圧：

活動

自立度 / ADL・ASL等	日常生活（病棟）実行状況：「している"活動"」 自立	監視	一部介助	全介助	非実施	使用用具 杖・装具	姿勢・実行場所 介助内容 等	訓練時能力：「できる"活動"」 独立	監視	一部介助	全介助	非実施	使用用具 杖・装具	姿勢・場所（訓練室・病棟等） 介助内容等
屋外歩行					○							○		
病棟トイレへの歩行					○							○		
病棟トイレへの車椅子駆動					○							○		
車椅子・ベッド間移乗					○		明日から車いす				○			
椅子座位保持					○		に乗車予定です。		○					
ベッド起き上がり				○			電動ギャッチアップ			○				
排尿（昼）					○		カテーテル留置中					○		カテーテル留置中
排尿（夜）					○							○		
食事					○		絶食中		○					絶食中
整容				○			清拭	○						
更衣				○						○				
装具・靴の着脱					○							○		
入浴					○							○		

コミュニケーション：鎮静剤の調整によりコントロールしています。／覚醒すればコミュニケーションに問題ありません。

活動度 日中臥床：□無，☑有（時間帯： 疼痛を訴えたとき 理由 鎮痛・鎮静剤調整中のため）
日中座位：□椅子，□車椅子，□ベッド上，☑ギャッチアップ

参加

職業（含：主婦・学生）（職種・業種・仕事内容： ）：会社員、一般事務職

社会参加（内容・頻度等，発症前状況を含む。）：退院後は復職し、通常の勤務ができる見込みです。余暇のスポーツも徐々に参加できるようになります。

目標：早期離床。初日に立位をとっていただき、二日めに50m、三日めに100mを歩き、四日めには300m、ICUの退室を目標にします。

本人の希望：早期の社会復帰。趣味の草野球を続けたい。

家族の希望：早期の退院、復職して欲しい。

方針：手術翌日から座位、立位訓練を開始し、術後四日で歩行器歩行を確立し一般病棟へ上がります。その後リハビリは訓練室で行い、1週間で自宅退院を目指します。

リハビリテーション終了の目安・時期：退院時にリハビリテーションは終了になりますが、自主トレーニングをしていただきます。

本人・家族への説明	2015年 8 月 23 日	本人サイン		家族サイン	○山○子	説明者サイン	笠井史人

図4 リハビリテーション実施計画書の記入例

際の運用としては，病院ごとに前述様式のなかで使いやすい計画書を1つ選び，リハ処方をする際に合わせて記入作成して診療録に残すと効率がよい．計画は1枚の用紙に簡潔にまとめられているが，この計画書作成自体には診療報酬は発生しない（図4）．

2）リハビリテーション総合実施計画書

計画内容を2枚分（診療点数早見表別紙様式23から23の4またはこれに準じた様式）[8]に増やして，医師，看護師，理学療法士，作業療法士，言語聴覚士などの多職種が共同して計画書を作成し，当該計画に基づきリハを行った場合，患者1人につき1カ月に1回を限度として**「リハビリテーション総合計画評価料」**300点（平成27年現在）が算定でき

```
主治医
リハ処方箋発行とともにリハビリ
テーション総合実施計画書を起こす．
主治医サインと自科治療計画を記入．
        ↓
担当看護師
病棟ADLとケア項目の記入．
        ↓
リハ科医師
リハ治療計画・目標・見込みの記入．
        ↓
療法士
評価・訓練内容の記入で完成（電子カ
ルテの場合は印刷し），患者への説明
後，同意サインをもらい交付する．
        ↓
事務
算定と診療録へのコピー取り込み．
```

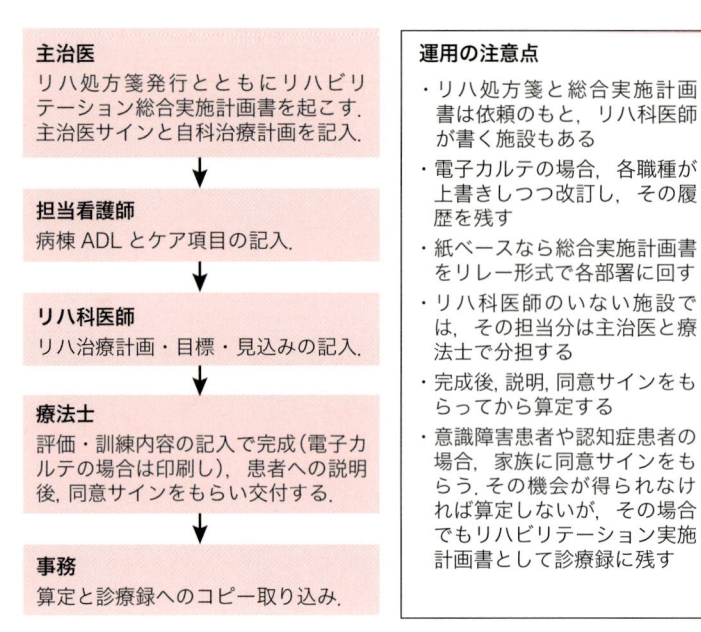

運用の注意点
- リハ処方箋と総合実施計画書は依頼のもと，リハ科医師が書く施設もある
- 電子カルテの場合，各職種が上書きしつつ改訂し，その履歴を残す
- 紙ベースなら総合実施計画書をリレー形式で各部署に回す
- リハ科医師のいない施設では，その担当分は主治医と療法士で分担する
- 完成後，説明，同意サインをもらってから算定する
- 意識障害患者や認知症患者の場合，家族に同意サインをもらう．その機会が得られなければ算定しないが，その場合でもリハビリテーション実施計画書として診療録に残す

図5 ● リハビリテーション総合実施計画書の運用の一例

る．共同して作成した計画書は，その内容を患者に説明の上交付するとともに，その写しを診療録に添付する必要がある．

　こちらの計画書は，前項の「リハビリテーション実施計画」の代わりになり，多職種で協同して作成するため担当医師の負担が軽減するうえ，診療報酬として評価されるので，発行している病院も多いだろう．その運用方法は施設ごとに異なるが，一例を図5に示す．

　ICUでは入室時にリハの説明をする余裕はないことが多いので，入院時の病状説明時に各科医師より本人・家族にリハ介入の予定を説明しておくと導入がスムーズである．算定には計画書の完成後，リハスタッフの誰かが患者に再度説明したうえで同意サインをもらう必要がある（医師でなくてもよい）．患者が意識障害や鎮静をされている場合は家族に説明することになるが，その機会が得られなくても（算定できなくても）書類はリハビリテーション実施計画書として診療録に残すようにする．

4 ICUにおける積極的な早期リハ介入に効果はある？進め方は？

1）早期リハ介入による効果

　Schweickert[9]は，104例の人工呼吸管理ICU患者において，理学・作業療法による離床訓練を積極的に早期介入する群は，プライマリケアチームが指示したときに訓練を行う群と比較して，退院時のADLが改善し，人工呼吸器装着期間やせん妄期間が短縮するこ

とを報告した．Needham[10]らは，深い鎮静の低減とともに，積極的な理学・作業療法介入のためにスタッフを増員する医療改善プロジェクトを導入したところ，せん妄が減少し，運動能力改善，ICU滞在期間・在院日数が短縮したと報告した．多職種からなるチームのオーダーメイドによる積極的な介入には，役割分担や情報共有と意思統一のためのカンファレンスを毎日行って調整することが望ましい．

2）早期リハ介入の課題

多職種リハチームの介入は調整が煩雑になり，マンパワーの確保とコストの裏づけが必要である．あらかじめ決まったプロトコールを判定基準に照らし合わせてステップアップする方法は簡便で先読みしやすいが，ケースごとのきめ細やかな対応はできない．

◆ 文献

1）宮川哲夫：呼吸理学療法のEBM. The Journal of Clinical Physical Therapy，11：1-20，2008
 必読 2）Schweickert WD & Hall J：ICU-acquired weakness. Chest, 131：1541-1549, 2007
　→ 診断アルゴリズムから予防とリスク回避まで網羅した，ICU-AWの総説
3）Truong AD, et al：Bench-to-bedside review：mobilizing patients in the intensive care unit--from pathophysiology to clinical trials. Crit Care, 13：216, 2009
　→ ICU患者の離床について，病態生理学から臨床試験までのレビュー
4）Vasilevskis EE, et al：Reducing iatrogenic risks: ICU-acquired delirium and weakness--crossing the quality chasm. Chest, 138：1224-1233, 2010
5）循環器病の診断と治療に関するガイドライン（2011年度合同研究班報告）：心血管疾患におけるリハビリテーションに関するガイドライン（2012年改訂版）．(http://www.j-circ.or.jp/guideline/pdf/JCS2012_nohara_h.pdf)
6）皿田和宏：いざ実践！まずはチャートでモニタリング．呼吸器ケア，12：736-743，2014
7）「診療点数早見表2014」（医学通信社／編），pp495-500，医学通信社，2014
8）「診療点数早見表2014」（医学通信社／編），pp501-508，医学通信社，2014
 必読 9）Schweickert WD, et al：Early physical and occupational therapy in mechanically ventilated, critically ill patients: a randomised controlled trial. Lancet, 373：1874-1882, 2009 ★★
　→ 早期理学・作業療法がADL改善，呼吸器装着やせん妄の短縮に貢献することを示したRCT
10）Needham DM, et al：Early physical medicine and rehabilitation for patients with acute respiratory failure: a quality improvement project. Arch Phys Med Rehabil, 91：536-542, 2010
　→ 早期介入スタッフ増員でせん妄減少，運動改善，ICU・在院短縮を示した観察研究

第3章

早期リハビリテーションの実際

第3章 早期リハビリテーションの実際

1. ABCDEバンドル，PAD/J-PADガイドラインにみる早期リハビリテーション

荻野泰明，鶴田良介

> **Point**
> - ICUにおける積極的な早期リハビリテーション（以下リハ）が推奨される
> - 早期リハはせん妄やICU後症候群（PICS）を減少させる可能性がある
> - 早期リハの効果的な実践には，鎮痛優先の鎮静，多職種連携が必須である

はじめに

　ICUで治療中の重症患者の約3分の2がせん妄を発症する[1]．ICUでのせん妄発症は，長期に遷延する認知機能障害の発症と関連する[2,3]．また，ICU-acquired weakness（ICU-AW）とよばれる神経筋障害，認知機能・脳機能障害，その他のメンタルヘルスの問題がICU退室後，長期に継続することが知られている（post-intensive care syndrome：**PICS，ICU後症候群**）（図1）[4,5]．ICUにおける早期リハに期待される効果の1つは，ICUでのせん妄やPICSの発症予防である．

　本稿では，ICUにおける早期リハとのかかわりが深い，**ABCDE**バンドル，**PAD**ガイドライン，**J-PAD**ガイドラインを紹介し，これらのなかでの早期リハについての位置づけを解説する．

1 ABCDEバンドル（2010年）

　バンドル（bundle）とは，「束」を意味する．特定の患者集団・ケア環境における患者予後を改善するために，エビデンスの裏付けのある複数の介入を「束にして」まとめたものという意味である．バンドルという考え方が考案されたのは2001年である[6]．バンドルによって多職種チーム内のチームワークやコミュニケーションを促し，安全かつ信頼性

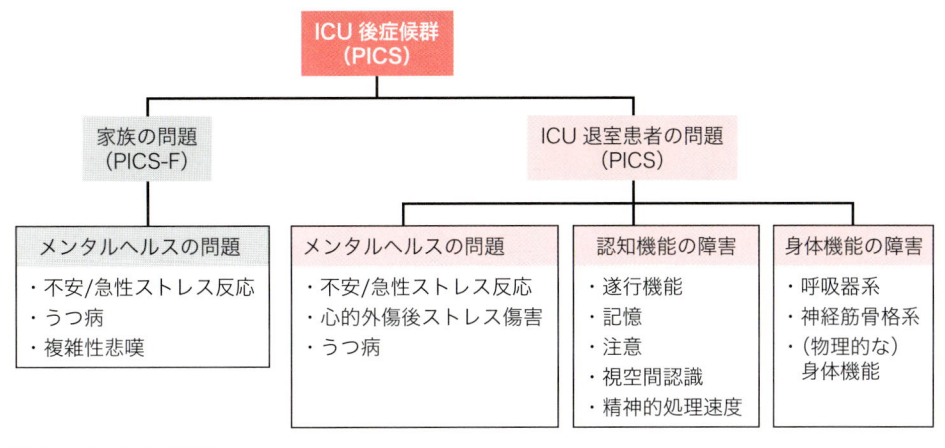

図1 ● PICSの概念図
(文献4を参考に作成)

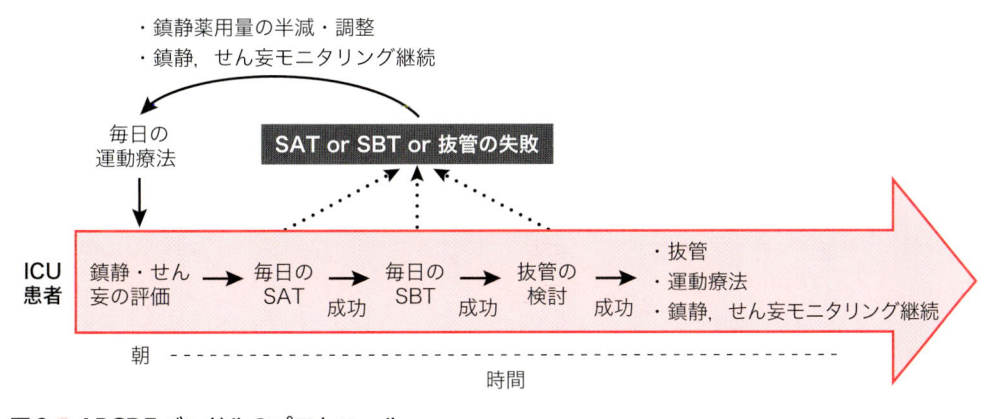

図2 ● ABCDEバンドルのプロトコル
SAT：spontaneous awakening trial, SBT：spontaneous breathing trial
(文献1を参考に作成)

のあるICUケアの実現に必要な環境を整えることで，患者アウトカムを大いに改善することを目的としていた[6]．

　ABCDEバンドルでは，ICUにおけるICU-AWおよびせん妄の発症率を減少させることを目標としている[1]．その実践とは，①**A**wakening and **B**reathing **C**oordination（毎日の鎮静中断トライアルおよび人工呼吸器離脱トライアル），②**D**elirium monitoring（せん妄評価），および③**E**xercise/early mobility（運動療法と早期離床）からなる（図2）．

　①は，鎮静薬投与を中断し覚醒の程度を評価すること（spontaneous awakening trial：SAT），人工呼吸器補助を最小限の設定として呼吸器離脱が可能かどうか評価すること（spontaneous breathing trial：SBT）からなる．SATやSBTを安全に行える患者に対し

て毎日実施することで，人工呼吸日数やICU在室期間，入院期間の短縮につながることが報告されている（ABC trial）[7]．②では，鎮静深度およびせん妄の有無を，正確性と妥当性が証明された評価ツールによって毎日評価する．③では，早期に離床を行い，運動療法を導入する．これにより入院期間の短縮やせん妄発症日数の短縮効果があるとしている[1]．

以上のように，ABCDEバンドルは個々に有用性が確認された，現時点で最良と考えられるICUケアの集合体である．ABCDEバンドル導入によって，導入前に比べて呼吸補助が不要な期間（人工呼吸器フリー日数）が延長し，せん妄発症のオッズ比は0.55となり，ICU在室期間中の離床が促進されたと報告されている[8]．

一口メモ　ABCDEバンドルの原著は？ABCDEFバンドル？

初学者のために，筆者自身が混乱した点2点にあえて触れたい．

ABCDEバンドルの原著とされる論文は複数あり，しかも細かいところで相違がある[1,9]．本稿では原著として近年引用されることの多いVasilevskisらの論文[1]寄りの表現で記載した．一方，Pandharipandeら[9]は"C"を"Choice of sedative or analgesic exposure"とし，これを引用している文献も多い．また，"D"は"Delirium monitoring and management"としている．

さらに，PADガイドラインの内容を踏まえ，SCCMのキャンペーン内では新たに"ABCDEFバンドル"が提案されている[10,11]．"A"にはPainの評価，予防，管理の項目が割り当てられた．"C"は"Choice of analgesia and sedation"が採用されている．また，新たに"F（Family engagement and empowerment）"項目が追加された．今後，新たな知見が集積されれば，こちらが主流となる可能性がある．

❷ PADガイドライン（2013年）

PADガイドラインは，米国集中治療医学会（Society of Critical Care Medicine：SCCM）が2002年に発表したガイドライン[12]の改訂版として2013年に発表したガイドラインである[13]．"PAD"の呼称はpain, agitation, delirium（痛み，不穏，せん妄）の頭文字からとられ，ガイドライン本文中でもこの略語が用いられている．1999年12月～2012年7月の18歳以上の成人を対象にした英文文献をレビューして作成された．

内容は「Pain and analgesia」「Agitation and sedation」「Delirium」「Management of PAD to improve ICU outcomes」の4つに分けられている．"Statement and Recommendations"として冒頭で推奨を列記し，おのおのの分野ごとに最新の研究動向と，推奨の背景となるエビデンスを解説している．末尾で「PAD care bundle」として，本ガイドラインの推奨をまとめている（表1）．

表1 ● PADケアバンドル

	痛み (Pain)	不穏 (Agitation)	せん妄 (Delirium)
評価 (Assess)	● 各勤務帯ごと4回以上＋随時 ● 評価ツール 　・NRS 　・BPS 　・CPOT ● 疼痛大：NRS≧4，BPS>5，CPOT≧3	● 各勤務帯ごと4回以上＋随時 ● 評価ツール 　・RASS 　・SAS 　・脳機能モニター（筋弛緩薬中） ● 評価 　・不穏：RASS＋1〜＋4，SAS 5〜7 　・覚醒（安静）：RASS 0，SAS 4 　・浅い鎮静：RASS－1〜－2，SAS 3 　・深い鎮静：RASS－3〜－5，SAS 1〜2	● 各勤務帯ごと＋随時 ● 評価ツール 　・CAM-ICU 　・ICDSC ● せん妄あり 　・CAM-ICU陽性 　・ICDSC≧4
治療 (Treat)	● 30分以内に治療し再評価 ● 非薬物治療とリラクゼーション ● 薬物治療 　・非神経因性疼痛 　　→オピオイド静注±非オピオイド鎮痛薬 　・神経因性疼痛 　　→ガバペンチン or カルバマゼピン±オピオイド 　・胸部外傷・腹部術後 　　→硬膜外鎮痛	● 目標鎮静レベルor 毎日の鎮静中止（不穏なく従命OK）：RASS－2〜0，SAS 3〜4 　・鎮静浅い：痛み評価・治療→鎮静薬（ベンゾジアゼピン以外，アルコール依存ではベンゾジアゼピン考慮） 　・鎮静深い：適正レベルまで鎮静薬中断，再開は50％量で	● 適宜鎮痛 ● 患者へのオリエンテーション（眼鏡や補聴器を） ● 薬物治療 　・ベンゾジアゼピン系鎮静薬を避ける 　・リバスチグミンを避ける 　・QT延長リスクあれば抗精神病薬を避ける
予防 (Prevent)	● 処置前に鎮痛±非薬物治療 ● 鎮痛優先（その後鎮静）	● 毎日SBT，早期離床と運動（適切な鎮静レベルであり，禁忌がない場合）	● せん妄リスク（認知症，高血圧，アルコール依存，重症度，昏睡，ベンゾジアゼピン系鎮静薬投与中）の把握 ● ベンゾジアゼピン系鎮静薬を避ける ● 早期離床と運動療法 ● 睡眠コントロール ● 適応があれば，精神科治療薬の再投与

NRS：Numeric Rating Scale，BPS：Behavioral Pain Scale，CPOT：Critical-Care Pain Observation Tool，RASS：Richmond Agitation-Sedation Scale，SAS：Sedation-Agitation Scale，CAM-ICU：Confusion Assessment Method for the ICU，ICDSC：ICU Delirium Screening Checklist
（文献13を参考に作成）

③ J-PADガイドライン（2014年）

　J-PADガイドラインは，2014年に日本集中治療医学会より発表されたガイドラインである[14]．PADガイドラインで検討された文献と，それ以降の追加文献ならびに和文文献と

表2 ● PADガイドラインとJ-PADガイドラインの比較

	PADガイドライン	J-PADガイドライン
出版年	2013年	2014年
作成	Society of Critical Care Medicine	日本集中治療医学会
検索対象文献	①英文文献のみ ②1999年12月～2010年12月 ③さらに2012年7月まで継続的に検索 ④旧版ガイドライン（2002年版）の引用文献	①PADガイドラインで検索対象となった期間の文献 ②2012年7月～2014年2月までに公表された英文文献 ③1996年～2013年2月の和文文献
患者対象	18歳以上の成人	● 集中治療室における成人重症患者 ● 人工呼吸管理中以外の患者も含む
エビデンスの質の評価	いずれも，GRADEシステムに従って，A～C（高い～低い）で評価	
	−	● PADに準じたが，本邦の実情に合わせて決定 ● 「エビデンスが間接的」な場合はダウングレードとした
推奨強度	● 強い推奨（Strong, 1）：推奨に従った場合の効果が不利益を明らかに上回る ● 弱い推奨（Weak, 2）：推奨に従った場合の望ましい効果が不利益を上回ることが予想されるが，十分な根拠は不足している，または不確実である ● 推奨なし（no recommendation, 0）：エビデンスがない場合，委員会で合意形成に至らなかった場合	
その他	−	● 身体抑制について言及 ● 重症患者に対するリハに関する内容を独立させて詳述

を検討の対象に加えて作成された（表2）．本邦の集中治療において，人工呼吸管理患者に鎮痛薬が使用されていない症例が多い，客観的に妥当性が検証された鎮痛・鎮静深度・せん妄の評価スケールが普及していない，1日1回の鎮静中断や鎮静薬の減量調整も普及していない，などの問題点が明らかにされたことが，本ガイドライン作成の背景にある[15]．また，PADの管理において無視できない日米の差異が多くあることを指摘し，これらを踏まえて本邦の実状に合わせて最適化されたガイドラインであるといえる．

本ガイドラインの目的は「重症患者管理に携わるわが国のすべての医療者が，患者の痛み，不穏，せん妄をより総合的に管理できるよう支援すること」とされ，医師だけでなく，ICUにかかわるすべての医療従事者が活用できることを想定して作成されている．「Ⅰ．痛み管理」「Ⅱ．不穏と鎮静」「Ⅲ．せん妄の管理」「Ⅳ．早期離床をめざしたICUでのリハビリテーション」「Ⅴ．実践を促すための対策と睡眠コントロールおよび非挿管患者への対応」という副題が付された5つのパートからなる．

❹ 早期リハの位置づけ

1) ABCDEバンドルやガイドラインにおける位置づけ

　ABCDEバンドルでは，"E"に採用されているように，早期離床・運動療法を入院期間やせん妄発症日数の短縮につながる介入として重要視している[1]．

　PADガイドラインでは，early mobilization（早期離床と運動）を，せん妄予防のための非薬物学的アプローチとして紹介している．せん妄の発症と期間とを減少させ，ICU患者に対する有害性も少ないため，患者にとって実行が可能な状態であればいつでも実行することを強く推奨している．早期リハについてまとめたパートは存在しない．

　J-PADガイドラインでは，PADガイドラインにはない早期リハについての新たな章を設け，15文献を引用（うち12文献が新規採用）し，その重要性を強調し，詳述している．以下，J-PADガイドラインの記載に沿って述べる．

2) 早期リハの目的

　ICUにおける早期リハの目的は「せん妄の発症や期間の減少，ICU-AWの予防に加え，運動機能の維持改善によるADLの早期再獲得と自立，それによって良好な経過でICUを退室させることをめざすこと」である．内容は，ABCDEバンドルの"E = early mobilization and exercise"が中心となる．具体的には**「早期からの積極的な離床」**と**「四肢や体幹の運動」**である．Early mobilizationの積極的活用には，せん妄発症や期間の短縮，ADLの早期獲得，人工呼吸器フリー日数の延長，ICU在室期間の短縮，入院期間の短縮，医療費の削減などの有用性が示されている．また，ICUにおける早期リハの安全性の検証もいくつか報告があり，安全性は比較的高いと考えられている．

3) 具体的な介入方法

　リハとして他動運動または自動運動のどちらを適用するかは，患者の鎮静深度あるいは意識障害の程度に依存する．自動運動は，覚醒あるいは軽度の鎮静状態〔Richmond Agitation-Sedation Scale（RASS）[16]で0〜-1，場合により+1または-2でも可能〕で，かつ痛みが十分に管理されていなければ不可能である．したがって，PADガイドラインおよびJ-PADガイドラインの両方で推奨されている**「鎮痛優先の鎮静法」が，early mobilizationの実行には不可欠**である．

　また，リハにおける具体的な治療介入手段の選択・遂行には，リハ専門職種である理学療法士（physical therapist：PT），作業療法士（occupational therapist：OT），言語聴覚士（speech-language hearing therapist：ST）の積極的関与が欠かせない．しかし，リハの安全性と効率性を両立させるためには，彼らが患者の病態・管理について深く理解していることも必要である．J-PADガイドラインでは，マニュアル作成・臨床トレーニング

プログラムの確立などを通してICUにおける早期リハに関与するPT, OT, STの教育を行い，またリハ科医やPT, OTのカンファレンス参加などを通してリハ部門との連携強化を図ることを提案している[14].

❺ 早期リハを実施した一例

症例 75歳男性．軽トラック運転中に電柱に衝突し，胸部を挟まれた状態から救出された．左第3〜9肋骨骨折（血気胸なし，フレイルセグメントなし）と診断され，経過観察入院となった．既往歴に気管支喘息，腰部脊柱管狭窄症があり，入院前は杖歩行であった．

入院後，多発肋骨骨折による痛みのために咳嗽がうまくできず，無気肺の形成により酸素化が悪化した．気管挿管を行い，プロポフォール，フェンタニルによる鎮静・鎮痛下で人工呼吸管理を開始した．軽度の体動で喘鳴が誘発される状態であったため，気管支喘息に対するメチルプレドニゾロンと内服・吸入薬の投与を開始した．また，気管支鏡下で喀痰の吸引ドレナージを行った．呼吸器モードは二相性陽圧換気（biphasic positive airway pressure：BIPAP）で開始し，翌日からは持続的陽圧換気（continuous positive airway pressure：CPAP）とした．

本症例では，せん妄がないことを確認しながらプロポフォールを漸減し，RASS 0〜-1の浅い鎮静での管理とした．当初は痛みや喘鳴のため自力での体位変換も困難であったが，デクスメデトミジン併用後に，痛みのコントロールは十分となった．ベッド上で本人が自力で下肢の屈曲運動を行い，また医療スタッフと書字やジェスチャーによるコミュニケーションをとりながら治療を進めた．酸素化の改善と安静時の喘鳴消失を確認後，第7病日に抜管した．抜管当日は自力での起き上がりが困難だったが，介助により坐位保持ができた．以後，点滴台・車いすを支えにした10m程度の歩行（図3），病棟内1周程度の歩行，杖歩行と本人の呼吸状態を観察しながら，1日ごとに段階的に負荷を上げた．急性期治療を終了した後，リハ継続のために第12病日に他院転院となった．

鎮痛が十分であれば浅い鎮静で安全な人工呼吸管理が可能であり，また人工呼吸管理中に自力運動が可能となることで抜管後のスムーズな離床が実現できることを示す好症例である．心肺機能に問題がある場合には状態悪化のリスクがあるため，早期離床に耐えうる程度に病態が安定していることが不可欠である．また，輸液ルート，酸素マスク，ドレーン類などは事故抜去や転倒の原因になり得るため，安全にリハを行えるよう，多くのスタッフの介助が必要である．

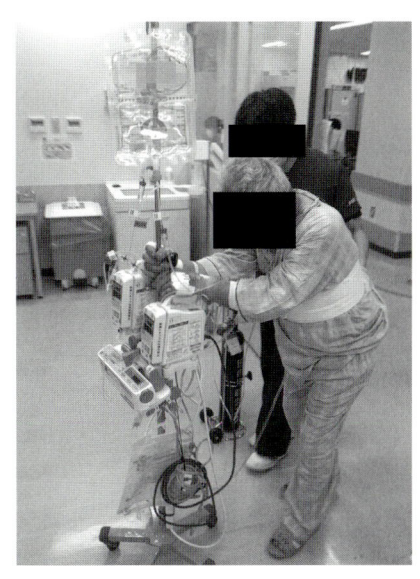

図3● 抜管翌日にICU内で歩行練習している様子
点滴台を支えにしながら，看護師の介助下で行った．経鼻カニューレで酸素投与中である

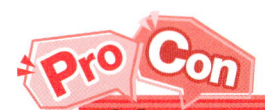

論点のまとめ

ガイドラインなどにおける早期リハの位置づけ

【賛成論】
- ABCDEバンドル，PADガイドライン，J-PADガイドラインのいずれにおいても，早期リハの導入を推奨している
- early mobilization（早期離床と運動）は，せん妄の発症・期間の減少，ADLの早期獲得，人工呼吸器フリー日数の増加，ICU入室期間および入院期間の短縮をもたらす．また，ICU患者に対する有害性も少ない
- 特にJ-PADガイドラインでは，早期リハはすべてのICU患者に適応がある介入として，全身状態の安定が得られ次第開始し，段階的に負荷を上げながら進めることを推奨している

【反対論】
- 安全性の確保には，モニタリングや環境整備，転倒・転落予防や急変時の対応などに十分な注意を払う必要がある
- 効果的な実践には，鎮痛優先の鎮静，多職種連携が必須である
- 認知機能障害に対する介入の効果についてのエビデンスは十分ではない

◆ 文献

[必読] 1) Vasilevskis EE, et al：Reducing iatrogenic risks: ICU-acquired delirium and weakness--crossing the quality chasm. Chest, 138：1224-1233, 2010
→ ABCDEバンドルの原著として多く引用される論文

[必読] 2) Ely EW, et al：Delirium as a predictor of mortality in mechanically ventilated patients in the intensive care unit. JAMA, 291：1753-1762, 2004 ★
→ せん妄がICU入室患者の不良な予後の予測因子であることを示した前向きコホート研究

[必読] 3) Girard TD, et al：Delirium as a predictor of long-term cognitive impairment in survivors of critical illness. Crit Care Med, 38：1513-1520, 2010
→ せん妄持続期間が人工呼吸患者の遷延性認知機能障害の予測因子であることを示した前向きコホート研究

[必読] 4) Needham DM, et al：Improving long-term outcomes after discharge from intensive care unit: report from a stakeholders' conference. Crit Care Med, 40：502-509, 2012
→ ICU退室後の長期予後改善策を検討した2010年SCCMカンファレンスの要旨．PICSの概念を提唱

5) 鶴田良介，小田泰崇：ICU関連せん妄（ICU-Acquired Delirium）．ICUとCCU，38：55-62，2014
→ PICSの訳語として「ICU後症候群」を提案

6) Resar R, et al：Using care bundles to improve health care quality. IHI Innovation Series white paper, 2012
→ "Care bundles"という，ICUにおける多職種連携を促進するための枠組みを提唱

[必読] 7) Girard TD, et al：Efficacy and safety of a paired sedation and ventilator weaning protocol for mechanically ventilated patients in intensive care (Awakening and Breathing Controlled trial): a randomised controlled trial. Lancet, 371：126-134, 2008 ★★
→ いわゆる"ABC trial"．SATとSBTのルーチン導入が予後を改善することを示したRCT

[必読] 8) Balas MC, et al：Effectiveness and safety of the awakening and breathing coordination, delirium monitoring/management, and early exercise/mobility bundle. Crit Care Med, 42：1024-1036, 2014
→ ABCDEバンドルの有効性・安全性を検証した単施設での前向き介入前後比較研究

9) Pandharipande P, et al：Liberation and animation for ventilated ICU patients: the ABCDE bundle for the back-end of critical care. Crit Care, 14：157, 2010
→ ABCDEバンドルの原著として多く引用される論文，その2

10) 「ICU Liberation」(http://www.iculiberation.org/)
→ SCCMのキャンペーン"ICU Liberation"の公式ウェブサイト

11) 「ICU Delirium」(http://www.icudelirium.org/index.html)
→ Vanderbilt大学のキャンペーン"ICU Delirium"の公式ウェブサイト

12) Jacobi J, et al：Clinical practice guidelines for the sustained use of sedatives and analgesics in the critically ill adult. Crit Care Med, 30：119-141, 2002
→ 2002年SCCM発表の「鎮静薬・鎮痛薬の長期使用に関する」ガイドライン

[必読] 13) Barr J, et al：Clinical practice guidelines for the management of pain, agitation, and delirium in adult patients in the intensive care unit. Crit Care Med, 41：263-306, 2013
→ 2013年SCCM発表の「痛み・不穏・せん妄に関する」ガイドライン

[必読] 14) 日本集中治療医学会J-PADガイドライン作成委員会：日本版・集中治療室における成人重症患者に対する痛み・不穏・せん妄管理のための臨床ガイドライン．日集中医誌，21：539-579，2014
→ 2014年日本集中治療医学会発表の「痛み・不穏・せん妄に関する」日本版ガイドライン

15) 日本集中治療医学会規格・安全対策委員会，日本集中治療医学会看護部会：ICUにおける鎮痛・鎮静に関するアンケート調査．日集中医誌，19：99-106，2012
→ 本邦のICU 219施設を対象とした，各種呼吸管理における鎮痛・鎮静の現状調査の報告

[必読] 16) Sessler CN, et al：The Richmond Agitation-Sedation Scale: validity and reliability in adult intensive care unit patients. Am J Respir Crit Care Med, 166：1338-1344, 2002
→ 妥当性・信頼性が確認されている，鎮静の質および深度の評価ツールの1つ

第3章 早期リハビリテーションの実際

2. 鎮静・鎮痛とリハビリテーション

永田 功

Point

- 鎮静・鎮痛下の重症患者にも早期リハビリテーション（以下リハ）を行うことは重要である
- 早期リハを開始するにあたり慎重に患者評価を行う
- 早期リハを開始し，円滑に進めるためには鎮痛・鎮静・せん妄コントロールが大切である
- 鎮痛・鎮静・せん妄に対し，おのおのの評価スケールを用いて評価，モニタリングする

はじめに

　重症患者に対し早期リハを施行することで，ICU入院中の離床までの期間，せん妄期間，ICU滞在期間，病院滞在期間の短縮や退院時の身体機能の改善が示唆されている[1〜4]．加えて，早期リハを安全に行えることも示唆されており[3,5〜7]（**Pro-Con論点のまとめ**参照），鎮静・鎮痛下の重症患者にも早期リハを行うことは重要である．本稿では，鎮静・鎮痛下での早期リハとリハを円滑に進めるための鎮痛・鎮静・せん妄コントロールについて述べる．

1 鎮静・鎮痛下での早期リハ

1）鎮静・鎮痛下で早期リハが行われる患者とは

　鎮静・鎮痛下で早期リハが行われる患者には，人工呼吸器，持続的血液浄化療法，extra-corporeal membrane support（体外式膜型人工肺：ECMO）で管理されている患者やopen abdominal management中の患者が想定される．

2）早期リハを行うにあたって

早期リハを行う際に，その患者に行われている**鎮静の必要性を評価**する必要がある．また，早期リハを進めるにあたって**プロトコルの活用**が有効かもしれない．そして，**多職種にわたるスタッフの協力**が必要である．

a）鎮静の必要性

低体温療法，痙攣コントロール，頭蓋内圧コントロール，酸素消費量の上昇を避けたい場合などで深い鎮静が必要な重症患者がなかには存在するが，深い鎮静が本当に必要か評価することがまず大切である．そのうえで，深い鎮静が不必要であれば，**浅い鎮静を基本**とし，さらに**1日1回鎮静を中断（daily interruption of sedative）** したり，**夜間のみ鎮静する方法（日中は鎮静なし）** や**無鎮静（no sedation）** でコントロールすることで早期リハを進めていく．

b）プロトコルの活用

早期リハを進めるにあたってプロトコルの活用が有効かもしれない．Morris らが行ったコホート研究で使用されたプロトコルと，アメリカのサンフランシスコにある University of California San Francisco（UCSF）Medical Center のリハチェック事項とリハ内容を図1，2に示す[1,8]．リハにかかわることができるスタッフの数，職種，対応レベルや使用できる備品，ICU の体制やシステムが各施設によって違うので，各施設にあったプロトコルの作成が必要である．

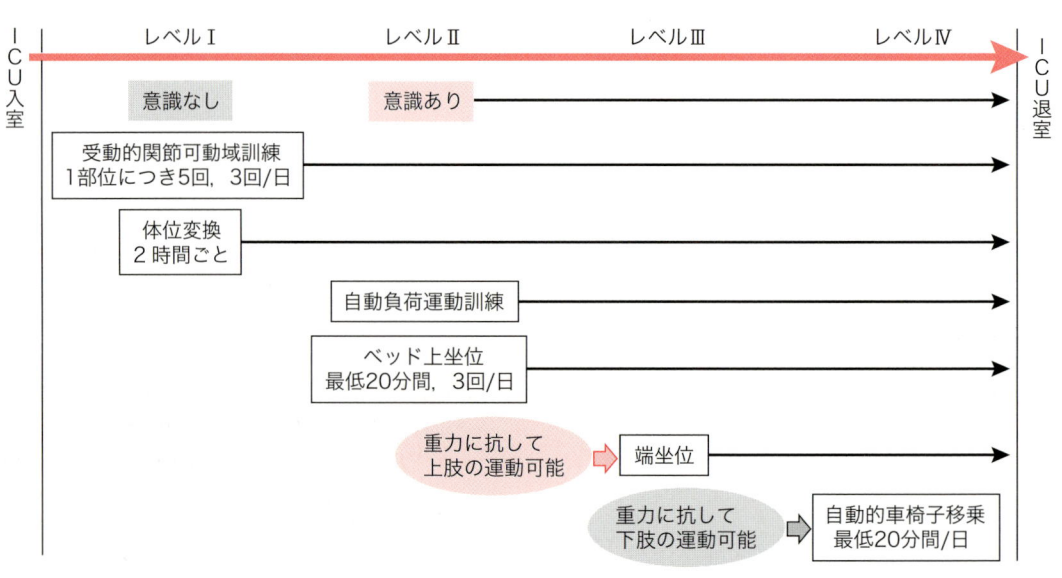

図1 ● 早期リハプロトコル
（文献1を参考に作成）

c) 多職種のスタッフ

早期リハを行うには，医師（集中治療医，リハビリテーション科医，各科主治医），看護師，理学療法士，作業療法士，言語聴覚士，臨床工学技士などの協力が必要である．各施設によってリハにかかわれるスタッフに違いがあるので，早期リハを行う際，各施設でスタッフの調整が必要である．

3）早期リハが行えない患者とは

重症患者に早期リハを行うことで先に述べたようなさまざまな効果が期待されるが，どんな重症患者も早期リハを行えるわけではない．特にリハは重症患者の呼吸状態や循環動態に影響を与えるため，早期リハを行うにあたって慎重な評価が必要である．一般的に考えられる**早期リハが開始できない患者の基準**を表1Ⓐに示す．また，**早期リハ施行中の中**

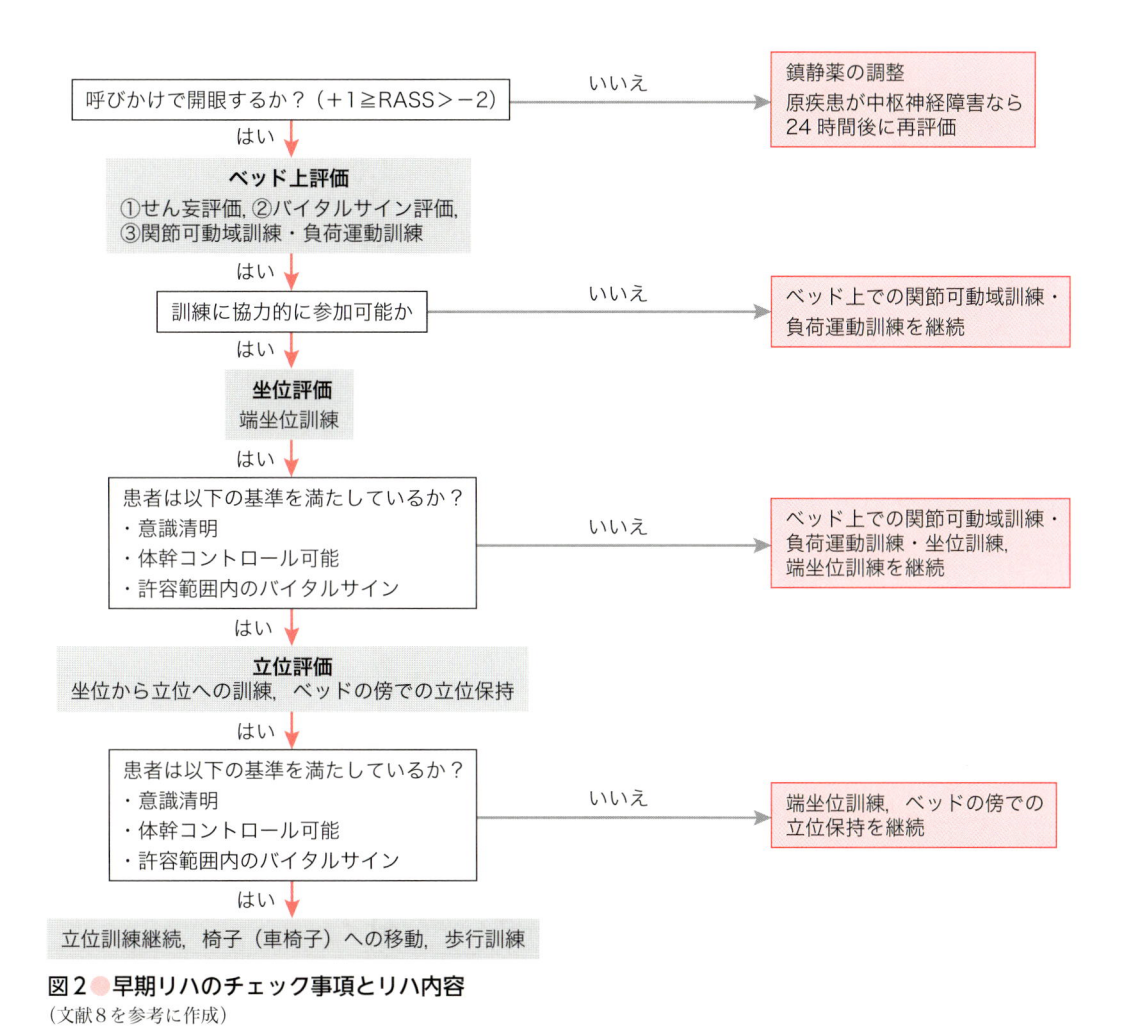

```
呼びかけで開眼するか？（＋1≧RASS＞－2）
  │ いいえ → 鎮静薬の調整
  │         原疾患が中枢神経障害なら
  │         24時間後に再評価
  はい
  ↓
【ベッド上評価】
①せん妄評価，②バイタルサイン評価，
③関節可動域訓練・負荷運動訓練
  ↓
訓練に協力的に参加可能か
  │ いいえ → ベッド上での関節可動域訓練・
  │         負荷運動訓練を継続
  はい
  ↓
【坐位評価】
端坐位訓練
  ↓
患者は以下の基準を満たしているか？
・意識清明
・体幹コントロール可能
・許容範囲内のバイタルサイン
  │ いいえ → ベッド上での関節可動域訓練・
  │         負荷運動訓練・坐位訓練，
  │         端坐位訓練を継続
  はい
  ↓
【立位評価】
坐位から立位への訓練，ベッドの傍での立位保持
  ↓
患者は以下の基準を満たしているか？
・意識清明
・体幹コントロール可能
・許容範囲内のバイタルサイン
  │ いいえ → 端坐位訓練，ベッドの傍での
  │         立位保持を継続
  はい
  ↓
立位訓練継続，椅子（車椅子）への移動，歩行訓練
```

図2● 早期リハのチェック事項とリハ内容
（文献8を参考に作成）

表1 ● 早期リハが開始できない基準，施行中の中止基準

Ⓐ開始できない基準	Ⓑ施行中の中止基準
● 平均血圧：60〜65 mmHg≧，110 mmHg≦ 　収縮期血圧：200 mmHg≦ ● ノルアドレナリン0.2 μg/kg/分＜，もしくは同程度の昇圧薬使用 ● 脈拍数：40/分＞，130/分＜ ● 呼吸回数：5/分＞，40/分＜ ● 酸素飽和度：88％＞ ● FiO_2＞0.8，PEEP＞12で人工呼吸管理中 ● 急性期の中枢神経イベント（脳血管障害，くも膜下出血） ● 活動性の消化管出血 ● 不安定な心筋梗塞 ● 安静が必要で不安定な脊椎や四肢骨折 ● 30分以内に鎮静の増量が必要であった興奮 ● 不安定な気道	早期リハが開始できない基準に加えて ● 明らかな人工呼吸器の同期不全 ● 患者の不快感や抵抗 ● 新規の不整脈 ● 心筋虚血の徴候 ● 気道デバイス不良の徴候

（文献1, 2, 4, 8を参考に作成）

止基準を表1Ⓑに示す．毎日の評価により早期リハを開始，もしくは再開できるかを判断し，表1Ⓐ・Ⓑに当てはまらなければ，リハを行っていく．

4）鎮静・鎮痛下の具体的なリハと注意点

一般的に行われるリハは，図1，2のプロトコルのようにベッド上で行われる**関節可動域訓練（他動的/自動他動的/自動的），負荷運動訓練，ギャッジアップ坐位**，ベッド端に座る**端坐位**，さらにベッドから離れて行う**立位訓練，車椅子移乗，歩行訓練**である．これらのリハを鎮静・鎮痛下の患者で行う場合，前述の通り，まずは不必要な深い鎮静は浅くする，もしくは中断する．深い鎮静〔Richmond agitation-sedation scale（RASS，後述）−5〜−4〕が必要であれば他動的関節可動域訓練を行い，**鎮静レベルと患者の協力レベルに合わせて**リハを行う．また，リハによって疼痛が増強する場合は，リハ施行前に鎮痛薬を投与するように投与間隔を調整する，もしくは，追加投与する．加えて，患者の体力や機能的能力，患者に装着されているデバイス（気管挿管チューブ，気管切開チューブ，大腿静脈の中心静脈カテーテルや人工呼吸器など）を考慮し，リハの介入を行う．また，リハにあたり，**安全管理が重要**である．モニタリングしながらバイタルサインの変化に注意を払い，かつ，患者に装着されているデバイスの予定外抜去が起こらないように施行する．

a）関節可動域訓練（他動的/自動他動的/自動的）

関節拘縮予防，筋萎縮予防と正常な関節可動域や筋力の維持・回復のために行われる．

表2 ● 関節可動域訓練が行われる部位と内容

部位	訓練内容
肩関節	屈曲，伸展，外転，内旋，外旋
肘関節	屈曲，伸展，回内，回外
手関節	屈曲，伸展，橈側・尺側への偏位
手指	屈曲，伸展
股関節	屈曲，伸展，外転，内転，内旋，外旋
膝関節	屈曲，伸展
足関節	背屈，底屈，内反，外反
足指	屈曲，伸展

他動的関節可動域訓練は，意識障害，深い鎮静，全身状態の悪化で随意運動が困難な場合や運動麻痺がある場合に他動的に行われる運動，**自動他動的関節可動域訓練**は介助者の援助を受けながら可能な範囲は自力で行う運動，**自動的関節可動域訓練**は自力で行う運動である．1関節に対し5〜10回，1日1〜数回施行する．関節可動域訓練が行われる一般的な部位と内容を表2にまとめた．

b) 負荷運動訓練

筋力の維持・回復のために，自動的関節可動域訓練に抵抗を加える．ベッド上サイクルエルゴメータを使用して行う方法もあり，1日20分程度を目安に施行する．

c) ギャッジアップ坐位

ベッドの頭側を起こす方法や，さらに下肢を下垂したポジション（カーディアックポジション）をとる方法がある．20分以上目安に1日1〜数回施行する．

d) 端坐位

ベッド端に座り，足底が床に接地するように行う．足底が床に接することで尖足予防や圧感覚刺激で筋収縮が高まり，筋力維持につながる．20分程度，1日2回を目安に行う．

e) 立位訓練

患者の必要に応じた介助下にベッドの傍で立位保持を行う．20分程度，1日2回を目安に行う．

f) 車椅子移乗

立位に加えて，方向転換の動きが加わる．患者の必要に応じた介助下に行い，患者の状態に合わせて30分〜2時間程度車椅子坐位をとる．

g) 歩行訓練

患者の身体機能に応じ，歩行器などの補助具を使用し行う．人工呼吸管理中であれば，

搬送用人工呼吸器を使用しながら行う．20分程度，1日2回を目安に行う．

> **一口メモ　電気的筋刺激法**
>
> 電気的刺激で筋肉を収縮させる方法で，小規模RCTではあるが，有用な可能性が示唆されている．RoutsiらはICU入室患者に電気的筋刺激法を行うことで，筋力増強，人工呼吸離脱期間短縮，critical illness polyneuromyopathy（CIPNM）の発症低下を報告し[9]，Zanottiらは人工呼吸管理されている慢性閉塞性肺疾患患者に電気的筋刺激法を行うことで，筋力改善，呼吸回数低下，ベッドから車椅子移乗までに必要な日数の短縮を報告している[10]．

❷ リハを円滑に進めるための鎮痛・鎮静・せん妄コントロール

1）鎮痛・鎮静・せん妄の評価法

　早期リハを開始し，円滑に進めるためには**鎮痛・鎮静・せん妄コントロールが大切**である．まずは疼痛を適切にコントロールし，不必要な深い鎮静は中止し，せん妄の評価を行い，患者が覚醒している状態とする．また，せん妄が生じた場合は適切に対応する．

　適切な鎮痛，鎮静を行い，せん妄をモニタリングするためにはおのおのを評価するスケールが必要である．現在，鎮痛の評価には behavioral pain sale（BPS）と the critical-care pain observation tool（CPOT）が，鎮静レベルの評価には RASS と sedation-agitation scale（SAS）が，せん妄の評価には confusion assessment method for the ICU（CAM-ICU）と intensive care delirium screening checklist（ICDSC）が評価スケールとして推奨されている[11]．

2）鎮痛・鎮静・せん妄コントロールの実際

　前述の評価スケールを用いて患者の鎮痛・鎮静・せん妄の評価を行い，必要に応じて薬剤介入を行う．

a）鎮痛コントロール

　チューブやドレーン留置，手術創，外傷に伴う疼痛などに対し**適切な疼痛コントロールを行う**ことが早期リハを開始，進めるにあたって重要である．主な鎮痛には麻薬，非麻薬性鎮痛薬，持続硬膜外鎮痛法があり，**第1選択としては静注用麻薬が推奨**されている（なお，神経因性疼痛に対しては静注用麻薬に加えてガバペンチンやカルバマゼピンの投与が推奨されている）[11]．

- ●麻薬（表3）
  - ・フェンタニル：脂溶性が高いため作用発現時間は短いが，長時間投与で体内に蓄積し，投与中止後血漿濃度が半減するまでの時間が延長する．代謝産物に活性はなく，血行動態への影響は少ない．投与法の一例として経静脈的に1〜2μg/kg投与し，患者の反応

表3 ● 麻薬の種類と特徴

	フェンタニル	モルヒネ
作用部位	μ受容体	主にμ受容体 δ・κ受容体にも作用
作用発現時間	1～2分	5～10分
排泄半減期	2～4時間	3～4時間
代謝・排泄経路	肝代謝	肝代謝 腎排泄
代謝産物の活性	なし	あり（モルヒネ-6-グルクロナイド）
特徴・副作用	● 血行動態への影響は少ない ● 呼吸抑制，消化管運動抑制，耐性，離脱症状，筋硬直が生じる場合がある ● 長時間投与で体内に蓄積し，投与中止後血漿濃度が半減するまでの時間が延長する	● ヒスタミン遊離作用による血圧低下，気管支収縮がある ● 呼吸抑制，消化管運動抑制，耐性，離脱症状が生じる場合がある ● 腎機能障害患者ではモルヒネ-6-グルクロナイドが蓄積し，作用が遷延する可能性がある

（文献11，12を参考に作成）

をみて鎮痛が得られたならば，持続投与法で0.5～2μg/kg/時で調節する

・**モルヒネ**：作用発現時間は5～10分である．代謝産物の1つであるモルヒネ-6-グルクロナイドは強い鎮痛効果をもち，腎機能障害患者では蓄積し，作用が遷延する可能性がある．また，ヒスタミン遊離作用による血圧低下，気管支収縮が生じる可能性がある．投与法は，経静脈的に間欠投与であれば，2～4mgを1～2時間ごと，もしくは4～8mgを3～4時間ごとに投与する．持続投与であれば，2～30mg/時で調整する

> **一口メモ**
>
> **麻薬拮抗性鎮痛薬**
>
> 本邦では手術創や外傷に伴う疼痛に対して間欠投与で使用される．麻薬拮抗的に作用するため麻薬と併用はしない．
> ・ペンタゾシン（ソセゴン®，ペンタジン®）：15mgの静脈内投与で，3～4時間鎮痛が得られる．末梢血管収縮作用により血圧，肺動脈圧を上昇させることがあり，また，心筋酸素消費量を増加させるので，心疾患者への投与は注意を要する．また，依存性，習慣性が出現することがある
> ・ブプレノルフィン（レペタン®）：0.2mgの静脈内投与で6～9時間鎮痛が得られる

● **非麻薬性鎮痛薬**

手術創や外傷に伴う疼痛に対して経口・経胃管，経静脈的に定時投与や間欠投与で使用される．麻薬と併用すると，麻薬の投与量を減らし，麻薬による副作用が減少する可能性がある[11]．

・**非ステロイド性抗炎症薬（NSAIDs）**：アラキドン酸からプロスタグランジンの合成に必要な酵素であるシクロオキシゲナーゼ（COX）を阻害することにより抗炎症，鎮痛作用を発揮する．副作用として消化性潰瘍，腎機能障害，血小板凝集抑制，心血管系障害

ICUから始める早期リハビリテーション　85

がある．選択的COX-2阻害薬（セレコキシブ）は，消化性潰瘍の発症は減少するが，心血管系障害の発症増加のリスクがある

> **処方例**
> ・ロキソプロフェンNa（ロキソニン®）：1回60 mg　1日3回　経口・経胃管投与．間欠投与時は1回60～120 mg投与
> ・セレコキシブ（セレコックス®）：初回400 mg，2回目以降は1回200 mg　1日2回　経口・経胃管投与．間欠投与時は初回400 mg，必要に応じて200 mg 6時間以上あけて投与，1日2回まで
> ・フルルビプロフェンアキセチル（ロピオン®）：50 mgゆっくり静注，必要に応じて反復投与

・アセトアミノフェン（カロナール®，アセリオ®）：経口・経胃管投与の場合，1回300～1,000 mg，投与間隔4～6時間以上とし，1日4,000 mgを限度とする．経静脈的投与の場合，1回300～1,000 mgを15分かけて投与し，投与間隔4～6時間以上とし，1日4,000 mgを限度とする．なお，体重が50 kg未満の場合は1回15 mg/kgを上限とし，1日60 mg/kgを限度とする．

> **一口メモ　アセトアミノフェン トラマドール塩酸塩（トラムセット®）**
> NSAIDsと弱オピオイドの合剤で，NSAIDsだけでは鎮痛不十分な疼痛に対して経口投与を行う．通常量は1回1錠，1日4回で，最大量は1回2錠，1日8錠までである．

● 持続硬膜外鎮痛法

　手術後患者には手術中に使用した硬膜外麻酔をICU入室後も継続して使用する．また，胸部外傷の肋骨骨折患者に対し胸椎硬膜外鎮痛法を考慮する[11]．局所麻酔薬は0.2％ロピバカインなどが用いられる．また，モルヒネやフェンタニルを局所麻酔薬に混ぜて使用する場合もある．

● 神経因性疼痛に対する鎮痛薬

・ガバペンチン（ガバペン®）：腎機能障害がある場合は腎機能に合わせて用量調節が必要である．副作用としては急性腎不全，重症薬疹がある．投与法は経口・経胃管投与で1回100 mgを1日3回で開始し，維持量は1回300～800 mgを1日3回投与する．

・カルバマゼピン（テグレトール®）：副作用として血液障害，重症薬疹，房室ブロック・洞機能不全・徐脈がある．投与法は経口・経胃管投与で1回50～100 mgを1日2回で開始し，維持量は1回100～200 mgを4～6時間ごとに投与する．1日1,200 mgを上限とする．

b）鎮静コントロール

　鎮痛コントロールを行ったうえで，鎮静が必要であれば**浅い鎮静を基本**とし，さらに

表4 ● 鎮静薬の種類・特徴

	プロポフォール	デクスメデトミジン	ミダゾラム
作用部位	GABA受容体	α2受容体	GABA受容体
作用発現時間	1〜2分	15分	3〜5分
排泄半減期	40分	3時間≧	2〜7時間
代謝・排泄経路	肝代謝 腎排泄	肝代謝 腎排泄	肝代謝 腎排泄
代謝産物の活性	なし	なし	ある（1-ヒドロキシミダゾラム）
特徴・副作用	● 血管拡張作用による低血圧，呼吸抑制や高トリグリセリド血症が生じる ● 高用量・長時間持続投与を行っている際はPRISに注意する	● 鎮痛作用がある ● 呼吸抑制作用はほとんどない ● 交感神経抑制作用による低血圧，徐脈に注意する ● プロポフォールやミダゾラムによる鎮静に比べてせん妄発症頻度を減少させる可能性がある	● 循環抑制作用は少ない ● 呼吸抑制がある ● 48〜72時間以上の持続投与で覚醒遅延や耐性が生じる場合がある ● 肝硬変，うっ血性心不全，肥満，腎不全，高齢者では作用時間が遷延する可能性がある

PRIS：propofol infusion syndrome
（文献11, 12を参考に作成）

1日1回鎮静を中断したり，**夜間のみ鎮静する方法（日中は鎮静なし）**や**無鎮静**でコントロールする．主な鎮静薬には非ベンゾジアゼピン系鎮静薬（プロポフォール，デクスメデトミジン）とベンゾジアゼピン系鎮静薬（ミダゾラム）がある（表4）が，ベンゾジアゼピン系鎮静薬に比べて非ベンゾジアゼピン系鎮静薬がICUでの人工呼吸患者の臨床的アウトカムを改善するために好まれるかもしれない[11]．

● プロポフォール（ディプリバン®）

　作用発現時間，排泄半減期ともに短く，調節性に優れている．血管拡張作用による低血圧には注意する．また，高用量・長時間持続投与を行う際はpropofol infusion syndrome（PRIS）に注意する．投与法は経静脈的に0.3 mg/kg/時で開始し，目標の鎮静レベルまで5〜10分ごとに0.3〜0.6 mg/kg/時増量する．維持量は0.3〜3.0 mg/kg/時である．

一口メモ：propofol infusion syndrome（PRIS）

稀ではあるが，プロポフォールの投与により生じる致死的な合併症として知られている．PRISの定まった定義はないが，予期せぬ代謝性アシドーシス，横紋筋融解症，高カリウム血症，肝腫大，腎不全，高脂血症，不整脈，ブルガダ様心電図変化，急激に進行する心不全を複合的に生じる．病態生理学的特徴として，ミトコンドリアの呼吸鎖や脂肪酸酸化障害などによりPRISが発症すると考えられている．プロポフォール投与中に上記症状が出現した際は，プロポフォールの投与を中止し，難治性症例に対する血液浄化療法，ECMOなどを含む対処療法を施行する[13]．PRISの発症を惹起しないよう，プロポフォールの投与量は4 mg/kg/時以下とすることが推奨されているが，Krajčováらは4 mg/kg/時以下でも生じる可能性を報告している[14]．

- **デクスメデトミジン（プレセデックス®）**

    作用発現時間は15分である．交感神経抑制作用による低血圧，徐脈に注意が必要だが，呼吸抑制作用はほとんどない．鎮痛作用があり，プロポフォールやミダゾラムによる鎮静に比べてせん妄発症頻度を減少させる可能性がある．投与法は，経静脈的に目標の鎮静レベルになるように0.2〜0.7 μg/kg/時で調節する（急速飽和する場合は6 μg/kg/時で10分間経静脈投与を行う）．

- **ミダゾラム（ドルミカム®）**

    作用発現時間は3〜5分である．循環抑制作用は少ないが，48〜72時間以上の持続投与で覚醒遅延や耐性が生じる場合がある．また，肝硬変，うっ血性心不全，肥満，腎不全，高齢者では作用時間が遷延する可能性がある．投与法は，経静脈的に0.01〜0.05 mg/kg静注し，目標の鎮静レベルになるように0.02〜0.1 mg/kg/時で維持投与する．

c）せん妄コントロール

せん妄の予防目的に早期リハが推奨されている[11]が，早期リハを開始，進めるにあたってもせん妄対策は重要である．ただし，**せん妄の予防，治療に関して薬物的介入も非薬物的介入も現時点で十分なエビデンスはない**[11]．現在，臨床上使用されているせん妄予防・治療薬にはハロペリドール，非定型抗精神病薬，デクスメデトミジン（**b）鎮静コントロール**参照）がある．

- **ハロペリドール（セレネース®）**

    経静脈投与の一例として，せん妄状態に合わせて，0.5〜10 mgのボーラス投与を鎮静が得られるまで15〜30分ごとにくり返す．その後，最終ボーラス投与量を4分割して6時間ごとに投与する方法がある．ただし，せん妄予防・治療薬として推奨はされていない[11]．また，経静脈投与でQT延長やtorsades de pointesなどの重大な副作用のリスクが高くなる可能性があり，注意を要する．

- **非定型抗精神病薬**

    リスペリドン（リスパダール®），クエチアピン（セロクエル®），オランザピン（ジプレキサ®）があり，ハロペリドールより副作用が少なく，せん妄期間を短縮するかもしれないといわれている[11]．現在，せん妄に対して推奨される投与量はわかっていないが，経口・経胃管投与で文献的にはクエチアピン1回50 mgを12時間ごと投与，症状に合わせて50 mgずつ増量し，最大1回200 mgで，1日400 mgを上限とする方法がある[15]．

> **一口メモ　せん妄予防に対するICU内の環境調整**
>
> ICU内の夜間の光や音の調整（例えば，消灯したり，アイマスクや耳栓の使用，足音を減らすなど），患者ケアの自粛などで睡眠障害の発症を防ぐことがせん妄予防になる可能性がある[11]．

Pro Con

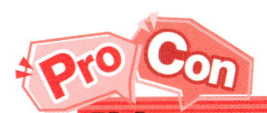

論点のまとめ

重症患者に早期リハを安全に行うことが可能か？

【賛成論】
- 諸研究では早期リハに伴う合併症の頻度は少なく，重大な合併症もほとんど生じないため，安全に行うことが可能である

【反対論】
- 諸研究では専門性の高い十分なマンパワーのもと早期リハが行われており，そのような条件下にない場合の安全性に関しては不明である
- 定まった早期リハの開始基準や施行中の中止基準がなく，どのような患者状態が早期リハを安全に行えるかは研究の余地がある

文献

必読 1) Morris PE, et al：Early intensive care unit mobility therapy in the treatment of acute respiratory failure. Crit Care Med, 36：2238-2243, 2008 ★
   → ICU入院患者に対して早期可動チームが早期可動プロトコルを用いて介入し，離床までの期間，ICU滞在期間，病院滞在期間の短縮を示した前向きコホート研究

必読 2) Schweickert WD, et al：Early physical and occupational therapy in mechanically ventilated, critically ill patients: a randomised controlled trial. Lancet, 373：1874-1882, 2009 ★★
   → ICUで鎮静下の人工呼吸患者に対してdaily interruption of sedativeと早期運動・可動介入を行い，せん妄期間やICU滞在期間の短縮，退院時の身体機能改善を示したRCT

3) Burtin C, et al：Early exercise in critically ill patients enhances short-term functional recovery. Crit Care Med, 37：2499-2505, 2009 ★★
   → ICU入院患者に対してベッド上サイクルエルゴメータの使用介入を行い，6分間歩行距離と機能的健康感の主観的評価の改善を示したRCT

4) McWilliams D, et al：Enhancing rehabilitation of mechanically ventilated patients in the intensive care unit: a quality improvement project. J Crit Care, 30：13-18, 2015
   → ICUの人工呼吸患者に対してリハチームの導入前後を比較し，離床までの期間，ICU滞在期間，病院滞在期間の短縮や病院死亡率の低下を示した研究

5) Bailey P, et al：Early activity is feasible and safe in respiratory failure patients. Crit Care Med, 35：139-145, 2007 ★
   → 呼吸器ICUの人工呼吸患者に対し早期リハを安全に行うことができることを示した研究

6) Pohlman MC, et al：Feasibility of physical and occupational therapy beginning from initiation of mechanical ventilation. Crit Care Med, 38：2089-2094, 2010
   → ICUで鎮静下の人工呼吸患者に対し早期リハを安全に行うことができることを示した研究（文献2のRCTのデータを用いて行われた研究）

7) Nydahl P, et al：Complications related to early mobilization of mechanically ventilated patients on Intensive Care Units. Nurs Crit Care, 2014（in press）
   → ICUの人工呼吸患者に対する早期可動に伴う合併症をレビューした論文

8) Engel HJ, et al：ICU early mobilization: from recommendation to implementation at three medical centers. Crit Care Med, 41：S69-S80, 2013
   → ICUの早期可動プログラムの導入，実施，それに伴う臨床上と医療経済上の効果を要約した論文

9) Routsi C, et al：Electrical muscle stimulation prevents critical illness polyneuromyopathy: a randomized parallel intervention trial. Crit Care, 14：R74, 2010 ★★
   → ICU入室患者に対し電気的筋刺激介入を行い，筋力増強，人工呼吸離脱期間短縮，CIPNMの発症低下を示したRCT

10) Zanotti E, et al：Peripheral muscle strength training in bed-bound patients with COPD receiving mechanical ventilation: effect of electrical stimulation. Chest, 124：292-296, 2003 ★★
　→ 人工呼吸管理されている慢性閉塞性肺疾患患者に電気的筋刺激介入を行い，筋力改善，呼吸回数低下，ベッドから車椅子移乗までに必要な日数の短縮を示したRCT

必読 11) Barr J, et al：Clinical practice guidelines for the management of pain, agitation, and delirium in adult patients in the intensive care unit. Crit Care Med, 41：263-306, 2013
　→ 2013年に発表された疼痛，興奮，せん妄管理に対するガイドライン

12) 日本呼吸療法医学会人工呼吸中の鎮静ガイドライン作成委員会：人工呼吸中の鎮静のためのガイドライン．(http://square.umin.ac.jp/jrcm/contents/guide/page03.html)
　→ 日本呼吸療法医学会が作成した人工呼吸中の鎮静・鎮痛ガイドライン

13) Mirrakhimov AE, et al：Propofol infusion syndrome in adults: a clinical update. Crit Care Res Pract, 2015：260385, 2015
　→ PRISをレビューした論文

14) Krajčová A, et al：Propofol infusion syndrome: a structured review of experimental studies and 153 published case reports. Crit Care, 19：398, 2015
　→ 過去に公表されたPRISの症例報告をもとにPRISの症状とPRISを発症したプロポフォールの投与量，投与期間を解析した論文

15) Devlin JW, et al：Efficacy and safety of quetiapine in critically ill patients with delirium: a prospective, multicenter, randomized, double-blind, placebo-controlled pilot study. Crit Care Med, 38：419-427, 2010
　→ ハロペリドール投与が必要な重症患者のせん妄に対しクエチアピン内服介入を行い，せん妄期間，興奮期間の短縮を示したRCT

第3章 早期リハビリテーションの実際

3. 人工呼吸管理と急性期呼吸リハビリテーション

安藤守秀

Point

- 急性期呼吸リハビリテーション（以下リハ）は安定した呼吸管理の維持，呼吸管理に関連した合併症の防止，早期抜管にむけてのサポートを目的とした理学的アプローチを積極的な離床と組合わせて実施するものである
- 急性期呼吸リハはARDSの腹臥位療法においてすでにその効果が確立されており，また術後の間欠的CPAP療法においても科学的根拠が蓄積されてきている
- 胸部への理学的アプローチは酸素化および死腔率のコントロールにおいて有用である
- 無気肺の管理は人工呼吸器関連肺炎の防止に有用である可能性がある
- 急性期呼吸リハはABCDEバンドル実践のサポートとしても重要な役割を果たす

はじめに

　ICUにおける早期リハにおいて，呼吸リハの位置づけは現時点では必ずしも明瞭ではない．早期リハの中心は早期離床であるが，その前提として安定した呼吸管理の維持，呼吸管理に関連した合併症の防止および早期の抜管・人工呼吸器離脱の達成も重要である．急性期呼吸リハは，そうした目的の理学的アプローチを積極的な離床と組合わせて実施するものであり，患者の呼吸管理に伴うストレスを最小にし，侵襲に伴う呼吸状態の悪化からの回復を促進することを第1の目標とする．

❶ 急性期呼吸リハのエビデンス

　急性期呼吸リハの効果についてはARDSにおける腹臥位療法についてすでにエビデンスが確立されている．ARDSにおける腹臥位療法は，メタ解析において無作為化後3日間に

わたって酸素化を有意に改善することが示されている[1]．また生命予後についても，RCTによって重症度の高いARDS患者において腹臥位療法が28日目および90日目の死亡率を有意に減少させることが示されている（図1）[2]．

また，術後管理における荷重側肺障害防止のための間欠的CPAP（continuous positive airway pressure：持続的陽圧呼吸）療法が無気肺，肺炎および術後合併症の防止に有用であることも，近年エビデンスが蓄積されてきている[3, 4]．

❷ 急性期呼吸リハの対象疾患

急性期呼吸リハの対象疾患は多岐にわたる．周術期（特に**胸部・上腹部手術，大侵襲手術，緊急手術後**）や呼吸管理を要する**急性疾患**や**外傷，慢性疾患の増悪**など，急性期病院において急性期呼吸リハは常に大きな需要がある．

❸ 急性期呼吸リハに用いられる手技

急性期呼吸リハに用いられる手技は，**早期離床（early mobilization），体位管理（positioning），リクルートメントと気道管理**，の3つに集約される．このうち早期離床

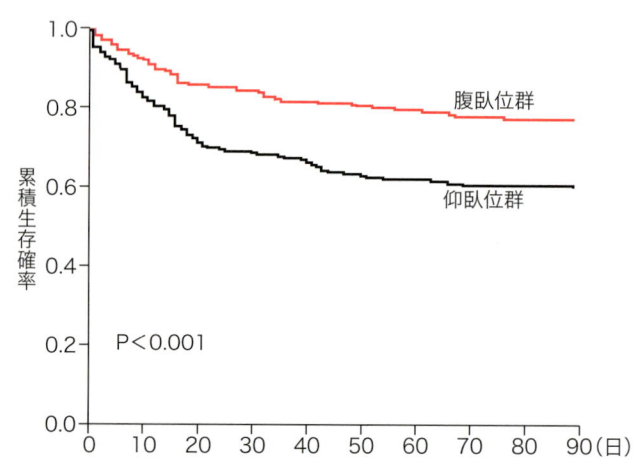

図1 ● 腹臥位療法の重症ARDSの生命予後に対する効果
重症ARDSおいて，腹臥位療法は28日目および90日目の死亡率を有意に減少させた
（文献2より引用）

は他章でも解説されているので，ここでは急性期呼吸リハに特有な手技である体位管理，リクルートメントと気道管理について詳説する．

ここで急性期呼吸リハは**単なる排痰ではない**，ということは特に重要である．単に排痰を行うだけでは臨床的に意味のある効果を生み出すことはできない．

1）体位管理（positioning）

体位管理は体位を治療技術として用いることであり，酸素化の改善や換気仕事量の軽減を目標とし，**起坐位，腹臥位，側臥位，前傾側臥位**などの体位を用いる（図2）[5]．このうち，起坐位は機能的残気量（functional residual capacity：FRC）を増加させ，肺コンプライアンスの低下に伴う肺胞の虚脱を防止する効果がある[6]．またわれわれの肺は解剖学的に背臥で背側に含気低下が生じやすいが，腹臥位はこの含気低下を防止し，ARDSなどの肺コンプライアンスの低下した状態での肺胞の虚脱を防止することが期待されている[7]．

2）リクルートメントと気道管理

リクルートメントと気道管理は虚脱した肺胞に含気を回復させ，また気道内に貯留した分泌物をとり除いて通気を確保することを目的とする一連の手技であり，主な手技は体位管理，マニュアルハイパーインフレーション，呼吸介助と気管内吸引である（図3）．

肺胞の虚脱は後述するようにシャントを形成して酸素化を悪化させる．また，無気肺は感染の温床となって人工呼吸器関連肺炎（ventilator-associated pneumonia：VAP）の発生を増加させるため，**肺は原則として虚脱させない**ように管理しなければならない[8]．リクルートメントにおいては，適切なPEEP（positive end-expiratory pressure：呼気終末陽圧）とともに，ポジショニングの手技を駆使してターゲットとする領域の含気の維持を行い，虚脱した領域についてはマニュアルハイパーインフレーションやリクルートメン

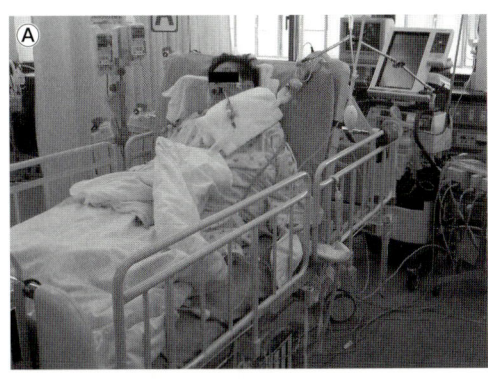

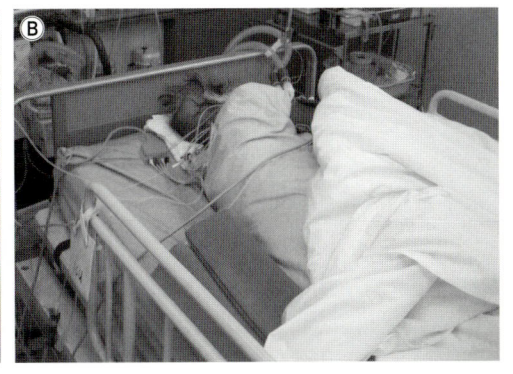

図2● 体位管理（positioning）
人工呼吸管理中であっても水平仰臥は避け，起坐位および腹臥位を含む積極的な体位管理を行う

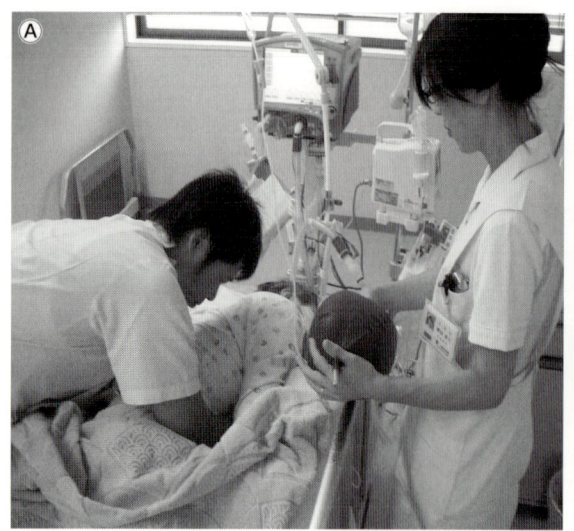

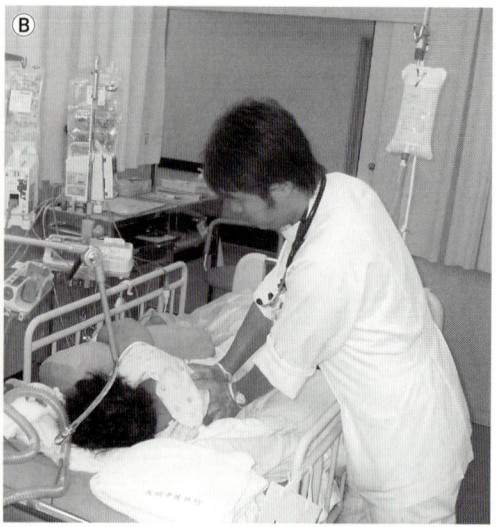

図3 ● 気道管理とリクルートメント
気道管理とリクルートメントにはマニュアルハイパーインフレーションと呼吸介助手技を主に用い，連日頻回に実施する．
A：マニュアルハイパーインフレーションの際にはターゲットとする領域以外の胸郭を押さえ，狙った領域に選択的に空気を導き，リクルートメントをかける．B：気道内分泌物の除去の際には，マニュアルハイパーインフレーションによるリクルートメントに呼吸介助手技を併用する

トマニューバーを用いて含気の回復を図る．また分泌物の排出促進のためには，バッグによる加圧と呼吸介助による呼出のアシストを，ターゲットとなる領域に対して徹底して行う．抜管後の患者においては，前述したように間欠的CPAP療法が背側の肺胞の虚脱防止に有用である[3, 4]．

4 どのようなタイミングで開始するか

　　急性期呼吸リハはしばしば早期離床に先立って非常に早い段階から開始するが，現時点では適切な開始時期に関する明確なエビデンスは存在しない．われわれは経験的には以下のような条件を満たした場合に理学的アプローチを開始している．
・循環動態が安定しており，体位変換や気道加圧などで極端な血圧低下を認めない
・活動性の心筋虚血のサインがない
・心室細動などの致死的な不整脈の出現がない
・活動性の出血性病変がない
・閉胸，閉腹がなされている
・体位変換が禁忌となるような外傷（不安定な骨折など）がない
・著しい脳圧の亢進がない
　　ECMO（extracorporeal membrane oxygenation：体外膜型人工肺），PCPS（percuta-

neous cardiopulmonary support：経皮的心肺補助装置）などの体外循環中であっても，必要であれば理学的アプローチを開始しているが，そうした場合には主治医，臨床工学士，看護師などの他職種との密接な連携がその前提となる．また骨盤骨折などで体位変換が制限されていても，主治医から要望があればその制限の範囲内で理学的アプローチを試みている．ただし開始が早いことが絶対ではなく，呼吸状態が許されるなら十分な安全が確保されるまで待つことも重要な選択肢の1つである．

❺ 急性期呼吸リハの実施の形態

1) 専従理学療法士のICU常駐

急性期呼吸リハは1日数回，といったやり方では十分な効果を上げることはできない．実施は患者の負担軽減のため，それぞれは**短時間**に，そして回数は**効果を得るまで頻回**に行うことが原則であり，これを可能にするためには専従理学療法士をICUに常駐させる必要がある．

2) 呼吸管理全体の把握

急性期呼吸リハは単に理学療法だけを行っていても成功しない．後述するように鎮静およびせん妄のコントロール，人工呼吸器からのウィーニングのプロセス，全身管理などと理学療法をシンクロさせることではじめて最良の効果を上げることができる．このため理学療法実施にあたっては，鎮静深度，人工呼吸器の設定，離脱の時期，全身管理，感染のコントロールなどについて積極的に提言し，主治医と討論していかなければならない．こうした全体把握の能力と建設的な提案能力も急性期呼吸リハにおいては強く求められる．

❻ 急性期呼吸リハ実施の実際

1) 酸素化の障害とそのコントロール

a) 酸素化の障害の機序

ICUにおいて，われわれはしばしば高濃度酸素投与に抵抗する重篤な酸素化の障害と対峙しなければならない．生理学的には，安静臥床で発熱もコントロールされている状況では十分な濃度の酸素投与が行われていれば，酸素化の障害の機序として拡散障害と換気血流不均等はほぼキャンセルされ，シャントのみが酸素化に抵抗する機序として残存する．例えば室内気で安静時PaO_2が50 Torrとなる拡散障害，換気血流不均等はともに30％前

ICUから始める早期リハビリテーション　95

後の酸素濃度で十分に補正され得るが，同じレベルでもシャントの場合（シャント率50％相当）は100％酸素を投与してもPaO_2 60 Torrすら確保できない（図4）．したがって，重篤な酸素化の障害への対処を考える場合には，まずシャントへの対処を考えなければならない．シャントは心血管系の異常など特殊な状況以外では**肺胞の虚脱**によって生じている．

b）酸素化のコントロール

シャントを減らし酸素化をコントロールするためには，まず肺胞の虚脱がどこに存在するかを的確に把握することが重要である．そのためには聴診，触診などの身体所見に加え画像所見に注意を払い，無気肺や荷重側肺障害の存在を見落とさないことが重要である．

肺胞の虚脱を防止するためには常に肺全体を十分に膨らんだ状態にすることが重要で，そのためには十分に高いFRCを維持することが必要である．特に心原性肺水腫やARDSなど肺のコンプライアンスが低下した状況や，肥満や浮腫の目立つ患者では，十分なPEEPが必要である．また起坐位もFRCを増大させる効果をもつ[9]．さらに胸郭の容積を確保するため胸水はできる限り排除し，腹部は減圧しなければならない．また背側の換気を確保し，荷重側肺障害を防止・解除するためには側臥や前傾側臥，腹臥を含む体位管理を積極的に行わなければならない．

虚脱した部位に対しては患側上位を原則とした的確な体位管理，マニュアルハイパーインフレーションやリクルートメントマニューバーを用いたリクルートメントを積極的に行い，また再虚脱を防ぐために分泌物は徹底的に除去しなければならない．先にも述べたように，**抜管後の患者では間欠的CPAP療法などを積極的に用いるべき**である．

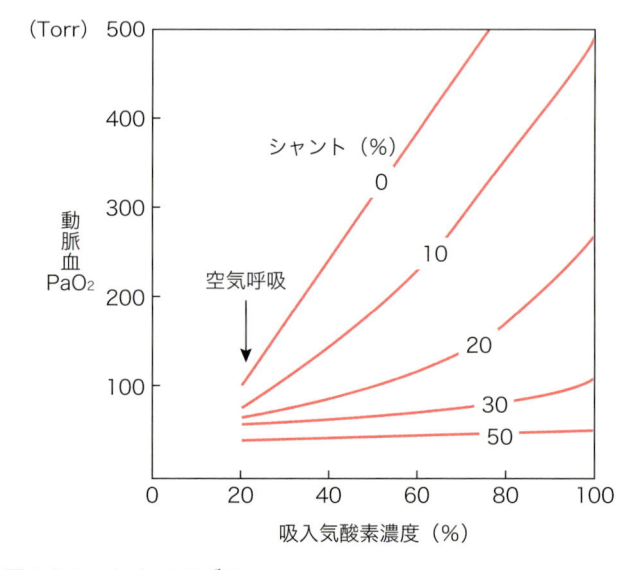

図4 ● シャントノモグラム
シャントは酸素投与に抵抗し，重篤な低酸素血症をもたらす．例えばシャント率50％では100％酸素を吸入してもPaO_2は55 Torr前後までしか上昇しない

先に呼吸リハのエビデンスの1つとして述べたARDSの腹臥位療法は，こうした酸素化改善のための一連のアプローチの1つとして理解される．実際には，ARDSにおいても腹臥位だけでなく状況に合わせてさまざまなポジションやPEEPの調整，リクルートメントの手技を駆使していくことが必要である．

このような一連の手技の効果はターゲットが明確である場合にはしばしば劇的で，迅速な酸素化の改善が得られる．

症例　56歳の男性．BMI 28.2の肥満あり．腹部大動脈瘤に対して人工血管置換術を実施．術後，FiO_2 0.8，PS 6，PEEP 6の人工呼吸器設定で，血液ガスはpH 7.454，$PaCO_2$ 39.4 Torr，PaO_2 71.9 Torr（P/F比89.9）と酸素化が不良であった．画像上（図5）は両下葉に無気肺があり，そこをターゲットとして理学療法を行ったところ，数時間の介入後には同じ条件下で血液ガス値はpH 7.467，$PaCO_2$ 37.5 Torr，PaO_2 357.0 Torr（P/F比446.2）と著明な改善を得，翌日には抜管し問題なくICU退室となった．

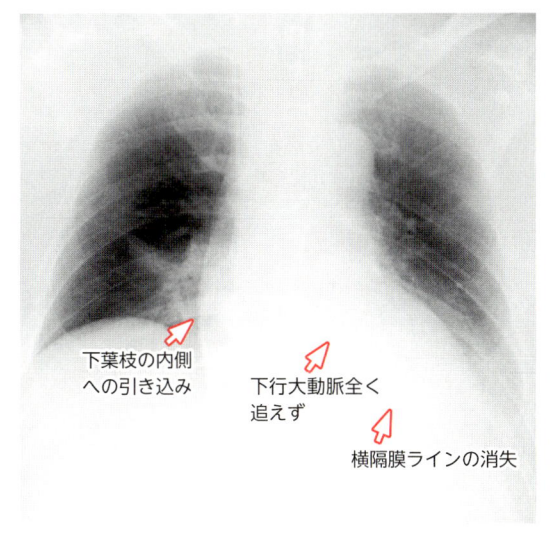

下葉枝の内側への引き込み
下行大動脈全く追えず
横隔膜ラインの消失

図5　腹部大動脈瘤手術後の低酸素血症
両下葉に無気肺があり，そこにシャントを形成していると考えられた．数時間の理学的アプローチによって酸素化は劇的に改善した

2）換気の障害とそのコントロール

人工呼吸管理からのスムーズな離脱を図るためには，換気を妨げる因子と換気仕事量を増大させる因子についてそれぞれに正しく評価し対処することが必要である．

a）換気を妨げる因子

換気を妨げる因子には閉塞性因子，拘束性因子および中枢性の因子が考えられる．閉塞性因子は気道病変によってもたらされ，多くの場合，慢性閉塞性肺疾患（COPD）

や気管支喘息など何らかの基礎疾患が原因となっている．こうした場合には気道病変のコントロールが必要となる．

拘束性因子には胸郭が原因のものと肺が原因のものとがあげられ，また胸郭性のものについては胸郭の拡張性の低下と胸郭の筋力低下の両者が関与しうる．胸郭の拡張性を妨げる因子としては何らかの原疾患の存在のほか，疼痛，体幹や胸部の浮腫，胸水の貯留，腹圧の亢進，高度の肥満などがあり，それぞれ適切な対処が必要である．胸郭筋力の低下は多くがICU-acquired weakness（ICU-AW）と関連して生じており，適切な評価と早期からの理学的アプローチ（筋力強化と離床トレーニング）が必要である．

b）換気仕事量を増大させる因子

換気仕事量を増大させる因子としては，体幹の浮腫や過剰なPEEPなどによる弾性仕事量の増大，気道の攣縮，浮腫などによる気道抵抗上昇に伴う粘性仕事量の増大，発熱，アシドーシスなどによる換気需要の増大などがあるが，特に重要なものとして**死腔率の増大による異常な換気亢進**があげられる．人工呼吸管理下における死腔率の増大は気道病変に伴う不均等換気，広汎な気腫化，そして広汎な荷重側肺障害などによって生じる．

広汎に荷重側肺障害が存在すると換気の可能な領域が極端に少なくなり，狭い健常部で相対的に大きな換気が行われるためにその部位の換気血流比が上昇して死腔化する．荷重側肺障害は心原性肺水腫やARDS，誤嚥性肺炎などで短時間に急速に進行することがあり，また広汎に存在してもポータブルX線写真では捉えにくいことが多いので注意が必要である．疑った場合には積極的に胸部CTをとり評価を行わなければならない．

荷重側肺障害は適切なPEEPおよび腹臥位を含む積極的な体位変換とリクルートメントによって解除を行う[9〜12]．死腔率の評価と管理は見過ごされがちな要素であるが，ARDSの管理において酸素化のコントロール以上に予後を左右する因子であることが報告されている[13]．

症例　38歳女性．出産直後に発症した肺血栓塞栓症．当院救急外来で心肺停止となり体外循環を用いて救命．その後開胸による肺動脈内血栓除去術を実施．一時敗血症などにより多臓器不全に陥ったが回復し，第31病日より積極的な理学療法を開始した．その時点では意識は清明，気管切開下人工呼吸管理中で設定はA/Cモード，FiO_2 0.6，PI 17，Ti 0.9，PEEP 7．血液ガス値はpH 7.398，$PaCO_2$ 37.7 Torr，PaO_2 95.7 Torrであったが，分時換気量17 L/分，呼吸数45〜60/分の換気亢進，頻呼吸の状態で，わずかな体動でもパニックとなり人工呼吸器離脱が困難な状態であった（図6）．

理学療法開始後数日で分時換気量は10 L/分前後に低下，呼吸法訓練と積極的な鍛錬により換気パターンも是正され，FiO_2 0.4，PS 7，PEEP 4の人工呼吸設定で安定した換気状態となり介入開始後35日目にICUを退室し，その後1週間で人工呼吸器からの完全離脱に成功した．

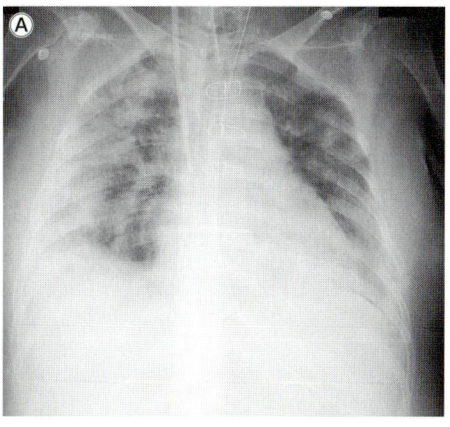

図6 ● 重篤な荷重側肺障害
A，B：第31病日の胸部レントゲン写真（A）でははっきりしないが，CT（B）では著明な荷重側肺障害（⇨）を認めた．C：1カ月後の胸部CT．両側に胸水（▶）は認めるが荷重側肺障害はほぼ解除されている．この時点では軽度のプレッシャーサポートのみで呼吸管理可能であり，この1週間後に人工呼吸器完全離脱に成功した

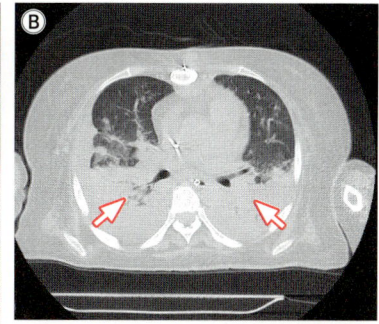

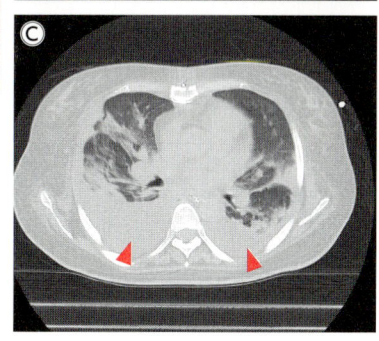

3) 抜管にむけてのサポートと抜管失敗の防止

a) 抜管にむけてのサポート

　気管内挿管・人工呼吸管理期間の短縮はせん妄のリスクを減少させ，早期離床の機会を広げるために重要であり，急性期呼吸リハの重要な目標の1つである．われわれは理学的アプローチによって酸素化や換気状態の改善を得つつ，抜管の時期についても積極的に主治医に提言し，スムーズな人工呼吸器離脱をめざしている．そして抜管の時期が近づいたら，抜管失敗防止のために抜管前評価に入らなければならない．

b) 抜管失敗の問題

　抜管の失敗は48時間以上挿管人工呼吸管理された症例のうち，計画抜管後72時間以内（あるいは48時間以内）に再挿管にいたったもの，と通常は定義される[14]．抜管の失敗は人工呼吸管理日数，ICU滞在日数を延長させるだけでなく，生命予後を悪化させる重大な要素の1つであり，できる限り回避しなければならない[15, 16]．

c) 抜管失敗の防止のための抜管前評価

　抜管の成否を左右する要因としては全身的要素，意識レベル・覚醒度，呼吸状態（酸素化，換気の余力）のほか，咳嗽・去痰の能力，喉頭浮腫などの上気道狭窄の有無などがあげられる．抜管失敗の防止のためにはこれらの要素を網羅する形での総合的な評価の実施が重要である[14, 17]．

　抜管前評価においては，はじめに人工呼吸器の離脱を妨げる因子（頭蓋内圧亢進，意識障害，循環動態の不安定さ，コントロール不良な心筋虚血，筋弛緩薬の継続使用，重篤な

酸素化の障害，頻呼吸など）が存在しないことを確認する．上気道の狭窄の有無はカフリークテストを用いて行う．カフリークテストは全例に実施する必要はないが，**48時間以上の長期人工呼吸管理症例，緊急挿管や挿管時挿入困難があった症例については必須**である．カフリークテストは抜管前に処置が必要な場合もあるため，抜管予定の24時間前の実施が望ましい．カフリークテスト陰性の場合はステロイドの全身投与を行い，24時間後に再検を行う．カフリークテストは偽陽性もあり得るため，リスクの高い患者については抜管後の上気道狭窄に備えてNPPV（non-invasive positive pressure ventilation：非侵襲的陽圧換気）などの準備もしておくとよい．

咳嗽・去痰の能力が十分にあることも安全な抜管のための重要な条件の1つである．気道分泌物の量，性状のチェックおよびピークカフフロー測定による咳嗽力の評価はできる限り実施が望ましい．問題があると考えられた場合には，われわれは抜管後の輪状甲状膜穿刺の実施や気管切開を提言している．

これらの条件がクリアされた場合には，最終的に自発呼吸トライアル（spontaneous breathing trial：SBT）を実施する．SBTでは30分間の低圧CPAPモード（軽くPSをかけた状態でかまわない）での観察時間中にRR＞35の頻呼吸が持続しないこと，RSBI（rapid shallow breathing index）＜100〜105であること，酸素飽和度低化がないこと，頻脈や徐脈がみられないこと，30 mmHg以上の血圧変動や著明な血圧低下がないこと，心電図変化がみられないこと，呼吸困難や不穏，消耗がみられないことなどを確認する[17]．

われわれはこれらの一連の手技を系統的に実施するため抜管前チェックリストを作成し，利用している（図7）．

4) VAPの防止

a) VAPのもたらす問題

VAPは人工呼吸に関連した合併症のうちでも発生頻度が高くまた予後も不良であり，最も重大なICU合併症の1つである．VAPは気管内挿管・人工呼吸管理患者8〜20％に生じ，特に48時間以上の長期人工呼吸管理で頻度が増加し，人工呼吸管理が長期になるほど発生頻度が増大することが知られている[18, 19]．VAPの死亡率は20〜50％と高く，非VAP症例の2〜10倍に達し，またVAPは人工呼吸日数，ICU在室日数を数倍に延長させ，医療コストを著しく増大させる[19]．

b) ventilator bundleの実践

VAPの防止のためには早期抜管に向けての取り組みと下気道への細菌流入防止のためのさまざまな手技とを組合わせ，それをスタッフ全員が励行することが重要であり[20]，こうした取り組みは**ventilator (care) bundle**とよばれている[21]．このbundleによってVAPの発生頻度に34〜85％の減少が得られることが報告されている[22]．

```
人工呼吸器抜管前チェックリスト

ID
氏名
生年月日      年   月   日
部署    ICU     病室
                                     呼吸リハチームによる評価（日付 201 ／ ／ ）

挿管日数    （4日）          意識・精神状態（ RASS0 せん妄  □あり ☒なし）
分泌物   ☒多い  □少ない    挿管チューブ径（7Fr）
換気能力の評価
  ☒ レスピ条件：FiO2 :0.4  PS :6  PEEP :4 以下である
  f/VT（16/440）  PaCO2（35.7）  PaO2（142.0）
  ☒ SBT 実施   FiO2 :0.4  PS :6  PEEP :4 にて 30 分〜1 時間以上耐えられる   ☒はい  □いいえ
循環動態の評価
HR（78→97）  BP（93/62→90/59）
気道狭窄の評価
Cuff-leak volume  （291ml ）
ジャクソンリースでの加圧
    ☒明らかな leak がある    □多少の leak はある    □leak はみられない
咳嗽力の評価
ピーク カフ フロー  （60L/min）
咳嗽評価スケール   （レベルⅢ）

呼吸リハビリチームコメント   ☒理学療法士 ☒呼吸器科医
  （leak 十分認めた。SBT を FIO2:0.4 PS:5 PEEP:4 にて実施し 1 時間経過後も呼吸苦，Vital 等の著変は認めなかった。）
```

図7 ● 抜管前チェックリスト
こうしたチェックは理学療法と密接に関連しており，呼吸リハの一環として実施すべきである

c）VAP 防止における理学療法の寄与

経験的には VAP はその多くが無気肺を母地とすることが観察される．これに対し無気肺を積極的に解除することで，VAP の発生が防止できる可能性も指摘されている[23]．数はまだ少ないが，ICU における積極的な理学的介入が VAP の発生を防止するという報告がなされている（表1）[24, 25]．

5）ABCDE バンドル

せん妄の発生防止のためには，せん妄のモニタリングを経時的に行うとともに，鎮静薬の投与を最小限にし，1日1回は off の時間をとること，積極的に人工呼吸器からの離脱を図ること，療養環境を整えることとともに早期からの離床が有益であると報告されている．こうした一連のアプローチは ABCDE バンドルとよばれ[26, 27]，せん妄の発生を低減させる効果が報告されている[28]．

表1 理学療法士常駐前後でのそれぞれ半年間におけるICUでの48時間以上の人工呼吸管理症例のVAP発生数の変化（自験例）

	T1（理学療法なし）	T2（理学療法あり）
挿管人工呼吸管理数 （48時間以上）	211 （122）	224 （111）
無気肺数 　入室前より 　入室後新たに	84 44 40	62** 36 26*
無気肺解除例	10（11.9%）	17（27.4%）*
人工呼吸期間（日） 　無気肺なし 　無気肺あり	7.3±12.1 5.1±6.0 10.6±17.3	7.1±11.4 5.7±8.2 10.8±16.8
VAP発生数 　無気肺関連 　死亡 　VAP関連死亡	25（22.5/1,000人工呼吸日） 16（64%） 12（48%） 6（24%）	1（0.64/1,000人工呼吸日）** 1 1 0
最終転帰 　生存退院 　在室死亡 　退室後死亡	131（62.1%） 46（21.8%） 34（16.1%）	154（68.8%） 47（21.0%） 23（10.3%）

*χ^2検定で$p<0.05$，**χ^2検定で$p<0.01$で有意差あり．理学療法士常駐後（T2）にはVAPは激減している
（文献25より引用）

　酸素化と換気状態の至適化のための理学的アプローチ，人工呼吸器離脱のための積極的なサポートを早期離床とを組合わせて実施していく急性期呼吸リハは，ABCDEバンドルの実践をサポートする手技としても重要である．

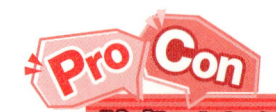

論点のまとめ

集中治療患者に対する急性期呼吸リハは有用か？

【賛成論】
- ARDSに対する腹臥位療法についてはすでに十分なエビデンスレベルで有効性が確立されている
- 周術期管理における間欠的CPAP療法が術後合併症や肺炎，無気肺の頻度を低下させることが示されている
- 抜管失敗防止のための系統的評価の効果，理学療法によるVAP防止効果についてもエビデンスレベルはまだ十分でないが有効性を示すデータが示されている

【反対論】
- 排痰，気道管理を中心とした従来の理学的手技に関するメタ解析の結果は有効性を示せていない

◆ 文献

1) Sud S, et al：Prone ventilation reduces mortality in patients with acute respiratory failure and severe hypoxemia: systematic review and meta-analysis. Intensive Care Med, 36：585-599, 2010
　→ ARDSに対する腹臥位療法に関するメタ解析

2) Guérin C, et al：Prone positioning in severe acute respiratory distress syndrome. N Engl J Med, 368：2159-2168, 2013 ★★★
　→ ARDSの腹臥位療法の生命予後改善効果をはじめて呈示

3) Ferreyra GP, et al：Continuous positive airway pressure for treatment of respiratory complications after abdominal surgery: a systematic review and meta-analysis. Ann Surg, 247：617-626, 2008
　→ 術後の間欠的CPAP療法の効果に関するメタ解析

4) Ireland CJ, et al：Continuous positive airway pressure (CPAP) during the postoperative period for prevention of postoperative morbidity and mortality following major abdominal surgery. Cochrane Database Syst Rev, 1；8：CD008930, 2014
　→ 術後の間欠的CPAP療法の効果に関する最新のメタ解析

必読 5) Stiller K：Physiotherapy in intensive care: towards an evidence-based practice. Chest, 118：1801-1813, 2000
　→ ICUの呼吸リハの効果についての総説．各手技の定義，内容などの解説も丁寧

6) Dean E & Ross J：Discordance between cardiopulmonary physiology and physical therapy. Toward a rational basis for practice. Chest, 101：1694-1698, 1992
　→ 胸部の理学療法に関する総説．古典的手技に関する解説として重要

必読 7) Gattinoni L, et al：Prone position in acute respiratory distress syndrome. Rationale, indications, and limits. Am J Respir Crit Care Med, 188：1286-1293, 2013
　→ 腹臥位療法に関する総説．最新の情報をコンパクトにまとめ，生理学的機序の説明も正確でわかりやすい

8) Tusman G, et al：Atelectasis and perioperative pulmonary complications in high-risk patients. Curr Opin Anaesthesiol, 25：1-10, 2012
　→ 肺胞を虚脱させないで管理することの重要性を解説

9) Hsu HO & Hickey RF：Effect of posture on functional residual capacity postoperatively. Anesthesiology, 44：520-521, 1976
　→ 体位が肺気量分画に与える影響を検討した古典的文献

10) Gattinoni L, et al：Decrease in PaCO2 with prone position is predictive of improved outcome in acute respiratory distress syndrome. Crit Care Med, 31：2727-2733, 2003 ★
　→ 腹臥位療法による$PaCO_2$の改善がP/F比の改善より強く予後と関連することを示した大規模な観察研究

11) Charron C, et al：PaCO2 and alveolar dead space are more relevant than PaO2/FiO2 ratio in monitoring the respiratory response to prone position in ARDS patients: a physiological study. Crit Care, 15：R175, 2011
　→ 腹臥位療法による$PaCO_2$と死腔率の改善がP/F比の改善より強く予後と関連することを示した小規模な観察研究

12) Fengmei G, et al：Dead space fraction changes during PEEP titration following lung recruitment in patients with ARDS. Respir Care, 57：1578-1585, 2012
　→ リクルートメントマニューバーによって酸素化だけでなく死腔率も変化しうることを呈示

13) Kallet RH, et al：The association between physiologic dead-space fraction and mortality in subjects with ARDS enrolled in a prospective multi-center clinical trial. Respir Care, 59：1611-1618, 2014 ★
　→ 病初期の死腔率がARDSの予後予測因子であることを示した大規模な観察研究

必読 14) Boles JM, et al：Weaning from mechanical ventilation. Eur Respir J, 29：1033-1056, 2007
　→ 人工呼吸器からの離脱失敗に影響する因子と離脱失敗防止に関するシステマティックな総説

15) Epstein SK, et al：Effect of failed extubation on the outcome of mechanical ventilation. Chest, 112：186-192, 1997 ★
　→ 抜管失敗の予後に及ぼす影響について検討した大規模な観察研究

16) Seymour CW, et al：The outcome of extubation failure in a community hospital intensive care unit: a cohort study. Crit Care, 8：R322-327, 2004 ★
　→ 抜管失敗の予後に及ぼす影響について検討した大規模な観察研究

17) [必読] MacIntyre NR, et al：Evidence-based guidelines for weaning and discontinuing ventilatory support: a collective task force facilitated by the American College of Chest Physicians; the American Association for Respiratory Care; and the American College of Critical Care Medicine. Chest, 120：375S-395S, 2001
→ 抜管・人工呼吸器離脱に関する総合的なガイドライン

18) [必読] Chastre J & Fagon JY：Ventilator-associated pneumonia. Am J Respir Crit Care Med, 165：867-903, 2002
→ VAPに関するstate of the art

19) Safdar N, et al：Clinical and economic consequences of ventilator-associated pneumonia: a systematic review. Crit Care Med, 33：2184-2193, 2005
→ VAPのもたらすインパクトに関するシステマティックレビュー

20) [必読] Lorente L, et al：Evidence on measures for the prevention of ventilator-associated pneumonia. Eur Respir J, 30：1193-1207, 2007
→ VAP対策に関するシステマティックレビュー

21) Berwick DM, et al：The 100,000 lives campaign, setting a goal and a deadline for improving health care quality. JAMA, 295：324-327, 2006
→ ventilator (care) bundleに関する最初の提言

22) Lawrence P & Fulbrook P：The ventilator care bundle and its impact on ventilator-associated pneumonia: a review of the evidence. Nurs Crit Care, 16：222-234, 2011
→ ventilator (care) bundleの効果に関するシステマティックレビュー

23) van Kaam AH, et al：Reducing atelectasis attenuates bacterial growth and translocation in experimental pneumonia. Am J Respir Crit Care Med, 169：1046-1053, 2004
→ 無気肺とVAPの発症との関係に関する動物実験

24) Ntoumenopoulos G, et al：Chest physiotherapy for the prevention of ventilator-associated pneumonia. Intensive Care Med, 28：850-856, 2002 ★★
→ 積極的な理学療法がVAPの発生防止に有用であることをしめしたRCT

25) 安藤守秀, 他：急性期呼吸リハの無気肺の予防・解除に対する効果. 日呼ケアリハ学誌, 20：249-254, 2010 ★
→ 急性期呼吸リハがVAPの発生を劇的に減少させることを示した著者らの成績

26) Pandharipande P, et al：Liberation and animation for ventilated ICU patients: the ABCDE bundle for the back-end of critical care. Crit Care, 14：157, 2010
→ ABCDEバンドルに関する提言

27) Vasilevskis EE, et al：Reducing iatrogenic risks: ICU-acquired delirium and weakness--crossing the quality chasm. Chest, 138：1224-1233, 2010
→ ABCDEバンドルに関する系統的な解説

28) Balas MC, et al：Effectiveness and safety of the awakening and breathing coordination, delirium monitoring/management, and early exercise/mobility bundle. Crit Care Med, 42：1024-1036, 2014
→ ABCDEバンドルの効果を検証した観察研究

第3章 早期リハビリテーションの実際

4. ICU・CCUからはじめる心臓リハビリテーション

齊藤正和，長山雅俊

Point

- 早期心臓リハビリテーション（以下リハ）の目的と適応を明確にして実施すべきである
- 長期集中治療管理を要した患者では，身体機能および精神心理的機能の低下予防や早期回復が目標となる
- 早期心臓リハを安全に実施するために実施/開始基準の設定が重要となる
- 早期心臓リハの目的に応じたアウトカムの設定が重要である

はじめに

　循環器疾患の治療成績向上により，心筋梗塞患者や心臓外科手術患者の生命予後が改善した．一方で，高齢心疾患患者や重症心疾患患者が増加し，再発や基礎疾患の急性増悪などにより，長期間のICU・CCU管理を要する高齢心疾患患者が増加している．そのため，心臓リハ領域においても，ICU・CCUからの早期心臓リハが重要になってきている．そこで，本稿では，ICU・CCUからはじめる早期心臓リハを目的別に分類し，それぞれの目的に応じたリハプログラムの実践ならびに課題について概説する．

1 ICU・CCUからはじめる心臓リハの適応と目的

　本邦において，心筋梗塞，心臓外科手術後ならびに心不全患者に対する早期心臓リハは，「心血管疾患におけるリハビリテーションに関するガイドライン（2012年改訂版）」[1]や「急性心不全治療ガイドライン（2011年改訂版）」[2]においても推奨されている治療戦略である．一方，これらICU・CCUからはじめる早期心臓リハは，適応や目的別に，①**段階的な安静度の拡大**，②**身体機能や日常生活動作（ADL）低下予防もしくは早期再獲得**，③**急性**

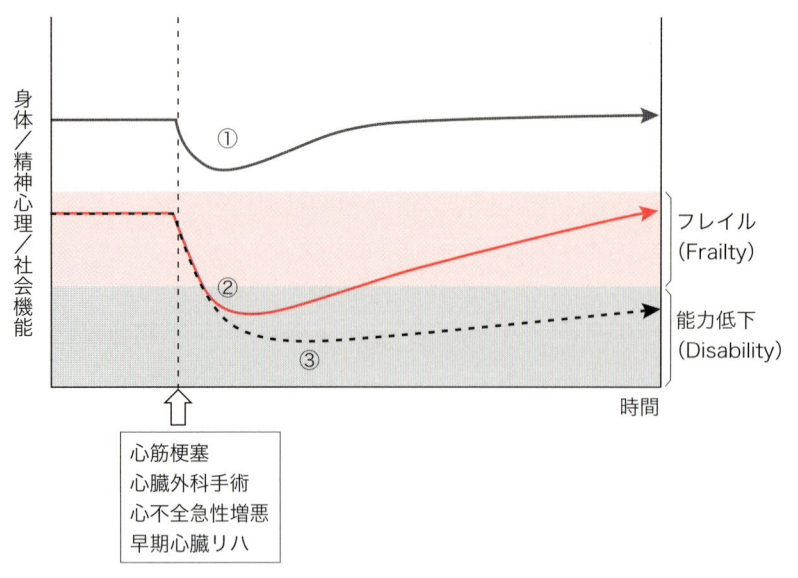

図1 ●集中治療を要する患者の病態別の早期心臓リハ
①集中治療による身体/精神心理/社会的フレイルや能力低下のリスクが低い患者
②入院前より身体/精神心理/社会的フレイルを呈し，集中治療により能力低下を呈するリスクが高い患者
③長期間の集中治療により急性合併症および身体/精神心理/社会的能力低下を呈する患者

合併症予防ならびに管理を治療戦略とした3つに分類される（図1）．このように，ICU・CCUからはじめる早期心臓リハでは，適応や目的に応じて治療戦略が異なることに留意する必要がある．

❷ 段階的な安静度拡大を目的とした早期心臓リハ

1）適応と基準

段階的な安静度拡大プログラムの適応となる症例は，図1の①のように急性期治療により順調な循環動態の改善を示す心疾患者である．つまり，心筋梗塞，心臓外科手術もしくは急性心不全により入院加療を必要としたものの，急性期治療への反応もよく，循環動態が早期に安定しICU・CCUより一般病棟へ早期に転棟可能な心疾患者である．これらの心疾患者では，循環動態に応じてすみやかに安静度や活動性を向上させ，早期退院ならびに早期社会復帰を目的に段階的な安静度拡大プログラムが実施される．

表1，2に急性心筋梗塞ならびに心臓外科手術後患者の段階的な安静度拡大を目的とした早期心臓リハの開始基準を示す[1, 2]．心筋梗塞患者では，安静時ならびに労作時の心筋虚血，心臓外科手術患者では，安静時ならびに早期離床時の循環動態の破綻の有無について，各実施基準の項目が**ない**ことを確認したうえで，段階的に早期心臓リハを実施するこ

表1 ● 急性心筋梗塞患者の段階的な安静度（活動性）拡大を目的とした早期心臓リハ基準

① 自覚症状：胸痛，呼吸困難，動悸などの自覚症状が**ない**
② 心拍数：心拍数120拍/分以上，または40拍/分以上の増加が**ない**
③ 不整脈：危険な不整脈の出現が**ない**
④ 心電図：心電図上1 mm以上の虚血性ST低下，または著明なST上昇が**ない**
⑤ 血圧：室内トイレ使用まで，20 mmHg以上の収縮期血圧の上昇，低下が**ない**＊

＊発症から2週間以上経過した症例では，⑤の基準は不要
（文献1を参考に作成）

表2 ● 心臓外科手術患者の段階的な安静度（活動性）拡大を目的とした早期心臓リハ基準

早期心臓リハ開始基準
① 低心拍出症候群（LOS）： 　a）人工呼吸器，IABP，PCPSなどの循環補助が装着されてい**ない** 　b）高用量の強心薬（ノルアドレナリン，カテコラミン製剤）の投与が**ない** 　c）（強心薬投与下においても）収縮期血圧80〜90 mmHg以下に至ら**ない** 　d）四肢冷感，チアノーゼが**ない** 　e）代謝性アシドーシスが**ない** 　f）2時間以上の乏尿（0.5〜1.0 mL/kg/時）が**ない** ② モニタリング：スワンガンツカテーテルの挿入が**ない** ③ 心拍数：安静時の心拍数が120拍/分以上では**ない** ④ 血圧：体位交換に伴い低血圧症状が出現などの不安定な血圧では**ない** ⑤ 不整脈：血行動態の安定しない不整脈 　a）新たに出現した心房細動が**ない** 　b）Lown Ⅳ以上の心室性期外収縮が**ない** ⑥ 呼吸：安静時の呼吸困難や頻呼吸（呼吸回数30回/分以上）が**ない** ⑦ 出血：術後出血傾向が続いてい**ない**
段階的な安静度（活動性）拡大の基準
表1と同様

IABP：intra-aortic balloon pumping（大動脈内バルーンパンピング），PCPS：percutaneous cardio-pulmonary support（経皮的心肺補助）
（文献1を参考に作成）

とが重要である．一方，急性心不全患者では病態が多様であり，現在，早期心臓リハの明確な開始基準は定められていないのが現状である．

2）プログラムの実際

　筆者らの施設では，図2に示すように急性心筋梗塞，心臓外科手術後患者ならびに心不全患者ともに，受動坐位，端坐位，立位/移乗，歩行練習とICUやCCUからはじめる早期心臓リハを段階的に進めている．呼吸循環動態が早期心臓リハの開始/実施基準を満たし，身体機能的にもステップアップが可能であれば同一セッション内でもいくつかのステージのステップアップを可能としている．

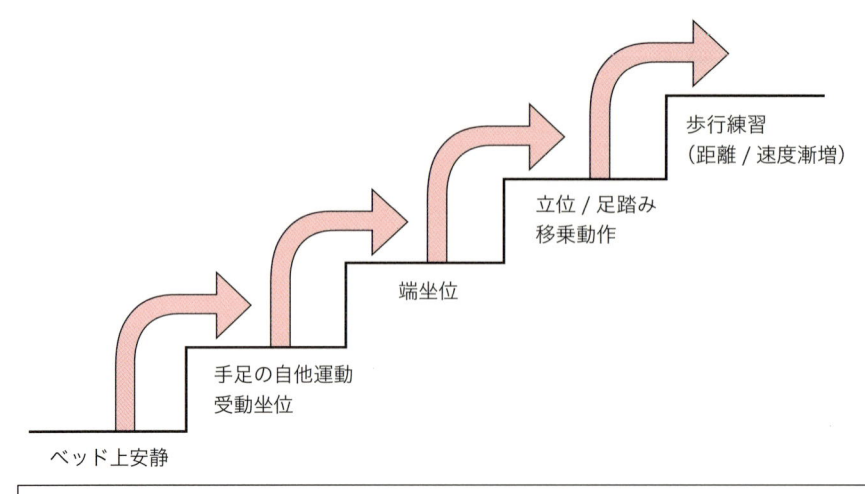

```
                                              ┌──→
                                         歩行練習
                                    ┌──→ （距離/速度漸増）
                               立位/足踏み
                          ┌──→  移乗動作
                      端坐位
                 ┌──→
             手足の自他運動
        ┌──→  受動坐位
    ベッド上安静
```

- 循環動態が許せば，同一セッションにおいてもいくつかのステージのステップアップを試みる
- 循環動態が安静時より不安定，もしくは，心臓リハに伴い循環動態が増悪した場合は，治療の強化を待って，循環動態が安定したのちに再度ステップアップが可能かアセスメントを行う
- 安全性が確認されたステージに関しては，頻度や時間を段階的に漸増する

図2 段階的な安静度/活動性の拡大を目的としたプログラム

　一方，急性心不全患者においては，①中等度以上のうっ血がない，②明らかな低心拍出状態ではない，③ベッド上での軽労作（食事，整容，排泄など）に伴う呼吸循環動態の増悪がないことの，3つの条件をすべて満たすことを早期心臓リハの開始/実施基準とし，段階的に安静度/活動性を拡大している[3]．また，これらの早期心臓リハでは，段階的に安静度/活動性を拡大するのにとどまらず，活動の頻度，時間も段階的に漸増することが重要である．

❸ 身体機能やADLの維持向上を目的とした心臓リハ

1) 適応と基準

　図1の②の経過を辿るようなICU・CCUにて長期間の集中治療管理を要する患者では，全身性の炎症反応症候群の影響や廃用症候群の影響により，骨格筋量および骨格筋力低下，身体機能低下，さらにはADLレベル低下のリスクがきわめて高い．そのため，これらの心疾患者では，身体機能やADLの維持・向上プログラムの適応となる．特に，入院前より身体的・精神的フレイルを呈していた高齢心疾患者や長期間の集中治療に伴い身体的・精神的フレイルを呈した高齢心疾患者では，身体機能やADLの維持向上を目的とした早期心臓リハがきわめて重要である．

　一方，身体機能やADLの維持向上プログラムは，協力動作が得られることが必要条件と

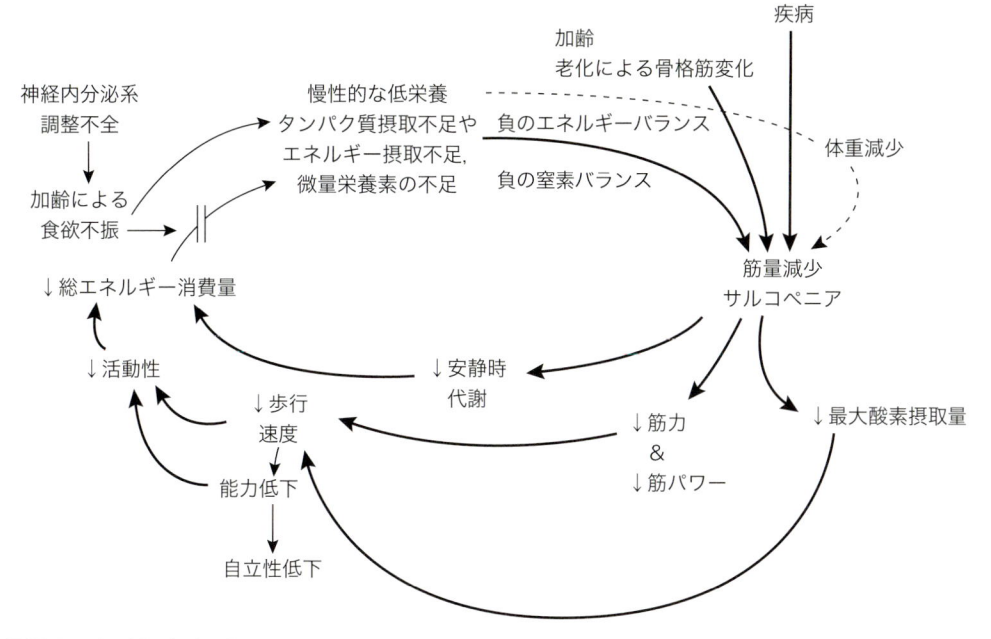

図3 ● フレイルサイクル
（文献4より引用）

なるため，協力動作が十分得られる程度の覚醒レベルにおいても循環動態が安定していることが最低限の条件となる．つまり，Richmond Agitation Sedation Scale（RASS）≧−2程度の覚醒レベルにおいても，循環動態が安定している心大血管疾患患者が適応となる．

> **一口メモ**
>
> **フレイル（frailty）**
>
> 虚弱（frailty）とは，「高齢期に生理的予備能が低下することでストレスに対する脆弱性が増加し，障害，施設入所，死亡などの負の転帰に陥りやすい状態」と定義されている．2014年には，日本老年医学会のワーキンググループより「frailty」の対訳とされていた「虚弱」から「フレイル」へ語彙を統一するステートメントが発表された．フレイルは，併存疾患や機能障害とは独立した概念であり，基礎疾患および加齢に伴う筋肉量減少（サルコペニア），低栄養などの影響により，骨格筋力や身体活動量が減少し，身体機能や運動耐容能がさらに低下する悪循環（フレイルサイクル）を形成することが示されている（図3）．

2）プログラムの実際

筆者らの施設では，長期集中治療患者を要する心大血管疾患患者に対して，表3に示すステージ3以上に該当するような，十分な協力動作が得られる程度の覚醒レベルにおいても循環動態が安定している場合，身体機能やADLの維持向上に向けたプログラムを急性期治療への反応性および個々の症例の身体機能に応じて決定している．

身体機能やADLの維持向上を目的としたプログラムでは，ベッド上での関節可動域練

表3 ● 循環不全により長期集中治療を要する患者の早期心臓リハプログラム

	ステージ1	ステージ2	ステージ3	ステージ4	ステージ5
協力動作 (意識レベル)	協力動作なし (RASS-5〜-3)	軽度〜中等度あり (RASS-2, -1)	十分な協力動作 (RASS-1〜1)	十分な協力動作 (RASS-1〜1)	十分な協力動作 (RASS-1〜1)
循環動態 (開始/実施基準)	非該当	該当 (高用量の強心薬/ 循環補助使用)	該当 (高用量の強心薬/ 循環補助使用)	該当 (中等度〜高用量 の強心薬使用)	該当 (軽度〜中等度の 強心薬使用)
プログラム内容	●ポジショニング (体位交換) ●他動的な関節可動域練習 ●機能的電気刺激療法(FMS)	●ポジショニング (体位交換) ●他動/自動的な関節可動域練習 ●機能的電気刺激療法(FMS) ●受動坐位 (ファーラー位)	●ポジショニング ●機能的電気刺激療法(FMS) ●受動坐位 (ファーラー位)〜端坐位 ●他動/自動的な関節可動域練習 ●ベッド上/ベッドサイドでの低強度負荷レジスタンストレーニング	●ポジショニング ●機能的電気刺激療法(FMS) ●端坐位 ●立位 ●自動的な移乗 ●他動/自動的な関節可動域練習 ●ベッド上/ベッドサイドでの低強度負荷レジスタンストレーニング ●椅子での他動/自動的な自転車エルゴメータ運動 ●ベッドサイド歩行練習	●ポジショニング ●機能的電気刺激療法(FMS) ●端坐位 ●立位 ●自動的な移乗 ●他動/自動的な関節可動域練習 ●ベッド上/ベッドサイドでの低強度〜中等度負荷レジスタンストレーニング ●椅子での他動/自動的な自転車エルゴメータ運動 ●歩行練習

習やレジスタンストレーニングなどの離床準備トレーニング，ベッドサイドでの端坐位，立位，移乗練習，歩行練習などの離床トレーニング，さらには，携帯型自転車エルゴメータ運動など適切な運動様式を循環応答，疲労感や意欲などに応じて選択するとともに，運動強度，運動時間，運動頻度などの調整をしながら実施することが重要である．特に，長期間集中治療を要する患者では，易疲労性を呈することが多く，リハの効果を十分得るためには，少量かつ頻回の介入が求められることが多いのが特徴である．

④ 長期間の集中治療管理を要する患者の全身管理を目的とした早期心臓リハ

1) 適応と基準

図1の③のような，循環不全の遷延や急性合併症の急性治療として補助循環装着もしくは高用量の強心薬投与などを要する循環動態が不安定な患者では，原則的に身体機能や

ADLの向上を目的としたプログラムの適応はない．しかしながら，循環不全の遷延により長期間の安静臥床を要する患者では，呼吸器合併症，せん妄，ICU-AW（ICU-acquired weakness）などの急性合併症ならびに post intensive care syndrome（PICS）発症リスクがきわめて高い[5〜8]．そのため，これらの患者では，長期臥床に伴う急性合併症の予防や管理を目的としたプログラムが必要となる．

　一方で，循環不全の遷延により大動脈バルーンパンピング（intra-aortic balloon pumping：IABP），経皮的心肺補助（percutaneous cardio-pulmonary support：PCPS）などの循環補助の離脱に難渋する患者などでは，早期心臓リハによる循環動態の破綻のリスクが高い．そのため，早期心臓リハを開始する際には，早期心臓リハの禁忌に該当していないか的確なアセスメントがきわめて重要である．もし，早期心臓リハの禁忌に該当するような状況と判断した場合は，急性期治療を優先し，循環動態が改善するまでは安静を保つことが重要である．一方，急性期治療により循環動態が安定してきた場合，徐々に身体機能やADLの向上ならびにPICSに対する包括的プログラムに移行していくことが重要である．

2）プログラムの実際

　循環不全が遷延している患者では，循環補助や高用量の強心薬投与による循環動態のサポートに加えて，覚醒に伴う心負荷軽減を目的とした鎮静管理が行われる．そのため，循環不全の遷延により長期集中治療管理を要する患者の全身管理を目的としたプログラムでは，表3に示すステージ1〜2に該当するようなポジショニング，他動的関節可動域練習，機能的電気刺激療法などのプログラムが選択される．しかしながら，これら長期集中治療を要する患者を対象としたICU・CCUからはじめる早期心臓リハの実施基準や中止基準に関する報告はきわめて少ないのが現状である．そのため，筆者らの施設でも，長期人工呼吸管理を要する重症集中治療患者に対するリハの実施基準[9]などを参考に，多職種と協働しながら適応や禁忌の判断ならびに早期心臓リハの開始時期やプログラムを検討しているのが現状である．

5 ICU・CCUからはじめる心臓リハのアウトカム

　現在，ICUからはじめる早期リハの効果として，①早期退院，早期社会復帰，②ICU退室時や退院時の身体機能や日常生活機能維持向上，③呼吸器合併症，せん妄予防や治療に有用であることが示されている[10〜12]．そのため，早期リハを実施する際には，プログラムの目的に応じて適切なアウトカムを設定し，安全性や効果を判定しながらプログラムの微調整や再検討をくり返していくことが重要となる．

1）段階的な安静度拡大を目的としたプログラム

段階的な安静度拡大を目的としたプログラムでは，**ICU・CCU滞在日数**，または**ICU・CCUでの安静度（活動）拡大の到達度**などがアウトカムになる．

2）身体機能や日常生活機能の維持向上を目的としたプログラム

身体機能や日常生活機能の維持向上を目的としたプログラムでは，**骨格筋力／筋肉量，関節可動域，ベッド上やベッドサイドでの基本動作**，そして**ADLなどの身体機能や日常生活機能に関する指標**が主なアウトカムとなる．最近では，筋力の指標ではMedical Research Council（MRC）score，握力などが推奨されている[13]．また，日常生活機能の指標では，従来リハ領域で頻用されているBarthel index（BI）やfunctional independence measure（FIM）などは，ICU・CCUにおける基本動作の中心であるベッド上やベッドサイドでの機能評価が困難であり，床効果の影響を認めることが示されている[13]．そのため，最近では，ICUでの基本動作やADLの指標としてfunctional status score–ICU（FSS-ICU），**de Morton mobility index（DEMMI）** などが新たなアウトカム指標として注目されている[13]．これらの指標はいずれも患者の協力動作が得られない場合，身体機能や日常生活機能の過小評価となるため，RASSなどによる覚醒レベルのアセスメントも欠かせない．筆者らの施設においても，長期集中治療管理を要する患者では，定期的なRASSによる覚醒レベルの評価，MRC scoreやFSS-ICUによる身体機能やADLのレベルのアセスメントを行いながら早期心臓リハを実施している．

3）循環不全の遷延により長期集中治療管理を要する患者のプログラム

循環不全の遷延により長期集中治療管理を要する患者では，呼吸器合併症，せん妄，ICU-AWなどの急性合併症やPICSなどの予防が，早期心臓リハの目的となる．そのため，人工呼吸器離脱期間や再挿管の有無，せん妄の有無やせん妄の期間，ICU-AWの有無など加えて，図3に示すフレイルサイクル[4]の悪循環を形成する体重減少，筋量減少，安静時代謝，総エネルギー消費量ならびに栄養状態などの各要素を治療アウトカムとした包括的なアセスメントが重要である．

❻ ICU/CCUからの早期心臓リハの効果

Pro

1）長期集中治療管理を要する患者に対する早期リハの効果

集中治療管理を要した患者では，機能的予後やQOLが不良であることが報告されてい

る一方で，近年，SchweickertらがICUでの長期人工呼吸管理を要する患者に対して，積極的に早期リハを開始した群と，通常ケア群をRCTにより比較した．この研究では，積極的に早期リハを実施した群では，機能的自立度などの身体機能に加えて，せん妄発症率の低下およびせん妄期間の短縮などの精神心理機能への効果があったことを認めている[10]．しかしながら，この研究では，18歳以上の成人を対象としており，平均年齢が55歳前後と壮年群であること，基礎疾患の大多数が呼吸器疾患であることが特徴である．また，長期人工呼吸管理を要する集中治療管理中の患者に対する早期リハに関するエキスパートコンセンサスにおいては[9]，循環動態や補助循環装着下での早期リハの適応と禁忌に関してもコメントが示されているが，大規模なRCTによる結果などから記述されているものではなく，本稿で記述してきた循環不全により長期間の集中治療管理を要する心大血管疾患患者に対する早期心臓リハに適応可能かどうかは疑問が残る．

2) 長期集中治療を要する心大血管疾患患者に対する早期リハの効果

Bagshawらは，集中治療を要した50歳以上の患者を対象に退院時や中長期的な機能的予後に対するフレイルの影響を多施設共同による前向きコホート研究により検討している[14]．この研究では，フレイルを呈する患者は高齢者が多く，退院時の身体機能や日常生活機能などの機能的予後が不良であることに加えて，中長期的にも身体的および精神心理的なQOLが有意に低値であることを報告している．

ICU・CCUにおいて循環不全により集中治療管理を要する患者の多くも，これら高齢者心大血管疾患患者であり[15〜17]，入院前よりフレイルを呈する患者や長期集中治療管理によりフレイルに陥った患者が多いのが現状である．しかしながら，循環不全の遷延により長期集中治療管理を要する高齢心大血管疾患患者を対象とした早期心臓リハに関するRCTによる報告は皆無である．

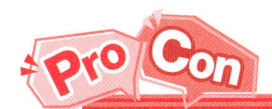

論点のまとめ

循環不全により長期間集中治療を要する患者に対する早期心臓リハは安全かつ有用か？

【賛成論】
- 循環不全により長期間集中治療管理を要する患者に対して，適切な病態把握に基づく適応/禁忌の判断のもと目的に応じて実施される早期心臓リハは検討すべき余地がある

【反対論】
- 循環不全により長期集中治療管理を要する患者の病態把握や適応/禁忌の判断が不適切な場合，早期心臓リハを実施すると循環動態が破綻するリスクが高い
- フレイルを呈する高齢心大血管疾患患者においては，早期心臓リハによる短期および中長期的な身体的/精神的機能の維持改善効果やPICS予防効果などは不明である

文献

必読 1) 野原隆二, 他:心血管疾患におけるリハビリテーションに関するガイドライン(2012年改訂版). (http://www.j-circ.or.jp/guideline/pdf/JCS2012_nohara_h.pdf)
 → 2012年日本循環器学会発表の「心血管疾患におけるリハビリテーションに関する」ガイドライン

必読 2) 和泉 徹, 他:急性心不全治療ガイドライン(2011年改訂版). (http://www.j-circ.or.jp/guideline/pdf/JCS2011_izumi_h.pdf)
 → 2011年日本循環器学会発表の「急性心不全治療」ガイドライン

3) 齊藤正和, 他:心不全患者の日常生活動作に対する左室収縮不全や心腎貧血症候群の影響. 理学療法学, 40:10-15, 2013
 → 入院期心不全患者に対するリハの現状を多施設共同研究により調査した報告

必読 4) Fried LP, et al:Frailty in older adults: evidence for a phenotype. J Gerontol A Biol Sci Med Sci, 56:146-156, 2001
 → フレイルサイクルの原著として多くの論文に引用される論文

5) Schweickert WD & Hall J:ICU-acquired weakness. Chest, 131:1541-1549, 2007
 → 集中治療に伴い生じるICU-AWに関する総説

必読 6) Needham DM, et al:Improving long-term outcomes after discharge from intensive care unit:report from a stakeholders' conference. Crit Care Med, 40:502-509, 2012
 → ICU退室後の長期予後の改善に向けた戦略の検討に関する2010年SCCMカンファレンスの要旨

7) Desai SV, et al:Long-term complications of critical care. Crit Care Med, 39:371-379, 2011
 → ICU退室後も長期間持続するICU後症候群に関する総説

8) Dowdy DW, et al:Quality of life after acute respiratory distress syndrome:a meta-analysis. Intensive Care Med, 32:1115-1124, 2006
 → ICU退室後のARDS患者を対象としたQOLの長期予後に関するシステマティックレビュー

必読 9) Hodgson CL, et al:Expert consensus and recommendations on safety criteria for active mobilization of mechanically ventilated critically ill adults. Crit Care, 18:658, 2014
 → 人工呼吸器装着患者に対する早期リハに関するエキスパートコンセンサス

必読 10) Schweickert WD, et al:Early physical and occupational therapy in mechanically ventilated, critically ill patients: a randomised controlled trial. Lancet, 373:1874-1882, 2009 ★★
 → 人工呼吸器装着患者に対する早期リハの効果を示したRCT

必読 11) Burtin C, et al:Early exercise in critically ill patients enhances short-term functional recovery. Crit Care Med, 37:2499-2505, 2009 ★★
 → ICUでのベッドサイド自転車運動による身体機能維持効果を示したRCT

12) Parker A, et al:Early Rehabilitation in the Intensive Care Unit:Preventing Physical and Mental Health Impairments. Curr Phys Med Rehabil Rep, 1:307-314, 2013
 → ICU退室患者の認知機能や精神心理機能低下を含めたICU後症候群に関する総説

必読 13) Sommers J, et al:Physiotherapy in the intensive care unit:an evidence-based, expert driven, practical statement and rehabilitation recommendations. Clin Rehabil, 29:1051-1063, 2015
 → ICUでの理学療法に関するエキスパートコンセンサス

14) Bagshaw SM, et al:Association between frailty and short- and long-term outcomes among critically ill patients: a multicentre prospective cohort study. CMAJ, 186:E95-102, 2014 ★
 → ICU退室後患者の長期予後が不良であることを示した前向きコホート研究

15) Alla F, et al:Epidemiology of acute heart failure syndromes. Heart Fail Rev, 12:91-95, 2007
 → 欧米における急性心不全患者の疫学調査の報告

16) Kawashiro N, et al:Clinical characteristics and outcome of hospitalized patients with congestive heart failure: results of the HIJC-HF registry. Circ J, 72:2015-2020, 2008
 → 本邦における急性心不全患者の観察的コホート研究

17) Sato N, et al:Acute decompensated heart failure syndromes (ATTEND) registry. A prospective observational multicenter cohort study:rationale, design, and preliminary data. Am Heart J, 159:949-955, 2010
 → 本邦における急性心不全患者の多施設共同研究による観察的コホート研究

第3章 早期リハビリテーションの実際

5. 敗血症治療時における早期リハビリテーション

真弓俊彦，金澤綾子，岩瀧麻衣，大坪広樹，古屋智規

Point

- 敗血症患者の短期予後は改善しつつあるが，長期予後はたいへん不良である
- 重症患者でも早期からのリハビリテーション（以下リハ）が短期予後を改善することが示されつつある
- 敗血症患者で，どのようなリハを，どの段階で開始するかのコンセンサスは得られていない
- 敗血症患者での早期からのリハが長期予後まで改善するかは定かではない

はじめに

　重症敗血症，敗血症性ショックは死亡率が高かったが，近年，「Surviving sepsis campaign guidelines」をはじめとした世界的な取り組みによって[1,2]，敗血症に対する標準治療が普及し，その**生存率も改善しつつある**[3]．しかしながら，生存退院した患者でもその**長期予後は決して良好ではない**ことが報告されている．

　ここでは，敗血症患者に対するリハの知見と今後の課題について検討する．

　以下のような症例に遭遇した時，あなたならどうしますか？

症例

　ADLは自立していた77歳，男性．胃切除の既往がある．昨日，絞扼性腸閉塞からの小腸壊死，穿孔によって腹膜炎を生じ，約3mの小腸を切除する緊急手術が施行され，ICUに入室してきた．

　汎発性腹膜炎による敗血症性ショックから，ノルアドレナリン0.1μg/kg/分を投与し，血圧は90mmHg（MAP 65mmHg）前後で維持され，ARDS，低酸素血症も併発し，術後も人工呼吸管理となっている．乏尿状態が続き，今後，CHDF（continuous hemodiafiltration：

持続的血液濾過透析）の導入も検討しなくてはいかない状態である．
　「最近，重症患者でも早期リハ導入が予後を改善するらしいよ」という同僚の言葉に，「循環動態が安定しておらず，今後，CHDFが導入されることも予想される，現時点からのリハは可能なのか？」「いつからどんなリハを行うのか？」あなたは逡巡している…

❶ ICU 患者の長期予後

　種々な治療を行い救命でき，退院できた場合でも，**敗血症患者の長期予後**は，そうでない場合の長期予後よりも**格段に悪いことが多数報告されている**．ある報告では敗血症後8年間に1,505名中1,229名（82%）が死亡し，30日生存例でも，その後の予測生存期間が8.03年から4.03年に短縮していたと報告されている[4]．その理由として，既存の併存症以外に，敗血症の重症度も関与することや，一見治癒したようにみえてじつは炎症や異化亢進が十分にはコントロールされていないこと，併発した新たな臓器不全・障害が完全に治癒せず障害が残存すること，ICUでの廃用症候群などによるQOLおよびADLの低下，もともと敗血症になりやすいという体質のために敗血症をくり返したり，致命的な疾患に罹患したりすることなどが指摘されている[5]．

❷ ICU-AWとは？

　重症患者では著明な筋力低下をよく生じ，人工呼吸器装着期間や入院期間が延長し，死亡率も増加するといわれている[6]．ICU-AW（ICU-acquired weakness）は「重症患者に生じる四肢全体の衰弱で，重症であるという以外に原因が説明できないもの」と定義されている[6]．ICU-AWは種々の病態で生じ，critical illness myopathy，polyneuropathy，あるいはそれらの合併でも生じるとされている．

　2014年のAmerican Thoracic Societyのガイドラインでは，現時点ではコンセンサスが得られたICU-AWの体系的な診断法はないものの，既存の研究の多くではMedical Research Council（MRC）筋力スケールが使用され，調べられたすべての筋肉でMMT（徒手筋力検査）が4以下であることとされている[6]．筋電図や神経伝導検査（nerve conduction studies）も使用されているが，一定のコンセンサスはない．このガイドラインでは，ICU入室原因として，呼吸不全が39%，敗血症が15%であったことや，ほかの疾患に比べ敗血症ではICU-AW発症率が高いとも，同等とも報告されている．

　また，**ICU-AWや筋力，身体機能（筋力，timed walk distanceなど）と患者のQOLは良く相関する**ことが報告されている[7]．

❸ リハの効果に対するエビデンス

ICUで身体機能向上を試みた研究のシステマティックレビューでは[8],種々の介入研究のRCT(n=14)のうち,有意な改善を認めたものは5研究で,いずれも理学療法であった.ICUでの早期のリハ介入の有無のRCTで論文化されたものは4研究あり[9〜12],症例数が90例以上の2つのRCTではともに短期予後の改善が示された[9,10].

1) Burtinらの研究

1つ目のRCTは[9],呼吸循環が安定し,さらに7日以上ICU管理が必要と考えられた重症患者90例を対象とし,ベッドサイドでのcycling exerciseが可能となった(ICU入室5日目から開始)患者には,両群ともに呼吸リハと上下肢の受動的,能動的リハを行った.介入群では,さらに20分間ベッドサイドの自転車エルゴメータを用いて受動的,能動的リハを行った.

71例はsurgical ICUから,19例はmedical ICUから登録され,4%はvolume controlled ventilation(従量式調節換気),80%はpressure support ventilation(圧支持換気),16%は人工呼吸器から離脱し,酸素投与が行われていた.エルゴメータ実施時はSpO$_2$が低下〔−1.3±1.7%(8日目),−1.7±3.0%(最終回),p<0.05〕し,リハを途中で中断した回数は16回であった.中断理由はSpO$_2$が低下<90%(n=8),収縮期血圧>180 mmHg(n=6),20%を超える拡張期血圧の低下(n=2)であったが,リハ実施時(計425回)に重篤な事象は生じなかった.

人工呼吸器離脱期間〔介入群6(3〜13)日 vs 通常群6(3〜16)日〕,やエントリー後のICU入室期間〔11(5〜21)日 vs 14(8〜26)日〕,入院期間〔36(28〜47)日 vs 40(28〜49)日〕,死亡率(24% vs 16%)は両群で差がなかった.しかし,退院時の6分間の歩行距離(6MWD)は,介入群で有意に長く〔196(126〜329)m vs 143(37〜226)m,29(19〜43)% vs 25(8〜36)%予測最大値,p<0.05,図1Ⓐ〕,Short Form–36 physical functioning(SF-36 PF)スコアで自己評価した身体機能も介入群で高かった〔21(18〜23)ポイント vs 15(14〜23)ポイント,p<0.01),図1Ⓑ〕.大腿四頭筋筋力はICU退室時には両群で差がなかったが,退院時には介入群(ICU退室時 1.83±0.91 N・kg^{-1} vs 退院時 2.37±0.62 N・kg^{-1},p<0.01)で通常群(1.86±0.78 N・kg^{-1} vs 2.03±0.75 N・kg^{-1},p<0.11)よりも高く,かつ,ICU退室時より有意に高くなったことが示された.しかし握力には差がなかった.

2) Schweickertらの研究

もう1つのRCTは[10],ICU入室し人工呼吸器装着後72時間以内で,24時間以上人工呼吸管理が継続すると考えられ鎮静された成人を対象に,早期リハ群(日々の鎮静中断時に

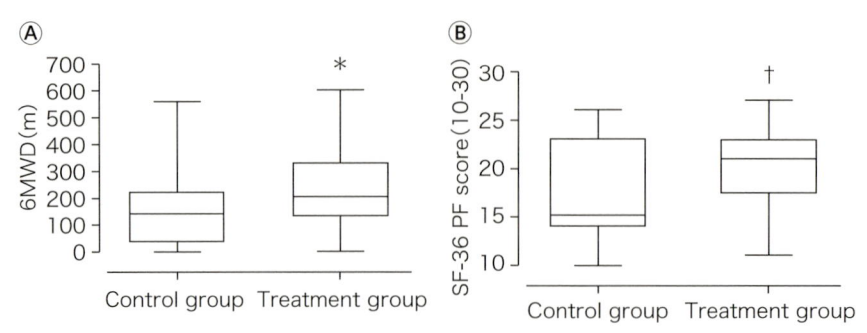

図1 ICU患者にエルゴメータによるリハを加えるか否かでのRCT結果
A：退院時の6分間歩行距離（6MWD）．B：Short Form 36 Physical Function（SF-36 PF）スコアで退院時に自己評価した身体機能．
通常のリハにエルゴメータによるリハを加えた群（Treatment group）では，退院時の6MWD（＊p＜0.05），SF-36 PF（† p＜0.01）はいずれも有意に良好であった
（文献9より引用）

理学療法および作業療法を行う，n＝49）と通常群（日々の鎮静中断時にオーダーがあったときのみ理学療法および作業療法を行う，n＝55）群に無作為化された．ほかの理学療法は全く行わなかった．

498回のリハ実施中，1回の重篤な合併症が生じ（SpO_2＜80％へ低下），19回（4％）で不安定化した．その理由の多くは人工呼吸器との同期不良であった．

早期リハ群では，退院時に自立した機能状態に戻った率が有意に高かった〔29例（59％）vs 19例（35％），95％ CI 1.2〜6.1，p＝0.02，オッズ比 2.7，図2〕．また，ICUでのせん妄期間も有意に短く〔2.0（IQR 0.0〜6.0）日 vs 4.0（2.0〜7.0）日，p＝0.03〕，人工呼吸不要期間〔23.5（7.4〜25.6）日 vs 21.1（0.0〜23.8）日，p＝0.05〕が有意に長かったことが示されている[10]．

❹ 敗血症でのリハ

Schweickertらの研究では104例中，敗血症症例が87例（84％）と多かったものの，カテコラミンの使用症例の割合は記載がない[10]．また，**敗血症症例のみで早期リハの効果を検討したRCTはない**．

そのため，現段階では，敗血症患者で，どのようなリハを，どの段階で開始するかのコンセンサスは得られていない．

提示した症例のように，高容量のカテコラミンを投与し循環動態をなんとか維持している状態でのリハ介入が可能かは定かではない．また，鎮静下に行われることが多い血液浄化療法施行中からでもどのようなリハが可能なのか，また，それらの介入によって長期にわたる効果が認められるのか，検討していく必要があり，今後，敗血症患者に限定した質の高い研究が望まれる．

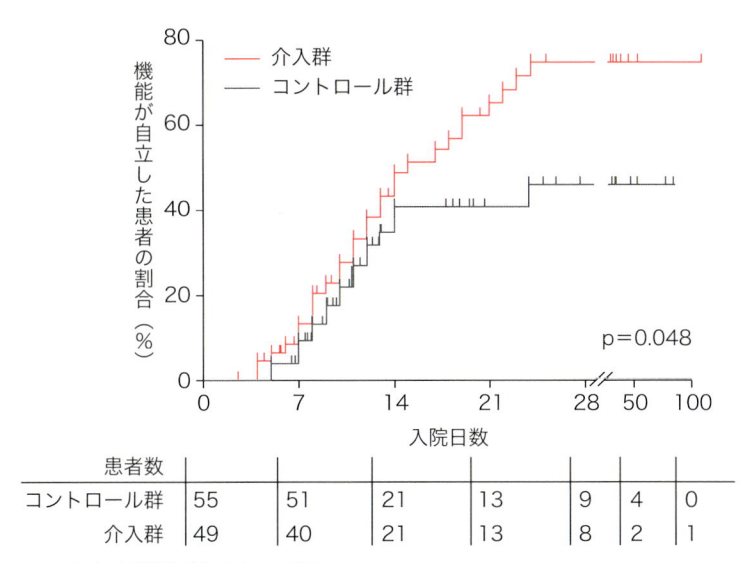

患者数							
コントロール群	55	51	21	13	9	4	0
介入群	49	40	21	13	8	2	1

図2 ● 身体機能が自立した割合
ICUでの積極的なリハにより有意な身体機能の改善が認められた
（文献10より引用）

　近年は身体機能だけではなく，**認知機能の早期のリハ介入**も行う試みもはじまっており[11, 13]，認知機能における早期リハ介入も検討すべきであろう．

おわりに

　一所懸命加療し，やっと救命できた敗血症性ショック患者が，ICU-AWなどのために退院後，ADLが低下し，敗血症を再発し再入院して早期に亡くなることは，重症患者管理を行うものにとっては非常に残念なことである．また，多大な労力，時間と高額な医療費を投入するICU管理が有効に機能していないことの証でもある．ICUにおける敗血症患者の長期予後を見据えた対策が望まれ，早期リハはそのブレイクスルーとなりうるのか期待を込めて見守りたい．

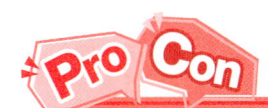

論点のまとめ

敗血症患者での早期からのリハは有効か？
【賛成論】
- 重症患者でも早期からのリハが短期予後を改善することが示されつつある

【反対論】
- 敗血症患者のみを対象とした質の高い研究は行われていない
- 敗血症患者での早期からのリハが長期予後まで改善するかは定かではない

文献

1) Dellinger RP, et al：Surviving sepsis campaign: international guidelines for management of severe sepsis and septic shock: 2012. Crit Care Med, 41：580-637, 2013
　→国際的な敗血症診療ガイドラインの2012年版．Intensive Care Med, 39：165-228, 2013にも同時掲載

2) 日本集中治療医学会Sepsis Registry委員会：日本版敗血症診療ガイドライン．日集中医誌，20：124-173, 2013
　→日本集中治療医学会からの日本の診療を反映したガイドライン

3) Levy MM, et al：Surviving Sepsis Campaign: association between performance metrics and outcomes in a 7.5-year study. Crit Care Med, 43：3-12, 2015 ★
　→Sepsis registryに登録された29,470症例を用いてSSCの7.5年での生存率の変化，バンドル遵守率と生存率を評価した論文．Intensive Care Med, 40：1623-1633, 2014にも同時掲載

4) Quartin AA, et al：Magnitude and duration of the effect of sepsis on survival. Department of Veterans Affairs Systemic Sepsis Cooperative Studies Group. JAMA, 277：1058-1063, 1997 ★
　→1,505名の敗血症患者とそうでない91,830名の患者の長期予後を比較

5) Gentile LF, et al：Persistent inflammation and immunosuppression: a common syndrome and new horizon for surgical intensive care. J Trauma Acute Care Surg, 72：1491-1501, 2012

6) Fan E, et al：An official American Thoracic Society Clinical Practice guideline: the diagnosis of intensive care unit-acquired weakness in adults. Am J Respir Crit Care Med, 190：1437-1446, 2014
　→ICU-AWに関するアメリカ胸部学会のガイドライン

7) Fan E, et al：Physical complications in acute lung injury survivors: a two-year longitudinal prospective study. Crit Care Med, 42：849-859, 2014 ★

【必読】8) Calvo-Ayala E, et al：Interventions to improve the physical function of ICU survivors: a systematic review. Chest, 144：1469-1480, 2013
　→ICUでの種々のリハに関するシステマティックレビュー

9) Burtin C, et al：Early exercise in critically ill patients enhances short-term functional recovery. Crit Care Med, 37：2499-2505, 2009 ★★
　→ICU入室患者90例を早期リハ群と通常群に無作為化しICU退室時，退院時に評価

10) Schweickert WD, et al：Early physical and occupational therapy in mechanically ventilated, critically ill patients: a randomised controlled trial. Lancet, 373：1874-1882, 2009 ★★
　→ICU入室中の人工呼吸管理患者104例を早期リハ群と通常群に無作為化し，機能回復を評価

11) Jackson JC, et al：Cognitive and physical rehabilitation of intensive care unit survivors: results of the RETURN randomized controlled pilot investigation. Crit Care Med, 40：1088-1097, 2012 ★★
　→小規模（n＝21）なRCT

12) Salisbury LG, et al：The development and feasibility of a ward-based physiotherapy and nutritional rehabilitation package for people experiencing critical illness. Clin Rehabil, 24：489-500, 2010 ★★
　→小規模（n＝16）なRCT

13) Brummel NE, et al：Feasibility and safety of early combined cognitive and physical therapy for critically ill medical and surgical patients: the Activity and Cognitive Therapy in ICU (ACT-ICU) trial. Intensive Care Med, 40：370-379, 2014 ★★

第3章 早期リハビリテーションの実際

6. 脳卒中・頭部外傷に対する早期リハビリテーション

長谷川意純，土肥謙二

Point
- 脳卒中，頭部外傷後の早期リハビリテーション（以下リハ）が推奨される
- 重症患者に対する発症24時間以内の超早期リハは，機能予後を悪化させる可能性がある
- 軽症患者においても，高次脳機能障害の早期発見と早期リハ介入が重要である

はじめに

　脳卒中・頭部外傷患者では，症状として意識障害，運動麻痺を有する症例が多い．「脳卒中ガイドライン2015」においては，急性期リハの項で「廃用症候群を予防し，早期のADL向上と社会復帰を図るために，十分なリスク管理のもとに，できるだけ発症早期から積極的なリハビリテーションを行うこと」が推奨されている[1]．これは頭部外傷においても同様となる．また，神経集中治療領域においては，常に二次性脳損傷の予防を考慮した治療が必要であり，これはリハを進める場合も同様である．ここでは，脳卒中・頭部外傷に対する早期リハについて，特に**二次性脳損傷の予防**を考慮したリハを解説し，さらに**頭部外傷後における高次脳機能障害**の現状について概説する．

1 早期リハの有用性

　脳卒中・頭部外傷後のリハは，十分なリスク管理のもとに，できるだけ早期に開始することが推奨されている[1〜3]．世界的に脳卒中における早期リハを推奨しているガイドラインが多いが，その定義は詳細な内容に乏しく，強いエビデンスにより実証されているわけではない[1, 2]．

　早期にリハを行うメリットについては，深部静脈血栓症，嚥下性肺炎，褥瘡などの**臥床**

表1 ● 離床を遅らせることを考慮するケース

① 重度の意識障害
② 神経症状の増悪
③ 重症脳出血，くも膜下出血
④ 重度の起立性低血圧
⑤ 急性心筋梗塞
⑥ 急性深部静脈血栓症

による合併症を予防することができるうえ，脳卒中においては，**再発のリスクも低下**するといわれている．また，長期臥床安静は，筋骨格系，循環器系，呼吸系，免疫システムに負の影響を与え，早期リハはこれらの影響を最小限に抑える可能性がある．

その一方で脳卒中や頭部外傷急性期では，リハによって血圧などの**生理学的パラメーターの急激な変動をきたし**，むしろ悪影響を及ぼす危険性も懸念される[2]．

AHCPRによる脳卒中のガイドラインによると，病型，全身状態からリスクを考慮したうえで，可能な限り**発症後24～48時間で離床を開始する**ことが望ましいとされている．しかしながら，表1のようなケースでは二次性脳損傷の予防のために，リハの内容および離床開始時期について十分に検討することが望ましい．

2 脳卒中患者のリハ

1）脳卒中患者のリハ開始基準

「脳卒中治療ガイドライン2015」では，リハを開始するにあたり，①**Japan coma scale 1桁**であること，②運動の禁忌となる**全身の合併症がないこと**，③**神経症状の増悪がないこと**を確認することが推奨されている[1]．しかしながら，個別の病態（脳梗塞，脳出血など）に対してのリハ開始基準に関しては，現在のところ，十分な根拠のあるエビデンスが存在しない．

後述するように，頭蓋内圧亢進による脳灌流圧の低下，損傷脳における脳血管の自動調節能の破綻など，二次性脳損傷を誘発する因子に関しては，脳損傷の程度や全身状態により症例ごとに大きく異なるものであり，個別にリスクを十分に評価して，開始を決定することが望ましい．

2）脳卒中に対する超急性期（24時間以内）リハ

2015年に脳卒中発症後24時間以内の超早期リハに関してAVERT試験（Phase Ⅲ）が公表された[2]．Phase Ⅲ試験はPhase Ⅱ試験で24時間以内の超急性期のリハの実行性と安

全性が確認された後に行われたものである[4]．参加施設は5カ国で56施設（SCU）であり，くも膜下出血を除いた，初回あるいは再発性の18歳以上の脳卒中患者を登録している．その結果，3カ月後のアウトカムは超早期開始群に比べ通常治療群の方が良好であり，特に重症例と脳出血症例でその傾向が強く認められた．その一方で，本研究ではリハ開始時間が超早期開始群と通常治療群で4時間程度（中央値）の差しかなかった．ほかの研究では超早期リハが有効との報告もあり[3]，今後はより詳細な開始時期や病態や重症度別の検討が必要と思われる．

3）リハ開始前の初期評価

リハを行うにあたり，**脳卒中の病態，機能障害，能力低下**などを評価することが望ましい．評価尺度については以下を用いることが推奨されている．

> ①総合評価：Fugl-Meyer Assessment，脳卒中重症度スケール（JSS），stroke impairment assessment set（SIAS），national institute of health stroke scale（NIHSS）の少なくとも1つ
> ②運動麻痺評価：Brunnstrom stage
> ③筋緊張評価：（modified）Ashworth scale
> ④functional independence measure（FIM），Barthel indexの少なくとも1つ

いずれも信頼性の高い評価尺度として，その妥当性が報告されており，使用頻度としては，**Barthel index**が最も広く使用されているようである[5]．実臨床に際しては，これらを複数組合わせ，初期評価を行い，経時的変化を追っている施設が多いものと思われる．特にNIHSSに関しては，rt-PA静注療法前後の評価に広く用いられており，簡便で再現性も高いため，経時的な変化を評価する必要があるリハにおいても，評価尺度として使用しやすいと考える．

4）脳卒中患者のリハの実際

a）廃用性萎縮に対するリハ

廃用性萎縮は安静後数時間ではじまり，進行するといわれている．安静後6時間で，麻痺肢ではタンパク合成の減少が生じはじめる．2日間安静状態が続くと，約60％の筋線維短縮が生じるとされる[6]．不可逆的な廃用性萎縮に至らずとも，筋力低下は離床の遅延を招き，合併症を誘発しかねない．そのため，早期から**四肢の関節可動域運動（range of motion exercise：ROM-ex）**が重要となる．

b）離床

損傷脳においては，脳血管の自動調節能が破綻しており，血圧の低下がすなわち脳灌流

圧の低下を意味する．そのため離床に際しては，**起立性低血圧に注意**する必要がある．

起立性低血圧は，下肢からの灌流障害が原因とされ，離床前に下肢の自動運動を促したり，離床時に時間をかけたり，弾性ストッキングを使用したりすることで，ある程度の予防は可能である．

重症意識障害患者では，廃用症候群の予防や，誤嚥性肺炎の予防，心肺機能の維持目的に，端坐位や車いす坐位などを施行していくことが勧められるが，こういった患者は特に起立性低血圧の高リスクであるため，十分なリスク管理のもとに行うことが望ましい．

c）呼吸リハ

重症脳損傷患者では，意識障害や呼吸筋麻痺などにより，呼吸障害を合併することも多い．人工呼吸管理が必要な場合は，常に誤嚥性肺炎のリスクにさらされているうえ，呼吸筋の廃用により，さらに人工呼吸管理が長期化することも懸念される．後に述べるように，**誤嚥性肺炎に伴う全身状態の悪化や低酸素状態は二次性脳損傷を誘発するリスクともなる**ため，**特に重症例に関しては，早期の呼吸リハが望ましい**と考える．しかし，呼吸リハでは，胸郭の他動的運動や体位変換を行うため，頭蓋内圧の上昇を招く恐れもある．手術や薬剤投与により頭蓋内圧のコントロールを行っている患者に対しては，より慎重に適応について評価する必要がある．

5）脳卒中患者の早期リハにおける注意点

a）低酸素

前述のように，重症脳損傷患者では，呼吸器合併症を有する例が多く，低酸素に留意しなければならない．**PaO_2 60 mmHg以下**では脳の酸素需要に見合った供給ができず，二次性の脳損傷が進行するとされている．さらに，損傷脳では代謝性自動調節能が破綻しており，よりPaO_2低下による影響を受けやすい[7]．頭蓋内圧亢進患者においては，低酸素により脳血管拡張が誘発され，さらに頭蓋内圧を上昇させる可能性がある．

b）発熱

脳卒中患者においては，中枢性体温調節障害をきたしていることが多い．また，嚥下性肺炎の合併や，吸収熱などにより高体温をきたしていることもある．さらに高体温状態では，脳の酸素需要が増大し，二次性の脳損傷の原因となりうる．体温が1度上昇すると，頭蓋内圧は4 mmHg上昇するといわれており[8]，頭蓋内圧亢進患者においては特に注意を要する．**緻密な体温管理**は，脳卒中や頭部外傷などの神経救急疾患全体に対する重要な全身管理法の1つである．急性期治療の高体温に対して，体表クーリングや，薬剤による解熱が行われるが，離床中は体表クーリングを十分に行うことができないため，体温上昇には注意が必要である．

❸ 頭部外傷患者の早期リハ

　頭部外傷患者の早期リハの開始基準に関しては，明確なエビデンスが存在しない．重症頭部外傷のケースでは，脳室ドレナージチューブが挿入されている患者，頭蓋内圧モニターが挿入され，高度の頭蓋内圧亢進状態の患者，外減圧術後の患者，他部位の重症外傷を合併している患者など，状態が多岐にわたるため，個々の状態に応じて可能なリハを判断する必要がある．離床が難しい患者に対して，**四肢の合併損傷がなければ，早期にROM-exを開始すること**，また**胸部の合併損傷がなければ，早期に呼吸リハを開始する**ことが重要となるのは，脳卒中患者と同様である．

頭部外傷患者のリハの注意点

a) 頭蓋内圧

　重症頭部外傷患者では，頭蓋内圧が亢進している状態にあることも多い．頭蓋内圧亢進を認める患者のリハの際に注意すべき点は，CPP（cerebral perfusion pressure：脳灌流圧）低下による相対的な**脳虚血**である．

　自動調節能が障害されていない正常脳であっても，CPPが50 mmHg以下となると，脳虚血が起きる．損傷脳においては，多くの場合自動調節能が障害されており，より高いCPPを必要とする[9]．

　また，CPP＝MAP（mean arterial pressure：平均動脈圧）－ICP（intracranial pressure：頭蓋内圧）で算出されるため，**MAPの低下，ICPの上昇がCPP低下を招く**．

　体動により血圧が低下する患者，体位により大きく頭蓋内圧が変動する患者（外減圧術後など）に関しては，特に注意が必要である．

b) 他部位損傷を合併した頭部外傷患者のリハ

　頭部外傷患者のなかには，四肢や胸部，腹部，骨盤部など，他部位の損傷を合併した多発外傷の患者も多く存在する．重症多発外傷患者では，血圧が不安定な患者も多く，離床に際して注意が必要である．四肢外傷患者では，損傷肢におけるROM-exが制限され，また胸部外傷患者においては，呼吸リハが制限される．いずれにせよ，**受傷部位や循環動態の評価を頻回に行い**，できる限り早期から可能なリハを開始することが重要である．

❹ 頭部外傷における高次脳機能障害の早期評価とリハ

　頭部外傷後における高次脳機能障害とは，器質的脳損傷により記憶・記銘力障害，集中力障害，遂行機能障害，判断力低下などの認知の障害や，感情易変，自発性の変化などの

表2 ● 高次脳機能障害と評価方法

Ⅰ. 記憶障害	Ⅲ. 遂行機能障害
● 全般的記憶検査：WMS-R（ウェクスラー記憶検査） ● 言語性記憶検査：三宅式記銘力検査 ● 視覚性記憶検査：ベントン視覚記銘検査，REY図形テスト ● 日常記憶検査：RBMT（リバーミード行動記憶検査） Ⅱ. 注意障害 CAT・CAS（標準注意検査法・標準意欲評価法）	● BADS（遂行機能障害症候群の機能評価） ● WCST（ウィスコンシンカード分類課題） ● FAB（前頭葉簡易機能検査） ● TMT（トレイルメイキングテスト） ● ストループテスト ● WAIS（ウェクスラー成人知能検査） ● Verbal fluency test ● ハノイの塔 ● 標準高次動作性検査 ● GATB（厚生労働省編一般職業適性検査） ● kohs立方体テスト ● 紐結び検査 ● 箱づくりテスト ● 4コマまんがの説明 ● 読書力テスト（速読）

人格変化などを典型的な症状とする障害である．これらの障害は復職や復学，あるいは日常生活に影響を与え，社会的あるいは経済的にも大きな影響を与えるために問題となっている（第3章-16参照）．特に頭部外傷はその原因が交通事故や第3者行為などに起因していることも多く，補償問題や司法判断にも影響するため，正確な医学的診断と評価が要求される（表2，第3章-16表1）．さらに高次脳機能障害は巣症状と異なり，通常の診断では一見正常に見えることから見過ごされることも多い．特に急性期における高次脳機能障害の診断は軽視されがちであり，その有無や外傷との因果関係，経時的変化などについて，後に問題となることが多い[10]．また，比較的軽症の頭部外傷に合併することもあるため，入院期間も短いケースもあり，**急性期からの早期評価**と入院から外来への**継続性のある**リハを行うことは重要である．

❺ 頭部外傷後における高次脳機能障害を合併しうる周辺疾患

近年，非常に軽微な頭部外傷が高次脳機能障害を引き起こす病態が社会的に問題となっている．特に**外傷に伴う低髄液圧症候群（脳脊髄液漏出症）**と**軽度外傷性脳損傷（mild traumatic brain injury：MTBI）**は社会的にも大きくとり上げられた．どちらの疾病も急性期における神経心理学的検査を含めた診断や画像診断による評価が重要である．ここでは特に現在世界的に話題となっているMTBIについて，その現状と問題点について述べる．

表3 WHOにおけるMTBIの定義

受傷後30分またはそれ以降の診察時点でのGCSが13〜15の患者において，以下のうち1つ以上みたす．
①錯乱や見当識障害
②30分以下の意識消失
③24時間以内の外傷後健忘
④その他一過性の神経学的異常（巣症状や痙攣，外科的治療の必要ない頭蓋内病変）

上記のMTBI所見は，薬物・酒・内服薬，他の外傷や他の外傷治療（例えば全身の系統的外傷，顔面外傷，挿管など），他の問題（例えば心理的外傷，言語の障壁，併存する医学的問題）あるいは穿通性脳外傷などによって起きたものであってはならない．

1) MTBIの定義

1993年に米国リハ学会がMTBIの定義を提案した[8]．それは，①意識消失（期間を問わない），②事故直前または事故直後の記憶消失（期間を問わない），③受傷時のあらゆる精神状態の変化（ぼーっとする，失見当識，意識混濁），④局所性神経脱落症状（一過性または永続性）のうち1つ以上を満たすが，①30分以上の意識消失，②事故後24時間以上の記憶消失，③30分後の最初のGCSが13〜15より悪い，のいずれでもない，というものであった．その後，MTBIに関する多くの報告がなされたが，これらの報告結果によって混乱を生じたため，WHOが発表された論文を分析，検討してWHOの定義を提案した（表3）[11]．その報告によるとMTBIの発生数は年間10万人あたり600人以上という推計もある．この推計を日本に当てはめると年間70万人ものMTBIが発生している計算となるとの報告もある[12,13]．しかし，このWHOの定義は非常に曖昧でわかりにくく，客観的な画像診断による基準ではなかった．その結果，この基準が1人歩きし，臨床さらには司法の現場にさらなる混乱を招くところとなった．

2) MTBIに関する問題点

WHOの定義は過去の抽出された論文から作成されたものであるが，定義や症状の曖昧さに加えて画像によるエビデンスの欠如という決定的な問題を有している．WHOの報告では，急性期に認知障害を有する症例のほとんどが3〜12カ月以内に症状が回復し，症状持続に最も関与した要因は賠償・訴訟であったという[12〜14]．本邦では頸椎捻挫の病態の本質がMTBIによるものであり，頭部外傷の重症度や直接的な外力に関係なくMTBIが起こると提唱した報告がある[15,16]．MTBIの症状としてあげているものは，意識障害，認知障害，多発性脳神経麻痺，運動麻痺，知覚障害，小脳症状，自律神経障害，膀胱直腸障害などきわめて多彩である．さらに合併症として求心路遮断痛，複合性局所疼痛症候群（complex regional pain syndrome：CRPS），うつ，心的外傷後ストレス障害（PTSD）などがあげられている．しかしその一方で，なぜそれらの症状を引き起こすかといった"本質的病態"は全く解明されていない．

3）MTBIとリハ

現在世界的に話題となっているMTBIについて，その現状と問題点について説明した．現状では急性期における症状の有無がきわめて重要であり，その診断には急性期における評価が必須である．その評価方法には神経心理学的検査なども含まれるため，一般的な早期リハと同様にリハビリテーション科医師，看護師，作業療法士，言語聴覚士さらには臨床心理士を含めた医療チームの編成が必要である[17]．

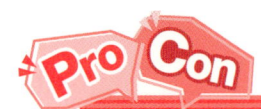

Pro Con 論点のまとめ

脳卒中に対する超急性期（24時間以内）リハについて

【賛成論】
- SCUにおいては病態と安全性を考慮したうえで，可及的すみやかにリハを開始するべきである

【反対論】
- 脳卒中に対する超急性期（24時間以内）の開始は転帰を改善させないので慎重に考慮すべきである

今後，脳卒中に対する超急性期（24時間以内）リハの有用性について明らかにするために病態や重症度，さらにはリハの開始時期を明確に定義した追加試験の結果が待たれる．

◆ 文献

1) 「脳卒中治療ガイドライン2015」（日本脳卒中学会 脳卒中ガイドライン委員会／編），協和企画，2015

【必読】2) Bernhardt J, et al：Efficacy and safety of very early mobilisation within 24 h of stroke onset (AVERT)：a randomised controlled trial. Lancet, 386：46-55, 2015 ★★★

3) Chippala P & Sharma R：Effect of very early mobilisation on functional status in patients with acute stroke: A single-blind, randomized controlled trail. Clin Rehabil, 2015（in press）★★

4) Bernhardt J, et al：A very early rehabilitation trial for stroke (AVERT)：phase II safety and feasibility. Stroke, 39：390-396, 2008

5) Salter KL, et al：Outcome assessment in randomized controlled trials of stroke rehabilitation. Am J Phys Med Rehabil, 86：1007-1012, 2007

6) Gracies JM：Pathophysiology of spastic paresis. I：Paresis and soft tissue changes. Muscle Nerve, 31：535-551, 2005

7) Lobato RD, et al：Outcome from severe head injury related to the type of intracranial lesion. A computerized tomography study. J Neurosurg, 59：762-774, 1983

8) Jeremitsky E, et al：Harbingers of poor outcome the day after severe brain injury: hypothermia, hypoxia, and hypoperfusion. J Trauma, 54：312-319, 2003

9) Lee JH, et al：Carbon dioxide reactivity, pressure autoregulation, and metabolic suppression reactivity after head injury: a transcranial Doppler study. J Neurosurg, 95：222-232, 2001

10) 早川峰司，他：救急医療施設における頭部外傷後高次脳機能障害の問題点．日本救急医学会雑誌，18：169-178, 2007

11) Mild Traumatic Brain injury Committee of the Head Injury Interdisciplinary Special Interest Group of the American Congress of Rehabilitation Medicine：Definition of mild traumatic brain injury. J Head Trauma Rehabil, 8：86-87, 1993
12) 茂野　卓：外傷性脳損傷と高次脳機能障害認定．日職業・災害医学会会誌，61：161-165, 2013
13) 吉本智信：軽度外傷性脳損傷（MTBI）．JOURNAL OF CLINICAL REHABILITATION，22：240-248, 2013
14) Carroll LJ, et al：Methodological issues and research recommendations for mild traumatic brain injury: the WHO Collaborating Centre Task Force on Mild Traumatic Brain Injury. J Rehabil Med, Supplement 43：113-125, 2004
15) 石橋　徹：軽度外傷性脳損傷．整形外科Surgical Technique，1：218-220, 2011
16) 石橋　徹：軽度外傷性脳損傷．臨床整形外科，46：127-138, 2011
17) 山口加代子：脳損傷後のリハビリテーションにおける心理士の役割．リハビリテーション研究紀要，22：19-24, 2013

第3章 早期リハビリテーションの実際

7. 重症整形外傷に対する早期リハビリテーション

田中啓司

Point

- 治療目標は，「"受傷前と同等レベル"の"早期"社会復帰」である
- 早期リハビリテーション（以下リハ）の目的は，全身合併症と損傷局所合併症の軽減である
- 早期リハは，危機的状況を脱したら可及的早くに開始する
- 精神・心理的アプローチに留意した対応が求められる

はじめに

　外傷診療の原則は，「救命＞機能＞美容」である．過去，救命に成功したものの復職・復学に難渋する症例が多くみられた．本来，外傷診療の目標は，救命したうえでの「**"受傷前"と同レベルの"早期"社会復帰**」である．1982年には山本らが整形外科外傷での「機能的救命」[1]の必要性を説いたが，2004年の救命救急センターにおける多発骨傷患者の外傷機能障害の調査では，「**予防しえた機能障害**」が約30％に及ぶと報告され[2]，不十分な対策の実態が明らかとなった．この事態を改善する一翼が，早期リハである．本稿では，重症整形外傷の早期リハの要点について概説する．

1 重症整形外傷とは

　重症整形外傷は高エネルギー外傷によることが多く，重篤な他部位損傷を伴う多発外傷の一損傷であることが多い（**図1**）．主なものは，**表1**に示す外傷である．多発骨折は「abbreviated injury scale（AIS）が3（重症）以上の骨折が2カ所以上」あるものと定義される．また，多発外傷は「AIS 3以上の損傷が2部以上」あるものと定義される．これ

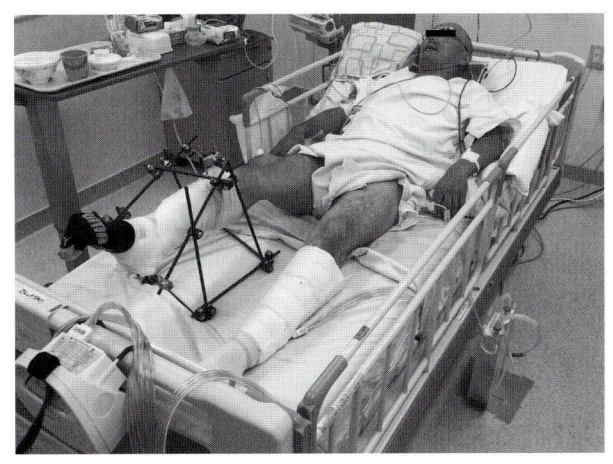

図1● 重症整形外傷を伴った多発外傷症例

［左胸部外傷，多発胸腰椎横突起骨折，左坐骨骨折，右足関節開放脱臼骨折］
左胸腔ドレーン挿入，右下肢創外固定が施されている．
深部静脈血栓症予防に左下肢に間欠的空気圧迫機器装着，疼痛管理にフェンタニル持続静注

表1● 主な重症整形外傷

生命予後，重大な機能障害に影響を及ぼす損傷	重大な機能障害に影響を及ぼす損傷
● 多発骨折，多発外傷の一損傷としての整形外傷	● 関節内骨折，脱臼
● 不安定型骨盤輪骨折，開放性骨盤骨折	● 粉砕骨折
● 高位頸椎損傷	● 関節をまたぐ同一肢複合骨折（Floating knee など）
● 両大腿骨骨折（特に開放骨折）	● 動脈損傷，切断肢指
● 重度開放骨折（Gustilo Ⅲ）	● コンパートメント症候群
● 広範囲軟部組織損傷	
● 四肢中枢部での動脈損傷，切断	

に該当しない複数部位に及ぶものは，多部位骨折，多部位外傷とよぶ．主なAIS 3以上の損傷を表2に示す[3]．

❷ 重症整形外傷に対する早期リハの目的

　早期リハは救命のための緊急手術の後の集中治療として，人工呼吸管理やさまざまな薬物治療，栄養管理とともに急性期治療の重要な一翼を担っている．その役目は，**1）全身合併症の予防・軽減，2）損傷局所の合併症の予防・軽減，3）その後のリハへの移行をすみやかにするための準備**である．

1）全身合併症の予防・軽減

　重症整形外傷，特に多発骨折・多発外傷，高位頸髄損傷では長期臥床や鎮静薬・筋弛緩

表2 ● 主なAIS 3以上の損傷

部位	損傷
頭頸部	脳挫傷，急性硬膜下血腫，急性硬膜外血腫，頭蓋底骨折ほか
胸部	肺挫傷，肺裂傷，血気胸，緊張性気胸，フレイルチェスト，胸部大動脈損傷，心破裂，心タンポナーデ，気管裂傷・断裂，横隔膜破裂，食道穿孔ほか
腹部	腸管穿孔，実質の深さ1cm以上の腎損傷・腎破裂，実質深さ3cm以上の肝裂傷・肝破裂，膵裂傷，実質深さ3cm以上の脾裂傷・脾破裂，膀胱破裂ほか
脊椎	● 頸椎：環軸関節脱臼，両側椎間関節脱臼 ● 脊椎共通：関節突起・椎弓・椎弓根骨折，椎体全面高の減少が20％以上の椎体骨折 ● 脊髄損傷
骨盤部	開放性骨盤骨折，転位のある不安定型骨盤輪骨折
四肢	すべての大腿骨骨折，上腕・前腕・脛骨開放／粉砕骨折，四肢切断
共通	出血量が全血液量の20％以上

（文献4より引用）

薬の使用や人工呼吸管理が強いられる．このような状況では，ICU-acquired weakness（ICU-AW）を招きやすい．ICU-AWはごく短期間に発生し，回復には期間を要する．特に呼吸筋・排痰力の低下による呼吸器合併症や体幹筋力低下によるポジショニング・坐位保持障害は呼吸器合併症を増悪させ，集中治療期間の長期化につながる．また，深部静脈血栓症・肺血栓塞栓症の高リスクであり，予防することが重要である．

2）損傷部局所合併症の予防・軽減

関節内・関節近傍骨折や軟部組織損傷では，**関節可動域障害**が生じやすい．

意識障害や関節をまたぐギプス固定・創外固定では関節可動が失われ，関節軟骨障害，筋・靱帯など軟部組織固縮による拘縮や筋力低下を生じる．無荷重の状態が続くと，骨萎縮を生じる．また，ギプスの圧迫による橈骨神経・尺骨神経麻痺や坐骨神経麻痺，下肢外旋不良肢位による総腓骨神経麻痺のような**末梢神経障害**を合併する．コンパートメント症候群や異所性骨化，複合性局所疼痛症候群（complex regional pain syndrome：CRPS，**一口メモ**参照）を続発することもある．

一口メモ　複合性局所疼痛症候群[5]

CRPSは治療に難渋する症候群であり，重篤な後遺機能障害を残しやすい症候群である．typeⅠ（従来の反射性交感神経性ジストロフィー）とtypeⅡ（従来のカウザルギー）に分類される．CRPS typeⅠは，神経損傷を伴わず，きっかけとなる侵害的な出来事のあとに発症し，出来事と不釣り合いな強い症状を呈する．軽微な外傷やギプス固定でも発症しうる．CRPS typeⅡは，神経損傷後に発症するが，必ずしも損傷した神経領域に限局しない強い症状を呈する．患部の強い持続痛，痛覚過敏，浮腫，皮膚血流の変化や発汗異常をきたす．著明な関節拘縮や骨萎縮を続発する．リハを進めるうえで，注意を要する症候群である．

表3 ● 多発外傷の治療時期

1）Acute or resuscitation period	1～3時間
2）Primary or stabilization period	1～72時間
3）Secondary or regeneration period	3～8日
4）**Tertiary or rehabilitation period**	**8日以降**

（文献6より引用）

表4 ● リハの中止基準

①気道不安定
②不安定な呼吸状態
　・呼吸数：5回/分以下，40回/分以上
　・SpO$_2$：90％以下
③不安定な循環動態
　・心拍数：40回/分以下，130回/分以上
　・平均血圧：60 mmHg以下，110 mmHg以上
　・収縮期血圧：200 mmHg以上
　・制御できていない活動性出血
　・高容量の昇圧剤投与
　・著しい不整脈
④頭蓋内圧亢進
⑤鎮静薬増量を要する興奮状態
⑥体温：35℃以下，38℃以上

（文献8を参考に作成）

3）その後のリハへの移行をすみやかにする準備

集中治療期を脱すると，リハセンターやリハ病院でのリハへ移行する．しかし，**体幹・四肢筋力低下**や**関節可動域障害**が強いと，すみやかなステップ移行に支障をきたす．早期リハでは，この点にも留意して進めていくことが大切である．その具体的な方法を以下に記す．

❸ 早期リハの開始時期

重症整形外傷に対するリハ開始時期を示す指標はない．Tscherneら[6]は多発外傷の治療時期を4期に分類し（表3），**リハ開始時期を8日以降**としている．また，重症外傷には，受傷時の損傷（First hit）に手術侵襲（Second hit）が加わると，より重篤な生体反応をきたすとする概念がある[7]．受傷数日は過剰炎症期となるため，根治治療に適した時期は5～10日目である．これを踏まえると，重症整形外傷おいて積極的にリハを開始する時期は，**5～10日あたりが無難**といえよう．ただ，優先順位の高い**呼吸リハ**は超急性期の危機的状況を脱すれば，表4の該当項目を参考に，前述期間にこだわらず**早期介入を**

検討すべきである．また，**全身状態が安定している症例では，この期間に囚われることなく，受傷翌日・翌々日からリハを開始する．**

4 早期リハの方法と注意点

1）総論

　全身管理を容易にし，効果的な早期リハを実現するためには，主要骨折の治療戦略が重要となる．**無駄に長期間安静臥床を強いることなく，適切な時期に骨折治療を行う必要がある．**

　リハを行うことにより酸素需要の増加や血管内容量の分布変化などが生じ，呼吸・心臓など臓器に負荷を与える．これにより，呼吸状態・循環動態に悪影響を与え，**脳圧亢進を招く危険**がある．特に早期リハの対象時期は，外傷によりこれら主要臓器に大きな負担がかかっており，軽度のリハ強度でも影響がでやすい．早期リハの処方内容や強度は，医療チームで臓器への影響を考慮して決定する．リハを行う際には，リハ中止基準に該当しないかを確認したうえで，表情・冷汗，生命監視装置を観察しながら行う．人工呼吸器や持続血液浄化療法，経皮的人工心肺補助装置装着中であっても，早期リハは可能である．

　早期リハでは，全身合併症の対応が最優先であることはいうまでもないが，最終目標が「予防しえた外傷機能障害」であることから，早期に局所合併症の対応にも介入することに留意する．

　早期リハ処方の実際を**表5**に示した．異所性骨化は頭部外傷併存例に合併することが多く，暴力的な関節可動域訓練を行わないよう注意する．CRPSも一度発生すると治療に難渋する合併症であり，初期症状に注意する．発症後は無理なリハは控えるべきである．

2）多発骨折，多発外傷に併発した整形外傷

　本外傷に対する主要骨折治療戦略には **Early Total Care（ETC）**[9] と **Damage Control Orthopaedics（DCO）** の概念がある[7]．

　ETCとは受傷当日に骨折部の固定手術を完結させる概念であり，全身状態が安定している症例が適応となる．一方，全身状態が安定していない場合にDCOが適応される．これは受傷当日は，デブリードマン，血行再建，創外固定による整復固定といった必要最小限な対応を行い，生命危機を脱した後に根治治療を行う方法である[4]．

　本外傷は重症度の高い外傷であり，死亡率・後遺障害残存率が高い．全身状態が不良なことが多く，かつ全身合併症および局所合併症いずれも併発しやすいため，早期リハの開始時期と処方内容が重要となる．**危機的な状況を脱し，表4に該当しない状態**であれば，早期リハ処方を検討する．

表5 ● 早期リハ処方の実際

①全身合併症の対応	
1. 呼吸リハ，嚥下リハ	
2. ポジショニング，坐位訓練	

②局所合併症の対応	
1. 関節可動域訓練	● 自動訓練，自動介助訓練，他動訓練 ● CPM装置での他動訓練も有効
2. 筋力訓練	● 等尺訓練：ギプス・創外固定など関節運動不能時でも可能 　　　　　　大腿四頭筋，腓腹筋，腹直筋，殿筋，上腕二頭筋など 　　　　　　数秒間筋収縮をさせる．1日100〜300回を目安 ● SLR：大腿四頭筋訓練 ● 等張訓練 ● プッシュアップ訓練：上肢訓練，移乗に役立つ
3. 足踏み訓練，タオルギャザー訓練	足底部の感覚保持，足底筋筋力保持に有効
4. 部分荷重，坐位での足踏み訓練	骨萎縮予防に有効

CPM：continuous passive motion，SLR：striaght leg rising（下肢伸展位挙上訓練）

3) 脊椎・脊髄損傷

a) 脊椎損傷

　　脊椎は体幹部の支柱の役目を果たしており，損傷されると体位交換や坐位保持に影響を与える．脊髄損傷は完全麻痺・不完全麻痺，損傷高位により後遺障害の程度が異なる．頸髄損傷では自立した日常生活が障害され，特に高位頸髄損傷では自発呼吸・嚥下機能が障害され，全介助となる．したがって，呼吸・嚥下を中心とした全身合併症の軽減が重要となる．さらに，獲得しえる日常生活動作（ADL）（表6）を目標に残存している機能を維持することが重要である．リハ開始時期は，**多発骨折および多発外傷でなければ，表4の該当項目を確認し，早々に開始**すべきである．

b) 脊髄損傷

　　脊髄損傷では，自律神経麻痺により神経原性ショックを呈する．末梢血管の弛緩による相対的循環血漿量減少がその病態であり，急性期は血管収縮作用の強い血管作動薬を使用する．離床訓練では血圧低下が起きやすく，意識レベル・冷汗，生命監視装置をみながらリハを進める．この現象は脊髄ショック期の間続くこともあり，低血圧のために離床が進まないということがないよう**血管作動薬を使用してでも，リハを進めるべき**である．

　　軽微な受傷機転で損傷する中心性頸髄損傷では，下肢よりも上肢，特に手指の巧緻機能の障害が強い．移動は自立ができても，摂食・着替え・書字などのADLが障害される．全身合併症対応とともに早期から作業療法士の介入が必要である．

　　脊髄損傷では**膀胱直腸障害**や**性機能障害**をきたし，急性期〜慢性期にはその対応が必要となることも知っておきたい．

表6 ●脊髄損傷の高位とADL

損傷高位	残存筋	ADL
C3以上	胸鎖乳突筋，僧坊筋	全介助，人工呼吸器
C4	横隔膜	全介助，自力呼吸可
C5	三角筋，上腕二頭筋	寝返り・坐位は介助 移乗は全介助 電動車いす操作
C6	橈側手根伸筋	車いす移乗可能 車いす一部介助～自走
C7	上腕三頭筋，手根屈筋	寝返り，起き上がり可 坐位移動可 車いす移乗・自走 入浴自立
C8・Th1	指屈筋群，手内在筋	車いすでADL自立
Th2～Th12	肋間筋，腹筋群	車いすが実用的 長下肢装具と松葉杖で歩行可能
L3・4	大腿四頭筋	短下肢装具＋松葉杖または杖で実用歩行可能

4) 骨盤骨折

骨盤骨折は骨盤輪の安定性によって，安定型と不安定型に分類される．不安定型骨盤輪骨折や開放性骨盤骨折は出血性ショックの原因となり，死亡率がそれぞれ約30％，約50％と高率である．多発骨折・多発外傷の一損傷であることが多く，早期リハ開始時期は，**多発骨折・多発外傷に準じる**．骨盤が損傷されると体位交換，坐位保持や下肢荷重に支障をきたす．寛骨臼骨折では股関節可動域障害をきたしやすい．骨盤輪の変形や坐骨の転位が大きく残存すると，坐位や立位時に障害を残す．また，腰仙髄神経損傷により，**膀胱直腸障害**や**性機能障害**を残すことがあり，急性期～慢性期での対応を要する．

5) 開放骨折，軟部組織損傷

Gustilo type Ⅲ開放骨折は重度軟部組織損傷や主要動脈損傷を伴い，深部感染症や骨折部遷延癒合・偽関節を続発しやすい．デグロービング損傷のような広範囲挫滅創に代表される軟部組織損傷も機能的後遺障害を残しやすい外傷である．多発骨折・多発外傷の形態をとる場合には，これに準じた対応をするが，単独損傷であれば，**受傷後早々にリハを開始**する．

本損傷は骨折部固定や軟部組織修復までに急性期のうちに複数回の段階的手術を要するため，**手術治療計画をもとに**リハプランをたてる．

6) 切断肢

下肢切断では，大腿切断と下腿切断が一般的である．両者には義足歩行時の機能と歩行

獲得率に大きな隔たりがある．大腿切断では義足歩行による身体負担が大きく，義足歩行の獲得率が劣る．一方，下腿切断では健常者と分別つかない歩行能力を獲得し，義足歩行の獲得率も大腿切断よりも高率である．断端長が義足装着に影響するため，**切断部位を決定する際にはリハスタッフに相談**するとよい．術後断端管理にはrigid dressingとsoft dressingがあるが，術直後にギプス・義肢を装着するrigid dressingは十分な経験を有する管理チームが必要であり，soft dressingを行う施設が多い[10]．

義足歩行までの過程は，①断端管理と拘縮予防・3点支持歩行までの準備，②仮義足，③本義足となる．早期リハでは，断端管理（創管理と弾性包帯による腫脹管理），拘縮予防（膝・股関節ともに屈曲拘縮を起こしやすい），自動運動訓練（協力筋・拮抗筋のバランス不良により，自動運動再獲得が必要）と体幹機能・健肢筋力増強訓練（切断による体幹バランス不良と3点支持歩行のための訓練）を行う．

7）精神・心理的アプローチ

傷病者が危機的局面に陥った場合，その精神心理を考慮した対応が求められる．Fink[11]は「衝撃（障害事実の告知）」「防御的退行（否定・抑うつ）」「承認（障害の受容）」「適応」の4つの過程（**フィンクの危機モデル**）を報告している．脊髄損傷や切断肢のように不可逆的後遺障害では，防御的退行が強く，承認・適応までの期間が長い．社会復帰への一歩は，「衝撃（告知）」である．このタイミングを誤ると傷病者は医療者や家族に不信感を抱き，リハに支障をきたす．タイミングは全身状態や傷病者の障害への注目を参考に，家族を交えて精神科医を含めた医療チームが決定する．告知は，日中に落ち着いた環境で，家族・精神科医のバックアップのもと主治医が行う．防御的退行は「承認（受容）」に向けて正常な反応である．しかし，この反応を適切に表現できない場合があり，一見表情が明るい場合には注意が必要である．**防御的退行の時期に強引にリハを進めることは好ましくなく**，本人の訴えの傾聴に努めながら，無理ない範囲でリハを進める．

❺ 今後の課題

外傷傷病者は青壮年者と高齢者に多い．青壮年者は社会生産を生み出す原動力であり，障害を負った高齢者を介護するのも青壮年者である．その点で，外傷傷病者の「"受傷前と同等レベル"の"早期"の社会復帰」をめざすことは，社会的損失を軽減する大きな意義があり，早期リハが果たす役割は大きい．

リハを行ううえで，重要なことは受傷直後の早期リハから急性期・慢性期へと間断のない一貫したリハを提供することである．この体制の充実が強く望まれる．

Pro Con

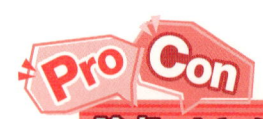

論点のまとめ

多発骨折・多発外傷の治療戦略：ETC vs DCO

【ETC：Early Total Care】
- 受傷後24時間以内の早期に骨折部の固定を行うと無気肺や肺炎，急性促迫症候群（ARDS）などを減少させ，かつ入院期間を短縮させる[9]
- Giannoudis[12]がETC適応条件（呼吸・循環安定，凝固系正常，体温正常，乳酸値正常など）を示した

【DCO：Damage Control Orthopaedics】
- Damage Controlは軍事用語で，攻撃を受けた戦艦のダメージを最小限に食い止め，戦闘を継続できるようにするものである
- 医療では1980年代に腹部外傷外科でこの概念がとり入れられ，その後整形外傷治療にも応用された
- Papeら[7]がETC・DCOによる治療戦略とDCOを考慮する指標（呼吸・循環動態不安定，凝固異常，低体温，体幹損傷＋多発長管骨骨折，手術時間6時間以上など）を示した

文献

1) 「別冊整形外科 No.1 救急の整形外科」（山本　真／編）．南江堂，pp233-244, 1982

2) 土田芳彦，他：救命救急センターにおける整形外科治療の問題点．骨折，26：4-8, 2004
   → わが国での「予防しえた外傷機能障害」を示した文献

必読 3) 「AIS 90 日本語対訳版（update98 日本語対訳版）」（日本外傷学会，日本自動車研究所／監訳），へるす出版，2003
   → 外傷の解剖学的重症度（AIS/ISS）を求めるのに必須の図書

4) 田中啓司：多発骨折患者の救急対応．J Clin Reha, 21, 239-246, 2012
   → 多発骨折患者の治療についての総説．本雑誌では，「多発骨折のリハビリテーション」として，特集を組んでいる

5) 大森英哉：CRPSの概念と治療．診断と治療，95：905-910, 2007

6) Tscherne H & Regel G：Care of the polytraumatised patient. J Bone Joint Surg Br, 78：840-852, 1996

必読 7) Pape HC, et al：The timing of fracture treatment in polytrauma patients: relevance of damage control orthopedic surgery. Am J Surg, 183：622-629, 2002
   → 多発外傷における骨折治療戦略を示したレビュー

8) 中村　健，他：ICUと術直後からのリハビリテーション導入．日本リハビリテーション医学会，51：205-208, 2014
   → 消化器外科手術後のICUでのリハ導入を解説．独自のリハ中止基準を示している

9) Bone LB, et al：Early versus delayed stabilization of femoral fractures. A prospective randomized study. J Bone Joint Surg Am, 71：336-340, 1989
   → ETCの有効性を報告している

10) 幸野秀志，陳　隆明：切断と断端マネジメント．日本リハビリテーション医学会，49：771-774, 2012

必読 11) Fink SL：Crisis and motivation: a theoretical model. Arch Phys Med Rehabil, 48：592-597, 1967
   → 「フィンクの危機モデル」の論文である

12) Giannoudis PV：Surgical priorities in damage control in polytrauma. J Bone Joint Surg Br, 85：478-483, 2003
   → ETCの適応条件を示している

第3章 早期リハビリテーションの実際

8. 熱傷に対する早期リハビリテーション

池田弘人

Point

- 重症熱傷患者に対する早期リハビリテーション（以下リハ）として，運動療法と呼吸理学療法がある
- 熱傷には早期リハを阻害する特有の因子が存在する
- 熱傷初期の阻害因子は呼吸循環不全，度重なる手術，耐性菌感染である
- 熱傷中期の阻害因子は疼痛，瘢痕拘縮，精神的問題である
- 近年は米国を中心に早期離床計画が推進されている

はじめに

　ICUにおける重症熱傷患者に対する早期リハとして，**良肢位保持，関節可動域訓練，筋力増強訓練などの運動療法**と排痰を促し，呼吸状態を改善させる**呼吸理学療法**があげられる．運動療法は，四肢の浮腫を改善し，関節可動域制限や筋肉量減少を最小限に抑えるために，一方，呼吸理学療法は，無気肺や，急性呼吸不全，肺炎などの呼吸器合併症を予防あるいは改善させるために有効である．これらは，熱傷急性期から開始することが望ましいが，不安定な呼吸循環状態，度重なる手術，さらに熱傷患者にしばしばみられる耐性菌感染の厳重な扱いなどにより，思うように進められないことが少なくない．

1 重症熱傷のリハ

1）呼吸理学療法

　気道熱傷の生理学的変化としては，胸郭コンプライアンスの低下，気管支血流量の増加，

気道抵抗の増加，死腔の増加，呼吸仕事量の増加，気道内分泌物の増加などが認められる．また，喀痰は漏れ出したアルブミンなどの影響で，より粘稠な痰となり気管支を閉塞させる．その結果，肺炎，無気肺などが生じる．これに対し，例えば体位ドレナージ，スクイージング（squeezing），軽打（percussion），振動（vibration）などによる介助，気管支鏡による吸引などによる喀痰排出促進を行う．その後引き続き，呼吸訓練，早期離床が行われる．

2）運動療法

熱傷により障害された皮膚は壊死し，最終的には脱落する．よって多くの場合，皮膚の絶対量が足りないこと，植皮術を施行しても瘢痕皮膚に伸展性がないこと，移植皮膚と腱や筋膜が癒着すること，腱や関節包が露出断裂すること，などによる運動障害や関節可動域制限を生じる．また，四肢切断に至ることもある．

急性期からの運動療法としては，**良肢位保持，自動および他動による関節可動域訓練，筋力増強訓練，起立歩行訓練，社会復帰にむけての作業療法**，などがあげられる．これらは，四肢の浮腫を改善し，関節可動域制限や拘縮，筋肉萎縮を最小限に抑える役割をもつ．なお，瘢痕期における，瘢痕拘縮解除治療を成功させるためには，理学療法のみでは不可能であり，形成外科医による瘢痕拘縮形成術が不可欠である．

3）熱傷における運動療法の実際とピットホール

植皮後の瘢痕皮膚は汗腺がなく，広範囲に及ぶ場合は発汗による体温調節ができないため，高温環境に順応できない．具体的には，**夏季の外気下での歩行訓練やその他のリハには短時間しか耐えられない**ということである．同様に，瘢痕皮膚には皮脂腺もないため乾燥しやすく，擦過刺激に弱く，容易にびらんを生じる．また，重症熱傷は免疫不全状態であり，長期にわたり易感染状態といえる．よって，熱傷急性期のリハ開始に際しては，**接触感染予防対策の徹底が不可欠**である．MRSAや耐性緑膿菌などの薬剤耐性菌が検出されることも稀ではなく，しばしばきわめて危険な院内水平感染の感染源となるため，リハを行った理学療法士はほかの患者への感染伝播を防止する策を徹底しなければならない．

❷ 北米における熱傷リハに関する歴史的動き

2008年に，米国，カナダ，豪州の熱傷リハ臨床家が一堂に会し，熱傷リハの現状と将来を，15のトピックに分けて議論し，今後の研究課題として共有した．そのなかで，用語の統一や，データ収集の際に含めるべきものなどもとり上げられ，その後の米国を中心とした熱傷リハ研究の基礎となっている[1]．

また，米国熱傷学会（American Burn Association）は2013年にコンセンサスリポートをまとめ学会誌に示した[2]．そのなかで，リハに関して，「呼吸循環系および神経系などに重大な合併症がなければ早期離床を制限する必要はない．ただし，起坐，歩行など日常動作に伴って重大な合併症が生じる危険性もあり，早期から継続的に観察評価する必要がある」，との記述がある．

❸ 熱傷患者の運動療法プログラム

米国熱傷学会の推奨するプログラムをあげる（表1）．これは，modified Bruce Protocolをもとに，多くの小児熱傷治療指針を生み出しているShriners Burns Instituteでの研究で評価されたものである．ただし，これを支持する高いエビデンスの前向き研究は多くが小児を対象としたもので，多施設研究や成人については十分でなく，今後も研究評価が必要とされている[3]．

表1 熱傷患者の運動療法プログラム

Progressive Resisitive Training	Aerobic Conditioning Program
評価基準	評価基準
● 正しいウェイトリフティングの仕方を教える ● レバーアームやバー，wooden dowelでウォームアップを行う ● 4回ウェイトリフティングを行う ● 正しくできたら1分間休む 　徐々に量を増やしていく 　4回目まで続けていく ● 最終的には3回まで反復可能	● スタンダードトレッドミル運動評価 　（modified Bruce Protocol） ● 酸素消費量と心圧を測る ● トレッドミルを1.7 mph 0% gradeから開始 　3分間のインターバルをおき，スピードと傾斜をあげる ● VO_{2peak}＝呼吸交換率≧1.10，可能な限り行う
レジスタンス運動	有酸素運動
● 8種の運動を行う：bench press, leg squats, shoulder press, leg press, biceps curl, leg curl, triceps curl, toe raises ● 1週目：50〜60% 3RM 4〜10回×3セット ● 2〜6週目：70〜75% 3RM 4〜10回×3セット ● 7〜12週目：80〜85% 3RM 8〜12回×3セット ※セット間は1分間の休息をとる	● 5分間のウォームアップ 　（トレッドミルまたは自転車エルゴメータを＜50% VO_{2peak}） ● 30分間の運動 　（トレッドミルまたは自転車エルゴメータを70〜85% VO_{2peak}） ● 5分間のクールダウン 　（トレッドミルまたは自転車エルゴメータを＜50% VO_{2peak}）
30分/週で連続しない3日間×12週	30分/週で5日間×12週

米国熱傷学会の推奨するプログラム．
mph＝mile per hour，RM＝repetition maximum，VO_{2peak}＝peak oxygen consumption
（文献3より引用）

❹ 日本における報告

　わが国における熱傷のリハに関する報告は，今のところ自施設単独の後ろ向き研究のみである．広範囲熱傷救命例では，自活できることはきわめて稀であり[4]，たとえ社会復帰できても，手指・顔面の瘢痕拘縮，肥厚性瘢痕，瘙痒感などに悩まされる[5]．また，わが国の特有の現象として，回復期リハ病院への転院率が低く，受け入れ可能なリハ病院が少ないため，早期リハを提供することで急性期病院からの自宅退院を高めるという打開策が必要となる[6]．高齢者が多いことも特徴であり，早期からの積極的なリハ介入によるADLの回復が望まれる[7, 8]．

❺ 熱傷患者に対するリハの評価

　熱傷患者に対するリハの効果については評価が難しい．

　呼吸理学療法については，無気肺や酸素化不良を一時的に改善させることができたとする報告もみられるが，最終的に肺炎合併率や転帰に影響したという報告はない．1990年代後半にはわが国でもICUにおける熱傷患者の呼吸理学療法が注目されたが，その後，スクイージングに代表される胸壁の軽打や振動などが必ずしも必要ではないとして行われなくなった．

　現在広く用いられているADL評価法は**機能的自立度評価**（functional independence measure：**FIM**）である[9]．また，内因性疾患も精神疾患も包括できる障害度評価法としてよく用いられるものに，World Health Organization Disability Assessment Scale Ⅱ（WHO障害アセスメントスケール：**WHODS Ⅱ**）があり，熱傷にも用いられることがある．熱傷に特化した評価法として **Burn Specific Health Scale（BSHS）** がある．特に，**Burn Specific Health Scale-Brief（BSHS-B）** がよく用いられるが，これはオリジナルのBSHSを簡便化したもので9つのドメイン（heat sensitivity, affect, hand function, treatment regimens, work, sexuality, interpersonal relationships, simple ability, body image）からなり，それぞれ，5段階（"きわめて困難"の0から，"全く問題ない"の4まで）で点数づけするもので，個々の患者の受傷後あるいは治療後のさまざまな時期に評価することもでき，点数がより高いということは，問題がより少なく，QOLがより高いと評価できる[2]．BSHS-Bは英語の原本をもとに各国の言語に翻訳し用いられるが，日本語版は見当たらないのは残念である．

6 植皮後のリハ開始時期

Pro

1) 植皮術後の早期リハ開始がよい

　　下肢植皮術後の早期離床訓練には，ガイドラインとアルゴリズムがある（表2，図1）．これは米国熱傷学会の医師，理学療法士，看護師が中心となり作成し，その後，豪州，カナダ，アイルランドなどの医療スタッフも加わり修正更新され，国際熱傷学会のリハビリテーションコミッティーに送付され完成したものである．早期訓練というだけあって，**除**

表2 ● 米国熱傷学会の下肢植皮術後の早期離床訓練ガイドライン

ガイドライン
● 除外項目に当たらなければ，下肢の植皮術後できるだけ早期に術後早期離床訓練プロトコールを開始すべきである
● 離床訓練前に圧迫包帯などの圧迫材を施さなければならない
● 植皮が関節を超えるのであれば最初に包帯交換するまでギプスやキャストなどによる関節不動化を継続すべきである
オプション
● 直後からの全荷重に耐えられなければ徐々に離床および荷重を行う方法を導入することも可能である

（文献10を参考に作成）

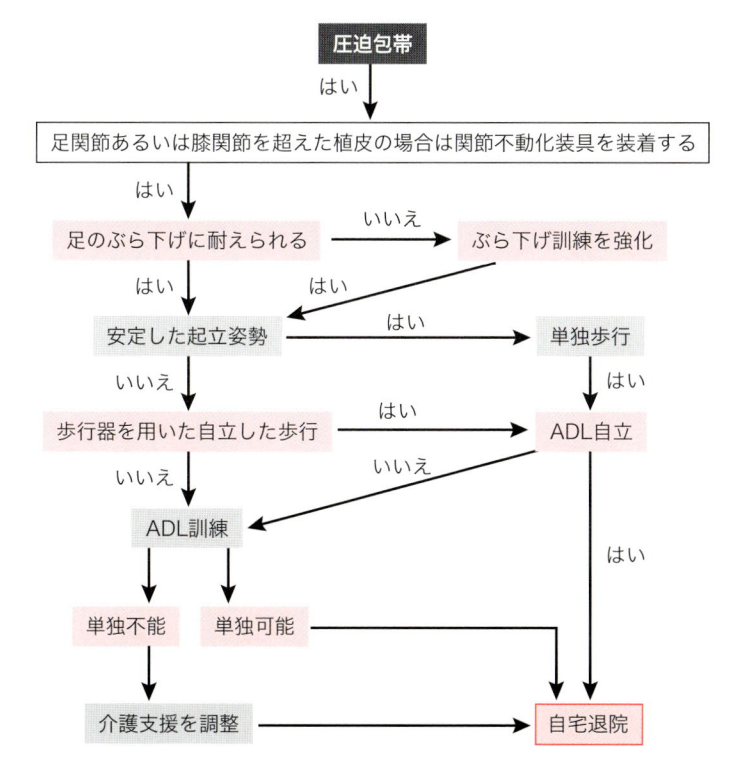

図1 ● 下肢植皮術後の早期離床のためのアルゴリズム
（文献10より引用）

外基準に当たらなければ，術後できるだけ早期に開始すること，圧迫包帯を行うこと，など注目すべき点がある．わが国でこれを採用している熱傷治療施設があるかどうかは不明であり，現在の国際標準とはいえないが，これをもとに効果を検証していく基本療法としての役割があり，参考に掲げる[10]．北米のメタ解析によると，早期離床訓練群と床上安静群では，植皮後7日および14日の治癒経過に差がなく，術後合併症発生頻度にも有意な差がない[11]．

2）術後5〜7日は床上安静を維持し確実に植皮を生着させる

伝統的な考え方では，植皮術後5〜7日の床上安静を維持し，植皮部の動きを許さぬことが，植皮を確実に生着させるためには必要不可欠で，そうでないと生着率が低下するとされていたが，じつはこれを裏付ける十分なエビデンスはないのである．

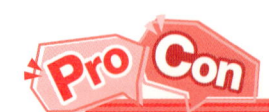

論点のまとめ

下肢植皮術後の早期リハは有用か？

【賛成論】
- 下肢の植皮術後できるだけ早期に術後早期離床訓練プロトコールを開始することで，離床退院を早められる
- 早期離床訓練を開始しても，床上安静と比し，植皮の治癒経過に差がなく，術後合併症発生頻度にも有意な差がない

【反対論】
- 植皮術後5〜7日の床上安静を維持し，植皮部の動きを許さぬことが，植皮を確実に生着させるためには必要不可欠である

文献

必読 1）Richard R, et al：Burn rehabilitation and research: proceedings of a consensus summit. J Burn Care Res, 30：543-573, 2009
→ 2008年に，米国，カナダ，豪州の熱傷リハ臨床家が一堂に会し，熱傷リハに関係する15のトピックをあげ，研究の基礎を築いた際の報告

2）Gibran NS, et al：Summary of the 2012 ABA Burn Quality Consensus conference. J Burn Care Res, 34：361-385, 2013
→ 2013年に米国熱傷学会が熱傷に関するさまざまなコンセンサスリポートをまとめ学会誌に示したもの

3）Nedelec B, et al：Practice Guidelines for Cardiovascular Fitness and Strengthening Exercise Prescription After Burn Injury. J Burn Care Res, 17, 2015（in press）
→ 米国熱傷学会の推奨する運動療法プログラムプログラムに関して述べた論文

4）青木 律：広範囲熱傷救命患者の社会的予後．熱傷, 20：64-71, 1994
→ 単施設における熱傷面積30％以上の広範囲熱傷救命例の後ろ向き研究

5) 渡部隆博, 大塚 寿：当科における広範囲熱傷患者の受傷から社会復帰の現状. 熱傷, 21：98-102, 1995
   → 単施設における burn index 30 以上の広範囲熱傷 10 人の後ろ向き研究

6) 石田幸平, 他：熱傷専門施設におけるリハビリテーション―重症熱傷に対するリハビリテーションの早期介入と継続の必要性―. 熱傷, 39：15-25, 2013
   → 単施設における作業療法士（OT）の介入のあった重症熱傷 19 例についての後ろ向き研究

7) 鈴木裕也, 他：熱傷症例に対するリハビリテーション―65歳以上の高齢者と65歳未満の非高齢者との比較―. 熱傷, 37：72-80, 2011
   → 単施設における高齢者熱傷と非高齢者熱傷との後ろ向き比較研究

8) 木村雅彦, 他：リハビリテーションによる高齢重症熱傷患者の予後改善について. 熱傷, 33：1-7, 2007
   → 単施設熱傷センターにおいてリハ加療を行った65歳以上の熱傷患者33例についての後ろ向き研究

9) Schneider JC, et al：Burn rehabilitation outcomes: lessons learned from the uniform data system for medical rehabilitation. J Burn Care Res, 35：212-213, 2014
   → FIM を用いた ADL 評価についての論文

10) Nedelec B, et al：Practice guidelines for early ambulation of burn survivors after lower extremity grafts. J Burn Care Res, 33：319-329, 2012
    → 米国熱傷学会の医師, 理学療法士, 看護師が中心となり作成し, その後, 国際熱傷学会のリハビリテーションコミッティーに送付され完成したガイドラインとアルゴリズムがある論文

11) Southwell-Keely J & Vandervord J：Mobilisation versus Bed Rest after Skin Grafting Pretibial Lacerations: A Meta-Analysis. Plast Surg Int, 2012：207452, 2012
    → 植皮後のリハに関する北米のメタ解析

第3章 早期リハビリテーションの実際

9. 小児ICUでの早期リハビリテーション

壷井伯彦

Point

- 小児でもICU-acquired weakness（ICU-AW）は発症する
- 小児ICU領域では早期リハビリテーション（以下リハ）導入が遅れている
- 小児ICUでの早期リハには小児特有の注意点がある

はじめに

　成人ICU領域での早期リハはQOLを改善し，ICU期間を短縮すると報告されている[1,2]．また，NICU領域でも発達を促すケアを受けた児で，機能的予後が改善するとの報告がある[3]．

　一方，小児ICU（pediatric ICU：PICU）領域では，2015年のシステマティックレビューで，分泌物クリアランスに呼吸リハが有効であるとされたが，高いエビデンスレベルの報告は乏しい状況であり[4]，PICU内でどの程度リハが行われているかの後方視的調査に留まっているのが実情である[5]．

　ここでは，当院PICUの取り組みをまじえて，PICU領域での早期リハについて概説する．

1 小児のICU-AW

　ICU-AWは「重症疾患という以外に妥当な原因がないにもかかわらず重症患者に臨床的に認められる虚弱」と定義され，CIP（critical illness polyneuropathy），CIM（critical illness myopathy），CINM（critical illness neuromyopathy）に分類される（図1）．近年，集中治療を受け救命された重症患者のICU-AWが問題となっているが，**ICU-AWは**

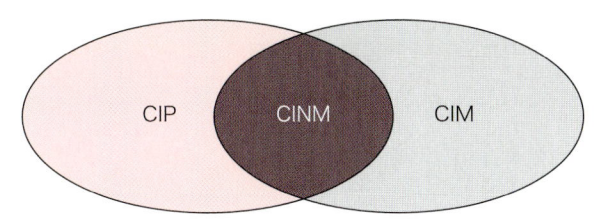

CIP	critical illness polyneuropathy 遠位筋の弱化，遠位運動感覚神経の軸索変性
CIM	critical illness myopathy 近位筋の弱化，ミオシンの減少， タイプⅡ筋繊維萎縮，壊死
CINM	critical illness neuromyopathy CIP と CIM 両者の混在

図1 ● ICU-AW の分類

成人だけでなく，小児でも発症する[6]．実際，下記のように当院 PICU でも ICU-AW 発症例を多く経験している．

症例

2歳3カ月女児．EB ウイルス感染による血球貪食症候群に伴い，多臓器障害（意識障害，急性肝不全，急性膵炎，急性心不全，急性腎不全，消化管出血，血球減少）をきたし，PICU で74日間治療（人工呼吸管理31日間，持続透析19日間，筋弛緩管理3日間，連日ステロイド投与）した．経過中，早期から四肢関節の拘縮による可動域制限，体幹支持筋力の低下を認め，ICU-AW を発症．

PICU 入室中より早期リハの介入を行い，一般病棟転棟後も継続．入院151日目に独歩退院となった．

❷ PICU における早期リハの障害

PICU 領域では成人 ICU 領域と比較して早期リハの導入が遅れており，PICU における早期リハの障害として**表1**の項目が挙げられている[7]．

PICU における早期リハは障害が多いが，逆に介入できるポイントが複数ある．1つひとつの障害を乗り越えていけば，PICU 領域でも安全に早期リハが実施できる．

表1 ● PICUにおける早期リハ導入遅れの要因

施設の要因	患者の要因
● ガイドラインがない	● 状態不安定
● リハがオーダーされない	● 挿管チューブ
● 機器やスペースの不足	● デバイスが抜けるリスク
医療者側の要因	● 過度な鎮静
● 安全が第一と考えている	● 患者の理解力不足
● 適応の判断に迷う	● 不適切な鎮痛
● 開始可能の認識が遅れる	● 身体抑制
● マンパワー不足	● 栄養状態不良
● スタッフ間のコミュニケーション不足	
● スキルトレーニング不足	

（文献7を参考に作成）

❸ PICU内リハの注意点

1) 体格，バイタルサイン基準値

PICUは体重2 kg台の新生児から成人まで様々な体格の患者が入室する．そのため，**体格に合わせたリハ**が必要である．また，年齢に応じてバイタルサイン基準値が大きく異なり，リハ施行中のバイタルサインに問題があるかどうかはそもそもの基準値を知っていなければならない．

2) 発達段階

小児では，年齢に応じた発達段階を踏まえたADL評価やリハ介入が必要となる．

3) 疾患の特徴

PICU領域では成人領域ではあまり見かけない**先天性疾患を抱えた患者**が多く入室する．リハを実施するためには疾患の理解も不可欠である（右左シャントの存在する先天性心疾患における血行動態など）．

4) 未熟性，脆弱性

乳幼児では身体の未熟性，脆弱性が問題となる．リハ中の骨折や皮膚トラブルに注意が必要である．

5）気管挿管チューブ

声門から気管分岐部までの距離が短く，チューブ先端の位置が不適切になりやすい．また，カフなしチューブの場合，固定性が悪い．リハ**開始前にチューブ先端位置と固定性の確認**が必要である．固定性を担保するため経鼻挿管で管理することも多い．

6）デバイスが抜けるリスク

様々なデバイスの挿入距離が短く，患者自身がデバイスに注意を払わないため，突発的な体動でデバイスが抜けるリスクがある．**リハ開始前に固定性を確認**する．

7）過度な鎮静，患者の理解力不足

小児患者では理解力不足から協力が得られず，デバイス管理のため，成人と比較するとどうしても深い鎮静が必要になる．年少児での挿管管理中の歩行などは，現実的には困難である．しかし，リハ中は**可能な範囲で鎮静深度を浅くする**よう心がける．

8）感染予防

ICU内では，医療従事者を介した耐性菌の水平伝播が問題となる．PICUでは耐性菌以外にも，患者が**感染力の強い病原菌を有する頻度が多く**（RSウイルス，ロタウイルス，水痘帯状疱疹ウイルスなど），注意が必要である．

4 当院の取り組み紹介

2015年度からPICUでの積極的な早期リハを導入した当院での取り組みを紹介する．この取り組みにより，確実かつタイムリーにICUにおける理学療法を行なうことができるようになった．また，それによる波及効果として，ICU以外の病棟における理学療法も効率的に行うことが可能となり，結果として診療報酬の増加にもつながった．

当院の取り組みがこれからICU内で早期リハを実践しようとする，あるいは施設で組織的に始めようとする場合の手助けとなれば幸いである．なお，当院はclosed ICUの形態をとっており，集中治療科医師がPICU内に常駐している施設である．

1）過去の問題点

①病院全体の理学療法士の数が不足しており，マンパワーが不足していた
②リハに必要な設備が不足していた

③PICU患者のリハの予定をたてても，患者の状態変化や処置の時間と重なるなどで，リハが実施できない場面が多かった

④リハが必要な患者に対するリハの処方オーダーが入っていなかったり，遅れたりしていた（以前はリハビリテーション科医師が集中治療科医師から依頼を受けて処方）

2）取り組み内容

a）環境整備

①PICU内での早期リハ実施の必要性とマンパワー不足を院内各部署にアピールし，PICU専従の理学療法士（非常勤）を雇用

②リハの必要物品を整備（車椅子，足台，立位補助具，おもちゃ，Electrical Muscle Stimulation機器など）

b）スタッフ間のコミュニケーション改善

①集中治療科医師，看護師，理学療法士，リハビリテーション科医師による早期リハ推進チームを結成

②毎朝行われるPICUでの各科合同カンファレンスにリハビリテーション科医師，理学療法士も参加するよう改革

③理学療法士がPICU内に常駐することにより，リハの時間調整の柔軟性が向上

c）知識や技術の習得

①理学療法士と看護師による双方向の勉強会を開催

②リハビリテーション科医師による集中治療科医師向けの講義を実施

d）リハ運用システムの改善

①リハ開始までのタイムラグを少なくするため，集中治療科医師によるリハの直接処方を導入

②集中治療科医師とリハビリテーション科医師が毎朝各患者のリハの必要性を検討して実施患者を決定する方法へ変更

e）情報共有，発信

①医療チームで情報共有しリハを実施するため，リハ実施表（図2）を導入．理学療法士および看護師によるリハの実施内容，安静度，リハ目標などを一覧できるようにした

②PICU内でのリハ実施単位数，実施内容のデータを収集し，毎月関係者に周知（図3）

③リハ中に発生した合併症の集積と振り返り

④関連学会での報告

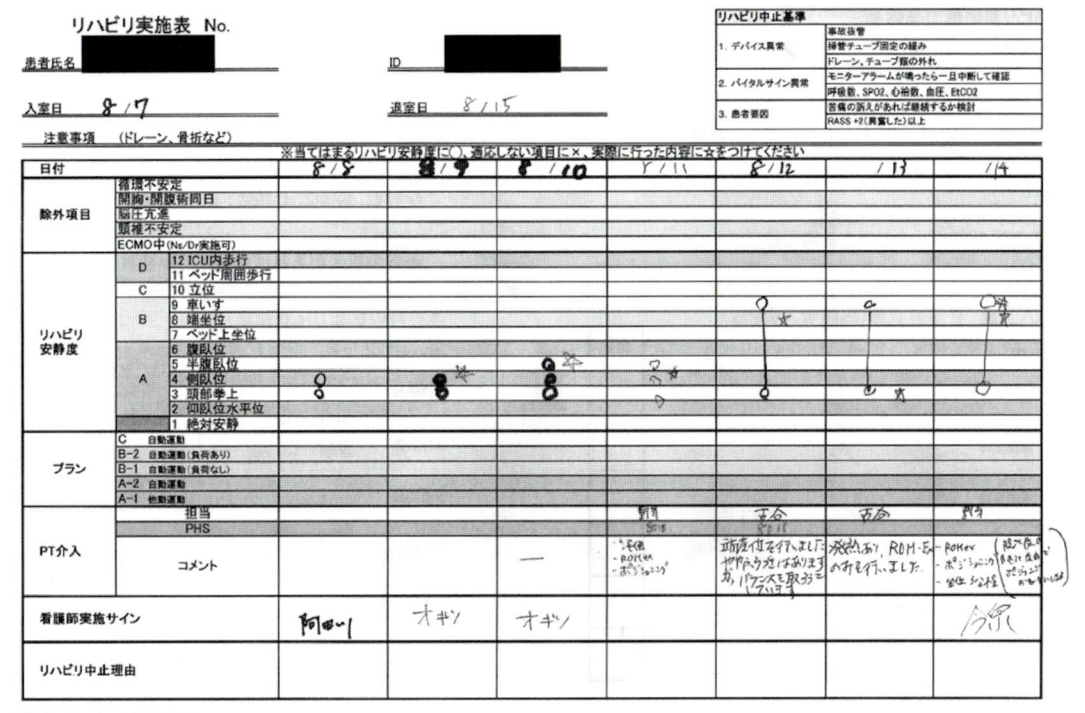

図2 ● リハ実施表

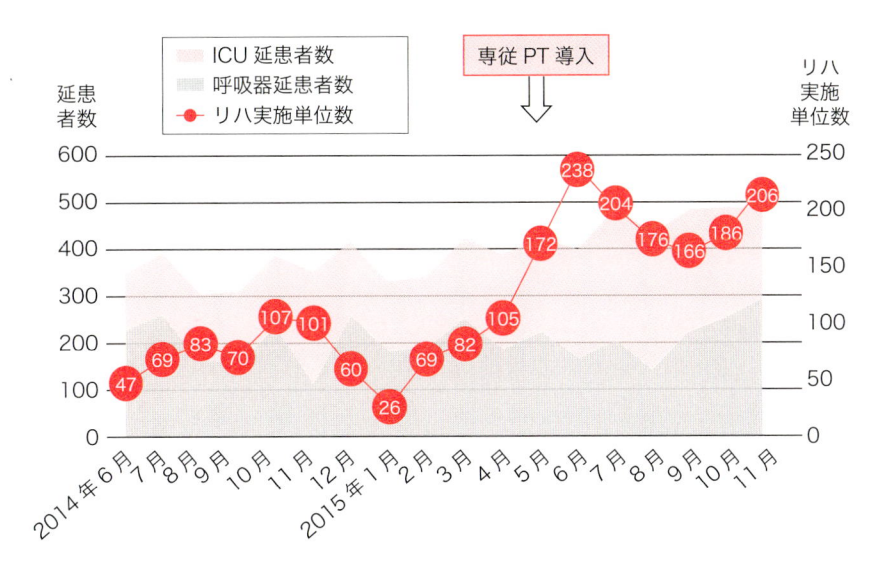

図3 ● 当院PICUのリハ実施単位数の推移

3）実際のリハの様子（図4）

症例 8歳女児．生体肝移植術後4日目．理学療法士，看護師の協力のもと立位訓練中．

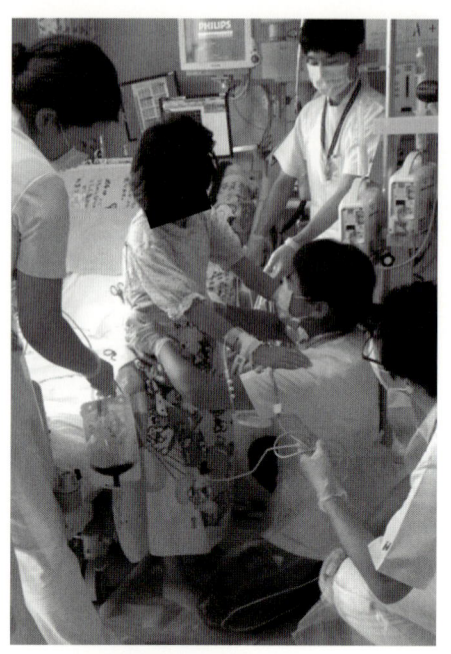

図4 ● 立位訓練中の様子

❺ 早期リハの安全性

1）成人領域

　　　　ICU入室中の患者では，急性期の病態やデバイスなどがリハ中の安全性を確保する上で問題になる．患者状態に合わせてどこまでのリハを行うかについては，成人領域では2014年にエキスパートコンセンサスが発表されている[8]．デバイスに関しても挿管チューブ，鼠径部の中心静脈カテーテルなどは問題とはならず，実際，早期リハを開始した施設での**リハ中の合併症は概ね1％未満**と報告されている[9]．

2）小児領域

　　　　小児領域では定まった基準はなく，当院では成人領域の基準を参考に個々に判断している．集中治療科医師は，主に状態が悪くリハを実施できない患者を選定し，リハビリテーション科医師がそれ以外の患者からリハを実施する患者を選定している．集中治療科医師，

リハビリテーション科医師の両方の目を通すことで，安全性を担保している．当院で専従理学療法士導入3カ月後までの**有害事象は，延べ450時間の理学療法中3件**（肺高血圧の悪化，点滴の接続はずれ，低酸素血症）であった．

⑥ 今後の課題

小児領域の早期リハにおける今後の課題は以下の通りである．
①PICU内の医師（集中治療科および関連各科）と看護師のリハへの理解を深める努力
②PICU内リハの効果の検証，研究，成果の発信
③PICU領域のリハ体制の整備
④リハ実施中の鎮静深度の検討

◆ 文献

1) Adler J & Malone D：Early mobilization in the intensive care unit: a systematic review. Cardiopulm Phys Ther J, 23：5-13, 2012
　→ ICU内早期リハのレビュー

2) Li Z, et al：Active mobilization for mechanically ventilated patients: a systematic review. Arch Phys Med Rehabil, 94：551-561, 2013
　→ 人工呼吸管理中の患者に対する早期リハのレビュー

3) Peters KL, et al：Improvement of short- and long-term outcomes for very low birth weight infants: Edmonton NIDCAP trial. Pediatrics, 124：1009-1020, 2009
　→ NICU領域でのリハの有用性を報告

4) Hawkins E & Jones A：What is the role of the physiotherapist in paediatric intensive care units? A systematic review of the evidence for respiratory and rehabilitation interventions for mechanically ventilated patients. Physiotherapy, 101：303-309, 2015
　→ PICU領域での理学療法の実態についてのレビュー

5) Choong K, et al：Acute rehabilitation practices in critically ill children: a multicenter study. Pediatr Crit Care Med, 15：e270-e279, 2014
　→ カナダの6つのPICU領域でのリハの実態報告

6) Kukreti V, et al：Intensive care unit acquired weakness in children: Critical illness polyneuropathy and myopathy. Indian J Crit Care Med, 18：95-101, 2014
　→ 小児でのICU-AWについての報告

7) Choong K, et al：Early mobilization in critically ill children: a survey of Canadian practice. Crit Care Med, 41：1745-1753, 2013
　→ PICUでの早期リハの障害について報告

8) Hodgson CL, et al：Expert consensus and recommendations on safety criteria for active mobilization of mechanically ventilated critically ill adults. Crit Care, 18：658, 2014
　→ 患者の状態に合わせてICU内でどこまでリハを行うか赤，黄，緑で表示し，まとめている

9) Damluji A, et al：Safety and feasibility of femoral catheters during physical rehabilitation in the intensive care unit. J Crit Care, 28：e9-e15, 2013
　→ 鼠径部にカテーテルが入っていても早期リハには問題ないとの報告

第3章 早期リハビリテーションの実際

10. ICUからはじめる摂食嚥下リハビリテーション

依田光正

Point

- ICUでは高率に摂食嚥下障害がみられる
- 気管挿管されているときから摂食嚥下障害を意識しなければならない
- ICUでは嚥下内視鏡検査（VE）が有用である
- 気管切開時は声門下圧を維持するためスピーチカニューレを使用する
- 摂食嚥下訓練は食形態調整・姿勢調整・機能訓練の3つが基本となる
- 栄養状態を含めて全体的な活動性を上げることが大事である

はじめに

　摂食嚥下障害は咽頭期の問題に限らず，意識障害や全身状態に大きく左右されるため，ICUや救命救急センターなどのクリティカルな状況において経口摂取に難渋する症例は多い．これまでの報告では，ICUにおける摂食嚥下障害の発生率は少なく見積もっても**20%はある**とされ[1]，常に念頭に置く必要がある．ここでは，気管挿管・人工呼吸管理された下記のような症例の経口摂取に向けたリハビリテーション（以下リハ）について概説する．

症例

　75歳男性．大動脈弁狭窄症に対して人工弁置換術を施行された．術後，心不全を併発し，気管挿管されたまま人工呼吸管理となった．第3病日に経鼻胃管からの経腸栄養が開始され，第6病日には人工呼吸器離脱となったが，排痰が多く，気道管理目的で第10病日に気管切開された．現在の意識レベルはGCS E3VT M6．声掛けで開眼し離握手などの従命はあるが，放っておくと閉眼し自発的な動作は乏しい．全身状態は改善傾向にあり，これから経口摂取を進めたい．

❶ ICUにおける摂食嚥下障害

ICUや救命救急センターなどのクリティカルな状況においては，下記に示すようなさまざまな要因から摂食嚥下障害が生じる[2]．

1）気管挿管チューブによる口腔・咽頭・喉頭の外傷

声帯・口腔咽頭の炎症や潰瘍・肉芽・瘢痕形成，披裂軟骨脱臼，反回神経麻痺による声帯麻痺，口唇や歯の損傷により摂食嚥下障害が起こる．

2）神経筋障害による筋力低下

脳卒中などの原疾患に加えて，嚥下頻度の低下による廃用性筋力萎縮，critical illness polyneuromyopathy（CIPNM）などから嚥下筋の筋力低下が起こる．

> **一口メモ　critical illness polyneuromyopathy（CIPNM）とは**[3]
>
> 敗血症や多臓器不全症候群，SIRSなどによる呼吸不全の後にニューロパチー（critical illness polyneuropathy）あるいはミオパチー（critical illness myopathy）を発症し，重度の弛緩性四肢麻痺や腱反射消失を呈し，人工呼吸器離脱困難となることがある．両者は併存することも多く，critical illness polyneuromyopathyと呼ばれる．原疾患によるクリティカルな状態を乗り切ることができれば，polyneuromyopathyの機能予後はよいとされる．

3）口腔・咽頭・喉頭の感覚障害

CIPNMや局所の浮腫によって求心性の感覚が障害されると，嚥下反射や反射的な喉頭閉鎖が減弱・消失する．

4）認知機能の障害

ICUせん妄，意識障害，鎮静薬の使用は嚥下の先行期を障害する．

> **一口メモ　摂食嚥下の5期モデル**
>
> 摂食嚥下を5期に分けたモデルであり，これらのどの期が障害されても摂食嚥下障害が生じる．
> ①先行期（認知期）：食物を認知する
> ②準備期（咀嚼期）：食物を捕食し，咀嚼して食塊を形成する
> ③口腔期：舌運動で食塊を咽頭に送り込む
> ④咽頭期：嚥下反射により嚥下運動がおこり，食塊を食道へ送る
> ⑤食道期：食道の蠕動運動で食塊を胃へ送る
> 近年，咀嚼中に咽頭に一部の食塊が送り込まれており（プロセスモデル），実際の摂食嚥下は単純にこの5期に分けられるものではないことがわかってきたが，摂食嚥下を口腔から咽頭，食道と単に解剖学的な食物の移動と考えるのではなく，食行動としてとらえる大事な考え方であることには変わりない．

5）胃食道逆流

背臥位や高度の鎮静・麻酔の使用，胃食道蠕動運動の低下や経鼻胃管の留置は胃食道逆流を増長し，誤嚥性肺炎の原因となる．

6）呼吸と嚥下の協調不全

嚥下時には喉頭閉鎖と食道入口部開大の協調が必要だが，頻呼吸になると嚥下時無呼吸が短くなり，咽頭通過する前に喉頭が開いてしまう．加えて，呼吸障害により誤嚥に対する生理学的予備能力が低下しており，誤嚥による障害が増長される．

❷ 気管挿管が抜去されるまでのアプローチ

経口摂取は抜管後から検討されることになるが，**挿管中から経口摂取に向けてアプローチ**することが重要である．

具体的には，口唇や頬のマッサージを行ったり口腔内を刺激して口腔周囲の廃用を予防する．挿管中は頸部伸展位で筋緊張が高まりやすく，頸部のストレッチングを行う．また，この時期には新たな肺炎，つまり**人工呼吸器関連肺炎** (ventilator associated pneumonia：VAP) **の予防**が重要なアプローチとなる．口腔ケアや気道クリーニングをしっかりと行い，経管栄養から胃食道逆流を招かないように体位には細心の注意を払う．状態が許せば腹臥位やベッドアップ坐位などの体位変換を行い，胸郭のストレッチとともに排痰を促す．

一口メモ　誤嚥性肺炎

誤嚥による肺炎は，誤嚥性肺炎（aspiration pneumonia）と化学性肺炎（aspiration pneumonitis）に大別される[4]．aspiration pneumoniaは細菌を誤嚥することによって起こる．口腔内常在菌が起炎菌となる不顕性誤嚥が問題となり，その予防には口腔ケアが重要となる[5]．aspiration pneumonitisは胃酸など胃内容物の誤嚥による化学性肺炎であり，Mendelson症候群[6]として知られる．二次的な感染がなければ抗菌薬を必要としないが，ARDSに至るなど重症化することがある．薬物過量摂取や痙攣，重篤な脳血管障害など意識障害のある患者に起こることが多い．胃食道逆流を防ぐため，経鼻胃管栄養中には坐位をとらせるなどポジショニングが重要となる．

❸ 抜管後の嚥下評価

気管挿管抜去後には嚥下障害を起こすことが多い．特に抜管直後は喉頭浮腫や喉頭の感覚障害，反回神経麻痺による声帯麻痺[7]などにより，容易に嚥下障害をきたす．そのため，抜管直後の嚥下評価には注意を要する．

1) 口腔内の観察

まずは口腔および咽頭の状態を実際に自分の目で観察してほしい．口腔環境が整っていなければ経口摂取は困難である．口腔・咽頭の乾燥や炎症が強いと嚥下は難しい．痰や唾液の貯留は自然な嚥下運動の低下，著しい舌苔は舌運動低下を疑う．その他，動揺歯・齲歯など歯牙の状態を把握する必要がある．

2) 構音・声質

呂律不良は舌や軟口蓋などの運動障害を，粗糙性嗄声や気息性嗄声は反回神経麻痺などの声帯麻痺や損傷を疑う．湿性嗄声は喉頭周囲に痰や唾液などの貯留をあらわしている．声量が乏しい場合は痰の喀出が低下していることがあり，注意する．

3) 口腔運動

挺舌などの舌運動，軟口蓋挙上，顔面神経麻痺の有無，咽頭反射の有無などの評価を行う．

4) 空嚥下

空嚥下が行えない状態では経口摂取は難しいことが多い．口腔内を湿潤させて評価する．嚥下の際に喉頭に指をあてて喉頭挙上の強さ・程度・スムースさを観察することは有用である．30秒間に何回空嚥下ができるかを数える**反復唾液嚥下テスト**（repetitive saliva swallowing test：**RSST**）[8,9]はスクリーニングとして広く用いられ，**3回以上できない場合は異常**とされる．従命が入りにくいなど空嚥下が難しい場合は，咽頭を濡らして凍らせた綿棒などでアイシングすることによって嚥下反射を誘発し，嚥下運動を観察する．

5) 飲水テスト

本邦では 3 mL の冷水を飲ませる**改訂水飲みテスト**（modified water swallow test：**MWST**）（表1）[10]が標準化され，スクリーニングとして普及している．実際には 1 mL ぐらいの少量からその反応を見ながら水の量を増やしていくことをお勧めする．また，さらっとした水分は難易度が高いため，水分でむせてもトロミ水やゼリーなら嚥下可能なことも多い．気管切開されていればメチレンブルーなどの色素を嚥下させ，嚥下後に気管ないし声門下カフ上から着色した分泌物を吸引することで誤嚥が確認できる（着色水テスト[11]）．

表1 ● 改訂水飲みテスト（MWST）の手技とプロフィール

評価基準	手技
1．嚥下なし，むせるand/or 呼吸切迫 2．嚥下あり，呼吸切迫 3．嚥下あり，呼吸良好，むせるand/or 湿性嗄声 4．嚥下あり，呼吸良好，むせなし 5．4に加え，反復嚥下が30秒以内に2回可能	① 冷水3 mLを口腔底に注ぎ嚥下を指示する ② 嚥下後，反復嚥下を2回行わせる ③ 評価基準が4点以上なら最大2施行くり返す ④ 最低点を評価点とする

6) 頸部聴診[12]

　聴診器を頸部にあて，呼吸音や嚥下音を聴診する．呼吸音からは咽頭の分泌物の喉頭侵入，嚥下の際には嚥下音の性状や嚥下後の咳嗽音などから喉頭侵入・誤嚥の評価ができる．飲水テストやゼリー摂取と併用するとよい．

❹ 嚥下機能検査

　現在，嚥下機能評価検査は**嚥下造影検査**（videofluoroscopic examination of swallowing：**VF**）[13] と**嚥下内視鏡検査**（videoendoscopic examination of swallowing：**VE**）[14] がゴールドスタンダードになっている．

1) VF

　X線透視下でバリウムなど造影剤入りの模擬食品を食べさせ，嚥下運動を録画する．口腔・咽頭・喉頭・食道の動きや誤嚥の有無など得られる情報量は多い．しかし，検査室で行わなければならず，クリティカルな状態では施行が難しいことが多い．

2) VE

　鼻咽喉ファイバーを鼻腔から咽頭に挿入し，喉頭を見ながら実際に食物を嚥下するところを観察する．嚥下の瞬間は咽頭腔が収縮するため視野がとれず，誤嚥する瞬間は見えない．残留や喉頭からの排出で誤嚥を評価する．着色水や着色したトロミ水から実際の食事まで状況によって試料を調整し，喉頭蓋谷や梨状陥凹の唾液貯留の程度，声門閉鎖反射や咳反射の惹起性，嚥下反射惹起性，嚥下後の咽頭クリアランスなどを評価する．ベッドサイドで施行可能で，抜管後の喉頭の外傷，分泌物の状態の観察，咽頭・喉頭の感覚の評価ができるなどクリティカルケアユニットでは欠かせない検査である．

❺ 気管切開下での摂食嚥下アプローチ

1) 気管切開が嚥下に及ぼす影響[15]

①喉頭挙上の阻害，②カフによる頸部食道の圧迫，③気道感覚閾値上昇による咳反射の低下，④声門下圧低下，⑤喉頭閉鎖における反射閾値上昇，⑥声門閉鎖時間の短縮など，気管切開は嚥下に悪影響を与えるとされる．特に，気管孔が解放された状態では声門下圧が維持できず，誤嚥しやすくなると同時に咳払いで流入物を排出することができない．

2) 気管切開下での嚥下訓練の進め方

嚥下機能の改善とともに気管カニューレを変更しながら進める．VEや着色水テストで適時嚥下機能を評価しながら進める．

❶嚥下障害が重度で唾液などの分泌物の喉頭への流入が多い場合は，カフ付き気管カニューレで対応する．カフで流入物をせき止め，カフ上吸引チューブから吸引する．その際，高圧で吸引すると咽頭に貯留している分泌物を喉頭に引き込むこととなり，小さいシリンジで徒手的に吸引するなど**低圧で吸引**する必要がある．

❷人工呼吸器離脱後，従命が入り，分泌物の流入が減少してきたら，カフ付きスピーチカニューレに変更する[16]．**一方弁をつけ声門下圧を維持する**ことで，誤嚥を減らし，痰の自己喀出も可能となる．ただし，喉頭流入・誤嚥があまりに多量の場合，カフ上に貯留したものが側孔からカニューレ内に流れ込むため使用できない．また，一方弁を装着した状態では呼気の抵抗が大きく，変更当初は呼吸苦を訴えることが多い．短時間の装着から開始し，少しずつ慣らしながら時間を延長するとよい．側孔が気道壁にあたる場合はカニューレと皮膚の間にはさむガーゼの量で角度を調整する．

❸さらに嚥下機能が改善し誤嚥が減少して，痰の喀出も十分可能となれば，カフなしスピーチカニューレに変更する．痰の吸引のためだけなら一方弁のついたボタン型カニューレに変更することも可能である．

❹呼吸状態が落ち着き，喉頭流入・誤嚥がみられなくなればカニューレを抜去する．

❻ 摂食嚥下訓練

食形態調整・姿勢調整・機能訓練の3つが基本であり，これらを織り交ぜながら摂食機能訓練を行っていく．摂食嚥下訓練には**食物を使わない間接訓練**と実際に**食物を使う直接訓練**がある（表2）[17]．リスクの少ない間接訓練から開始し，VEや着色水テストで評価しながら直接訓練を進め，経口摂取につなげていく．言語聴覚士などリハスタッフのICUへ

表2 ● 代表的な訓練法

間接訓練	間接訓練および直接訓練	直接訓練
頸部可動域訓練	息こらえ嚥下法	嚥下の意識化
開口訓練	顎突出嚥下法	横向き嚥下
口唇・舌・頬の訓練	咳嗽訓練	交互嚥下
舌抵抗訓練	努力嚥下	複数回嚥下
舌前方保持嚥下訓練	メンデルゾン手技	食品調整
シャキア訓練	前頸部刺激嚥下反射促通	体幹角度調整
のどのアイスマッサージ	K-point刺激	体位調整

(文献17を参考に作成)

の早期からの介入が望ましいが，これらの訓練は医師の指示があれば看護師が行うことで摂食機能療法として診療報酬を請求できる．

1) 間接訓練

頸部可動域訓練やストレッチ，口唇・舌・頬の訓練などの負荷が軽く，安全なものから開始する．これらは，気管挿管されていても施行可能であり，意識レベルなど全身状態に合わせて増やしていく．

2) 直接訓練

直接訓練を開始する時期としては，従命があること，十分な咳ができるとこと，全身状態が安定していること，改訂水飲みテストで嚥下反射が認められることなどがあげられるが，筆者は随意的な空嚥下が可能であることや，アイスマッサージに対する反応などを重要視している．

❶各種摂食法をとり入れて，実際に嚥下することで総合的な機能向上を図る．手技などは間接訓練で習得してから直接訓練で用いるとよい．
❷食形態はゼリーを使用して開始することが多い．状況に応じて，1日1回から回数を増やし，問題なければ徐々に食形態を上げていく．ゼリーだと嚥下反射の誘発が悪い，あるいは咽頭残留が多いときなどには小氷片 (ice tip) を飲み込ませる訓練を選択することもある．
❸体位は，機能的な嚥下障害では一般的に**30°リクライニング位**が最も誤嚥しにくいとされ[18]，そこから開始して徐々に角度を上げていく．ただし，30°リクライニング位は決して食べやすい体位ではなく，介助が必要となることも多い．また，必ずしも教科書通りでない症例も多く，臨機応変に対処する必要がある．喉頭と気道が直線的にならな

いように顎を引き，咽頭通過に左右差がある場合は健側に食塊を誘導するために頸部の患側への回旋や，健側を下にした側臥位で嚥下させることもある．

> **一口メモ　のどのアイスマッサージ**
>
> 濡らし凍らせた綿棒などで咽頭を刺激し，嚥下反射を誘発するもので，簡易で安全性が高く広く用いられている．意識障害や従命のない症例にも行える．嚥下反射の誘発，嚥下関連筋の廃用予防，協調性の向上が目的であり，単に刺激するだけでなく，嚥下反射を誘発し，嚥下運動を行わせることに主眼を置く．咽頭反射の低下している症例では，咽頭後壁に少しの間軽くつけておくことで嚥下反射が誘発されることがある．症例によって反応に左右差があり，どこをどれくらい刺激すると嚥下反射が起こるかを把握することがポイントである．

❼ 摂食嚥下障害と栄養管理

体力・持久力に乏しく，全体的に活動性が低いと摂食嚥下を進めることができない．近年，低栄養からくる筋肉量減少による嚥下障害[19]も問題視されており，栄養管理は摂食嚥下にとって重要である．

1）経口摂取

ゼリーでの直接訓練が問題なく行えるようであれば，ゼリー状のものから食事摂取を開始し，嚥下機能の回復とともに徐々に食形態を上げて普通食に近づけていく．嚥下調整食に関しては，日本摂食嚥下リハビリテーション学会から**嚥下調整分類**が示されている[20]．

2）経腸栄養

十分な経口摂取ができるまで静脈栄養ないし経腸栄養との併用になるが，**腸管が使える場合は経腸栄養を選択する**ことが原則である．経鼻胃管は嚥下運動の妨げにならないようになるべく径の細いものを使用し，鼻孔と同側の食道入口部を通過するように挿入する（挿入時に鼻孔と反対側に頸部を回旋させると同側に入りやすい）．胃食道逆流を防ぐため，胃内残量のモニタリングを行い[21]，経管栄養投与中・後に坐位を保つなど体位に注意する．場合によってはチューブを十二指腸まで挿入し，持続的経腸栄養を行うこともある．

3）胃瘻造設

経鼻胃管での栄養管理が長期（4週）にわたる場合は，胃瘻での管理が必要とされる[21]．経鼻胃管より胃瘻の方が摂食嚥下アプローチを進めやすく一時的な胃瘻造設は有効であるが，早期に不要となるような胃瘻造設は避けるべきであり，その見通を正確につけることが重要である．

8 経鼻胃管栄養は摂食嚥下リハの妨げになるか？

Pro

1) 経鼻胃管は摂食嚥下リハの妨げとなる

　　Pryorら[22]は健常高齢者15名で，経鼻胃管留置によって喉頭侵入・誤嚥・咽頭残留の増加，咽頭通過時間延長することをVFで確認した．大野ら[23]は高齢患者63名を経鼻胃管抜去の前後でVFを検討し，抜去によって喉頭蓋反転改善，咽頭残留改善，食塊通過改善，誤嚥改善など嚥下機能が改善したことを示し，口径が大きいほど嚥下に悪影響を及ぼすとした．

　　また，経鼻胃管の存在は，唾液分泌の亢進，咳嗽反射の抑制，喉頭・咽頭の損傷，胃管周囲の細菌繁殖を引き起こす[24]ほか，患者には不快感・嚥下困難感となる．さらに，下部食道括約筋の働きを阻害し胃食道逆流を増長するため，誤嚥性肺炎の原因となる．いずれも，脳卒中など嚥下機能が低下している患者では顕著に表れ，経鼻胃管は摂食嚥下リハの妨げとなると考えられる．

Con

2) 経鼻胃管は摂食嚥下リハの妨げにならない

　　Hugginsら[25]は，健常若年者10名にVFを行い，経鼻胃管によって嚥下のスピードは遅くなるが，食塊の移送，咽頭クリアランス，喉頭閉鎖などの嚥下機能には変化がなかったと報告している．Wangら[26]は22名の脳梗塞患者のVFで経鼻胃管抜去の前後で嚥下造影を行い，嚥下反射誘発や食塊咽頭通過時間，鼻咽腔閉鎖・咽頭収縮・喉頭蓋の倒れ込み・喉頭蓋谷や梨状窩の残留などの嚥下機能に変化がなかったとした．Dziewasら[27]は，経鼻胃管が挿入されている100名の脳卒中患者に対してVEを行い，5例で胃管が咽頭でループしていたが，問題なく挿入されていた例のうち25名の経鼻胃管抜去前後で観察したところ，経鼻胃管による嚥下機能の悪化はなく，喉頭侵入・誤嚥の量には変化がなかったとしている．

　　また，Iwamotoら[28]は，急性期嚥下障害患者70名を調査し，BMI（body mass index）や%AMC（%arm muscle circumference：上腕筋囲）が大きいほど嚥下機能は改善し，栄養投与が22 kcal/kg/日未満の患者は嚥下機能の回復および臨床転帰が不良であったとし，急性期の栄養療法は摂食嚥下障害患者の転帰を改善すると報告している．よって，摂食嚥下リハの観点からも経管栄養を行うことは重要である．

Pro Con 論点のまとめ

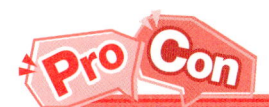

経鼻胃管栄養は摂食嚥下リハの妨げになるか？

これまでの報告では，経鼻胃管の存在やその口径の大小がどれくらい嚥下機能に影響を与えるかということには結論が出ていない．しかし，実際の臨床場面では，経鼻胃管によって嚥下運動が障害される，あるいは誤嚥や肺炎の原因となるなど，摂食嚥下リハの妨げになることは頻繁に経験される．

一方，合併症発症率の減少，予後の改善などから，重症患者においても可能な限り早期に経腸栄養を開始することは重要であり，広くコンセンサスが得られている．以上のことから，8～10 Frのなるべく細い経鼻胃管を適切な位置に留置し，口腔ケアや体位の管理などのアフターケアを十分に行い，必要がなくなれば直ちに抜去するということが重要といえる．

文献

1) Skoretz SA, et al：The incidence of dysphagia following endotracheal intubation a systematic review. Chest, 137：665-673, 2010
   → 抜管後の嚥下障害の頻度に関するシステマティックレビュー

[必読] 2) Macht M, et al：ICU-acquired swallowing disorders. Crit Care Med, 41：2396-2405, 2013
   → "ICU-acquired swallowing disorders" というシステマティックレビュー

3) Confer J, et al：Critical illness polyneuromyopathy. Am J Health Syst Pharm, 69：1199-1205, 2012
   → "critical illness polyneuromyopathy" に関する最近のレビュー

4) Marik PE：Aspiration pneumonitis and aspiration pneumonia. N Engl J Med, 344：665-671, 2001
   → 誤嚥性肺炎と化学性肺炎をわかりやすく説明したレビュー

5) Yoneyama T, et al：Oral care reduces pneumonia in older patients in nursing homes. J Am Geriatr Soc, 50：430-433, 2002 ★★★
   → 口腔ケアと誤嚥性肺炎の関係のエビデンスとしてよく引用される論文

6) Mendelson CL：The aspiration of stomach contents into the lungs during obstetric anesthesia. Am J Obstet Gynecol, 52：191-205, 1946
   → "Mendelson症候群" の原論文

7) Kikura M, et al：Age and comorbidity as risk factors for vocal cord paralysis associated with tracheal intubation. Br J Anaesth, 98：524-530, 2007
   → 気管挿管を行った外科手術31,241例で術後の声帯麻痺のリスクファクターを検討している

8) 小口和代，他：機能的嚥下障害スクリーニングテスト「反復唾液嚥下テスト」(the Repetitive Saliva Swallowing Test：RSST) の検討 (1) 正常値の検討．リハビリテーション医学，37：375-382, 2000
   → 広く普及しているRSSTの正常値を検討した論文

9) 小口和代，他：機能的嚥下障害スクリーニングテスト「反復唾液嚥下テスト」(the Repetitive Saliva Swallowing Test：RSST) の検討 (2) 妥当性の検討．リハビリテーション医学，37：383-388, 2000 ★★
   → RSSTの妥当性を検討した論文

10) 才藤栄一：平成13年度厚生科学研究補助金（長寿科学研究事業）「摂食・嚥下障害の治療・対応に関する統合的研究」総括研究報告書．pp1-17, 2002
    → RSSTと並んで有名なスクリーニングであるMWSTに関する論文

11) 大宿 茂，他：気管切開患者の誤嚥の評価．日本摂食嚥下リハビリテーション学会誌，2：44-48, 1998
    → 着色水テストの有用性を示した論文

12) Takahashi K, et al：Methodology for detecting swallowing sounds. Dysphagia, 9：54-62, 1994
    → 頸部聴診法の最適部位を明らかにした論文

13) 日本摂食嚥下リハビリテーション学会医療検討委員会：嚥下造影の検査法（詳細版）日本摂食嚥下リハビリテーション学会医療検討委員会 2014年度版．(http://www.jsdr.or.jp/wp-content/uploads/file/doc/VF18-2-p166-186.pdf)
　→ 摂食嚥下リハ学会のホームページには有用な情報が公開されている

14) 日本摂食嚥下リハビリテーション学会医療検討委員会：嚥下内視鏡検査の手順 2012改訂（修正版）．(http://www.jsdr.or.jp/wp-content/uploads/file/doc/endoscope-revision2012.pdf)

15) Minds（マインズ）ガイドラインセンター：気管切開は嚥下機能に影響を及ぼすか？(http://minds.jcqhc.or.jp/n/med/4/med0134/G0000440/0024)

16) 大前由紀雄，他：気管切開孔を有する嚥下障害症例に対するスピーチバルブ装着の有用性―喉頭クリアランスに対する影響．日耳鼻，109：594-599，2006
　→ スピーチカニューレ装着の有用性を示した

17) 日本摂食嚥下リハビリテーション学会医療検討委員会：訓練法のまとめ（2014版）．(http://www.jsdr.or.jp/wp-content/uploads/file/doc/18-1-p55-89.pdf)

18) 才藤栄一，他：嚥下障害のリハビリテーションにおけるVideofluorographyの応用．リハビリテーション医学，23：121-124，1986
　→ 30°リクライニング位が誤嚥が少ないことをはじめて示した

19) 「サルコペニアの摂食・嚥下障害」（若林秀隆，藤本篤士／編著），医歯薬出版，2012

20) 日本摂食嚥下リハビリテーション学会医療検討委員会：日本摂食・嚥下リハビリテーション学会嚥下調整食分類 2013．(http://www.jsdr.or.jp/wp-content/uploads/file/doc/classification2013-manual.pdf)

21) 「静脈経腸栄養ガイドライン 第3版」（日本静脈経腸栄養学会／編），照林社，2013

22) Pryor LN, et al：Impact of nasogastric tubes on swallowing physiology in older, healthy subjects: A randomized controlled crossover trial. Clin Nutr, 34：572-578, 2015 ★★

23) 大野　綾，他：経鼻経管栄養チューブが嚥下障害患者の嚥下に与える影響．日本摂食嚥下リハビリテーション学会雑誌，10：125-134，2006

24) 高橋福佐代，他：経鼻経管栄養チューブの外壁汚染についての細菌学的検討．日本摂食嚥下リハビリテーション学会雑誌，9：199-205，2005

25) Huggins PS, et al：Effects of nasogastric tubes on the young, normal swallowing mechanism. Dysphagia, 14：157-161, 1999 ★★

26) Wang TG, et al：The effect of nasogastric tubes on swallowing function in persons with dysphagia following stroke. Arch Phys Med Rehabil, 87：1270-1273, 2006

27) Dziewas R, et al：Do nasogastric tubes worsen dysphagia in patients with acute stroke? BMC Neurol, 8：28, 2008

28) Iwamoto M, et al：Swallowing rehabilitation with nutrition therapy improves clinical outcome in patients with dysphagia at an acute care hospital. J Med Invest, 61：353-360, 2014

第3章 早期リハビリテーションの実際

11. 栄養管理と早期リハビリテーション

新美太祐, 西田 修

Point

- 重症患者の栄養管理は, 特に禁忌がなければ, 腸管機能維持やバクテリアルトランスロケーション予防のために経腸栄養を早期に開始することが望ましい
- 幽門後方栄養は誤嚥のリスクが高い場合, 積極的な呼吸リハビリテーションが必要な場合に考慮する
- 栄養素の投与量について, カロリーはoverfeedingに注意し, タンパクは十分量投与する
- 補足的静脈栄養は, 現段階ではcontroversialではあるが, バランスの取れた静脈栄養であれば考慮してもよい

はじめに

　急性期における栄養管理の重要性に関しては広く認識されてきている. 特に, 経腸栄養 (enteral nutrition：EN) を早期に開始することで予後にも影響を与えることが示されており, 経腸栄養に対する関心が高まっている. しかしながら, 実践するうえで多くの問題点が出てくることもあり, 重要性の認識ほどには広く普及していないのが現状だと思われる.

　昨今, ICU-acquired weakness (ICU-AW) という概念が認知され, 人工呼吸期間やICU在室日数の延長につながるといわれている. ICU-AWはいったん発症すると特異的な治療法がなく, 予後にも影響すると考えられるため, 発症を予防するための早期リハビリテーションが重要となる. この時に, ただ受動的な運動を行うだけでなく, タンパク同化の元となるタンパクを十分に投与しながら, 患者に能動的なリハビリテーションをしてもらえるような管理が必要である.

　本稿では, 急性期重症患者の栄養管理について, 早期リハビリテーションを行ううえでの注意点も含めた実践的な内容から最新の知見にいたるまで, 解説する.

1 重症患者の栄養管理

1) 経腸栄養の適応と開始時期

長期にわたり経口摂取が不可能と予測され，消化管の使用に禁忌がない場合に経腸栄養の適応となる．**可能な限り24時間以内の開始が望ましい**といわれており[1]，筆者らはICU入室を3日以上要すると考えられる症例に対して，新生児から高齢者まで年齢を問わず経腸栄養管理を行っている．

消化管完全閉塞や消化管出血，炎症性腸疾患急性増悪期，コントロール不良な下痢など消化管の安静が必要な場合は，完全静脈栄養（total parenteral nutrition：TPN）で管理する．

2) 経腸栄養の利点

まずは，静脈栄養（parenteral nutrition：PN）と比較して，投与経路がより生理的であるといえる．

そして静脈栄養と比較すると，より安価である．

また，外傷や頭部外傷，熱傷や外科手術を対象にした多くのRCTで，死亡率の低下は示されていないものの，感染性合併率の低下や人工呼吸器装着期間・入院日数の短縮が示されており，「日本版敗血症診療ガイドライン」でも経腸栄養を優先的に行うことが推奨されている[1]．

血行動態が不安定な場合は慎重に経腸栄養を開始する必要があるが，**血管作動薬を使用していること自体は早期経腸栄養の禁忌とはならない**．ただし，稀に虚血性腸炎の誘引となり得ることに注意する必要がある．最近の研究では，ノルアドレナリン量と経腸栄養の成否に負の相関関係が示されているが，最大0.16μg/kg/分程度の投与速度であれば経腸栄養に耐えられることが報告されている[2]．

3) バクテリアルトランスロケーションの予防

消化管は，消化・吸収が主な働きであるが，同時に生体内で最大規模の免疫器官であるといわれている．経口摂取された病原体は消化管を介して体内に侵入しようとするが，それを阻むためにさまざまな防御機構を備えている．具体的には，①胃内にある胃酸，②粘膜固有層やパイエル板といった独自の免疫機構，③腸管内容物を停滞させないための腸蠕動，④絶えず腸管粘膜を刷新すること，などがあげられる．

新陳代謝の速い腸管粘膜は腸管内容物から直接栄養を得ており，腸管を使用しないと急速に萎縮する．そうなると腸管の防御機構が破綻し，腸内細菌や真菌，エンドトキシンなどが腸管粘膜を越えて体内に侵入する．このような病態をバクテリアルトランスロケーション（bacterial translocation：BT）と呼んでいる．

このBTを防ぐには腸管機能を正常に保つ必要があり，そのためにも早期の経腸栄養が重要となる．TPNでの長期管理，腸管内容物の停滞や腸管内圧の上昇，抗癌剤の使用などはBTのリスクを高める因子として注意する必要がある．

❷ 栄養管理の問題点

1) 投与経路の選択

投与経路としては**経胃，経十二指腸，経空腸**に分類できる．より生理的で簡便に開始できるのは経胃であるが，高度侵襲下・鎮静下では消化管の蠕動運動の低下により誤嚥のリスクが高くなる．一方，経十二指腸，経空腸と経管チューブの先端を肛門側に進めるのは手技が煩雑であり，非生理的な投与方法にはなるが，誤嚥のリスクは経胃より低くなる傾向がある[3]．また，ASPEN/SCCM のガイドライン[4]では，誤嚥の危険が高い場合に幽門後方への留置を勧めている（Grade C）．

図1は経管チューブ先端を十二指腸に留置し造影剤を投与したところである．この図では幽門を越えて造影剤が胃内に逆流しているのがわかる．図2は経管チューブ先端を空腸まで進めて造影剤を投与したところである．こちらでは造影剤はトライツ靭帯までしか逆流していないことがわかる．

上記のように積極的に経十二指腸や経空腸栄養を勧める根拠はない．しかし，早期リハビリテーションを進めるなかで，腹臥位を含めた体位変換を積極的に行う可能性がある（図3）．経胃では，腹臥位で逆流する危険性が高くなるため，積極的な呼吸リハビリテーションを行うには幽門後の小腸栄養（可能なら経空腸栄養）が望ましいといえる（図4）．そして，状態の改善に伴い，経管チューブの先端を浅くしていき，より生理的な投与方法へと切り替えていく．

2) 投与方法の違い

経胃では間欠投与，経十二指腸や経空腸では持続投与が原則となる．経十二指腸や経空腸の場合は10〜20 mL/時で開始する．その後，腹部所見や血糖コントロール，便の性状や胃内への逆流量などを参考に，12〜24時間ごとに5〜10 mL/時ずつ増量していく．

> **一口メモ　腸管蠕動改善薬**
> 腸管の動きが悪く経腸栄養の投与量を増やせない場合，必要に応じて腸管蠕動を促す薬剤を使用する．具体的には，静注薬剤としてメトクロプラミド（プリンペラン®）やパントテン酸（パントール®），ネオスチグミン（ワゴスチグミン®）やジノプロスト（プロスタルモン®・F）などが，内服薬剤としてエリスロマイシン（エリスロシン®錠）やラクツロース（モニラック®・シロップ），六君子湯（ツムラ六君子湯エキス顆粒）や大建中湯（ツムラ大建中湯エキス顆粒）などがあげられる．

ICUから始める早期リハビリテーション

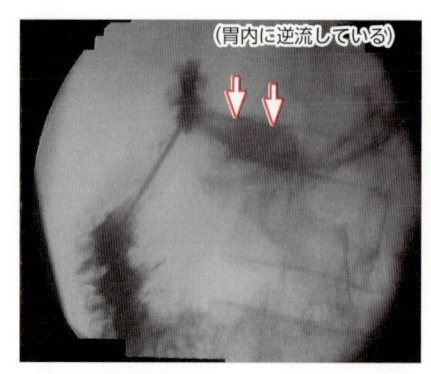

図1 ● 十二指腸造影 （胃内に逆流している）

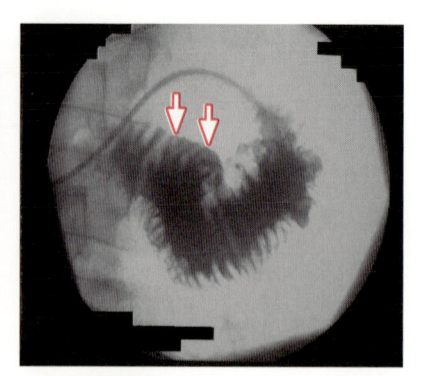

図2 ● 空腸造影

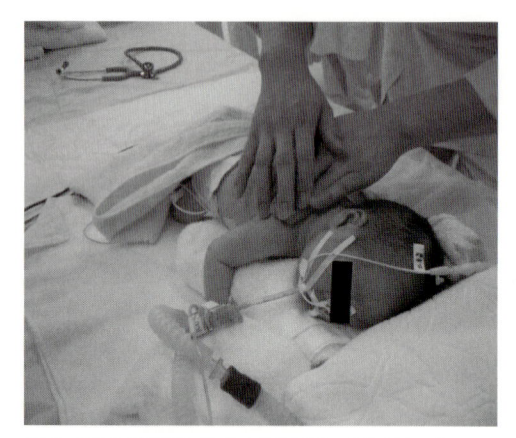

図3 ● 新生児腹臥位中の呼吸リハビリテーション

図4 ● 経空腸チューブの留置

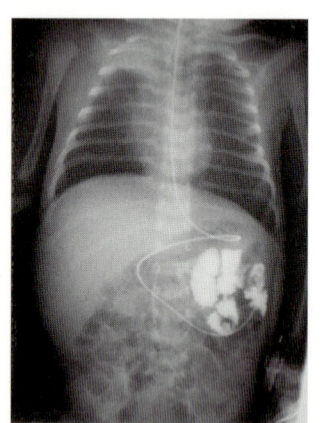

3) カロリー投与量

　カロリー投与量については，overfeedingよりはunderfeedingの方が予後はよい，という報告が数多くなされている．しかし，どの程度のunderfeedingがよいのかは明らかではない．最近，内科系，外科系，および外傷患者を同程度のタンパク量を維持しながら低カロリー許容群（必要カロリー量の40〜60％）と標準経腸栄養群（必要カロリー量の70〜100％）の2群に分け，14日間治療を行い，90日後死亡率を比較した研究が発表された[5]．介入期間中，低カロリー許容群は標準経腸栄養群と比較して有意にカロリーは少なかった（835±297kcal/日 vs 1299±467kcal/日，$p<0.001$；46±14％ vs 71±22％，$p<0.001$）．一方，両群のタンパク投与量は同等であった（57±24g/日 vs 59±25g/日，$p=0.29$）．結果，90日死亡率は同程度で，低カロリー許容群で121/445例（27.2％），標準経腸栄養群で127/440例（28.9％）であった（低カロリー許容群の相対リスク：0.94，95％信頼区間：0.76–1.16，$p=0.58$）．また栄養の忍容性，下痢，感染症の発生において両群間で有意差はなかった．

以上のことから，過剰なカロリー投与にはならないように腹部所見や血糖コントロール，場合によっては間接熱量計などを参考にしながら，必要カロリー近くまで上げていく，というのがコンセンサスの得られているところであろう．

4）タンパク投与量

一方，重症患者のタンパク投与量について，ASPEN/SCCM のガイドライン[4]では，1.2〜2.0 g/kg/日となるように投与すべきとしており，熱傷患者や多発外傷患者ではさらなる追加も考慮する．また，急性腎傷害（acute kidney injury：AKI）患者においても同様のタンパク量を投与すべきで，腎代替療法を行っているような場合は，それによるアミノ酸喪失（10〜15 g/日）も考慮して最大2.5 g/kg/日まで増量する．

症例

【症　例】70歳男性，163 cm，58 kg
【診　断】食道癌術後の呼吸不全
【ICU再入室までの経過】術後経過は順調で，手術翌日にはICUから一般病棟へ転棟し経口摂取も開始していた．しかし，術後9日目に皮下気腫，縦隔気腫が出現し炎症反応の増悪と気腫による呼吸困難を認めたためICU再入室となった．
【入室後経過】呼吸不全に対して気管挿管を行い，人工呼吸管理を開始した．吻合部縫合不全部と診断，同部位への透視下ドレーン挿入と同時に，経鼻空腸チューブを留置して経空腸栄養を開始，炎症コントロールの目的に血液浄化も開始した．

経腸栄養は5％ブドウ糖液で開始し，3日目に経腸栄養剤（ペプタメン®AF）に変更した．5日目まではタンパクを含んだPNを併用しつつ，ENの投与カロリー量を漸増させていった．6日目にはカロリー量は目標値には達していなかったが，タンパク投与量は目標の1.5 g/kg/日に達した．その後もENを増やしつつPNは漸減し，カロリー量としては11日目に目標投与量に達した（図5）．重症期にはタンパク同化を促すことが大変重要であるが，総タンパク，血清アルブミン値は7日目頃から上昇，全身状態も改善し8日目に血液浄化は離脱，9日目に抜管し20日目に一般病棟へ退室となった．

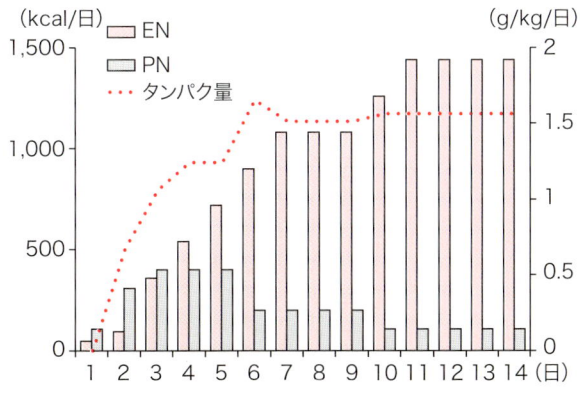

図5 ● EN・PN別の投与カロリー量の推移

❸ 補足的静脈栄養について

1) 補足的静脈栄養とは

　経腸栄養のみで目標カロリー量を投与できない場合に，補足的に行う静脈栄養のことである．ASPEN/SCCMのガイドライン[4]では7〜10日後，SSCG2012[6]や「日本版敗血症診療ガイドライン」[1]では7日後に補足的静脈栄養（supplemental PN：SPN）を考慮するとなっているが，ESPENのガイドライン[7]では2日後には補足的静脈栄養を考慮すべきとなっており，一定のコンセンサスが得られていないのが現状である．

2) SPNに関する最近の知見

a) EPaNIC trial

　SPNの開始時期について，2011年にEPaNIC trial[8]が報告された．これは3日目にENにSPNを加えて目標カロリー量をめざすEarly-initiation群と，8日目にEN不十分であればSPNを追加して目標カロリー量をめざすLate-initiation群を比較した多施設RCTである．結果はICU生存退室率，感染症発生率，人工呼吸管理期間，腎代替療法施行期間のいずれの項目でも，Late-initiation群で有意に結果がよく，早期からの積極的な静脈栄養は有害である可能性が示された．しかし，本研究はSPNの組成が開始当初はすべてグルコースであり，血糖コントロールもその有用性が否定的な強化インスリン療法で行われたことが問題点として指摘されている．

b) Heideggerらの研究

　一方，HeideggerらはEN開始3日目に目標カロリー量の60%未満である患者を対象に，不足しているカロリー量を4日目から経静脈的に投与した介入群と，投与しない対照群とを比較した研究を報告した[9]．アウトカムは1週目以降の院内感染発生率であり，介入群で有意に発生率が低い結果であった．本研究は，EPaNIC trialと比較して，SPN開始が1日遅いことだけでなく，ENでの吸収が不良な症例を抽出して行っている点と，SPNの組成がタンパクや脂肪を含んでおり，バランスの取れたSPNなら有効である点が異なることに注目すべきだといえる．

c) Doigらの研究

　さらにDoigらは，相対的EN禁忌の重症患者に対して，早期PNが予後に与える影響を報告した[10]．早期PN群は3大栄養素のバランスが取れたPNで3日目に目標カロリー量をめざし，Standard care群は主治医の判断で栄養投与を行った．結果は，60日死亡率やICU滞在日数，入院期間，感染症発生率に両群間で有意差はみられなかったが，早期PN群では侵襲的な呼吸管理日数が有意に短くなっていた．
　以上から，現時点での見解としては，カロリーの過量投与には十分注意しつつ，ENが不

十分な場合はバランスの取れたSPNを4日目頃から開始，またENが不可能な場合は早期からバランスの取れたPNを開始する，というのが大きな間違いのないところだといえる．

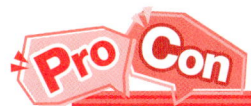

論点のまとめ

重症患者の栄養管理に関するPro・Con

【賛成論】
- 重症患者の栄養管理は，幽門後方の持続投与が基本である
- バランスの取れたPNであれば早期に開始する

【反対論】
- 幽門後方栄養が誤嚥のリスクが有意に低い，というエビデンスはない

文献

必読 1) 日本集中治療医学会 Sepsis Registry 委員会：日本版敗血症診療ガイドライン．日集中医誌，20：124-173, 2013
→ 救急・集中治療に携わる医師なら必読．現在，2016年版に向けて改訂中

2) Mancl EE & Muzevich KM：Tolerability and safety of enteral nutrition in critically ill patients receiving intravenous vasopressor therapy. J Parenter Enteral Nutr, 37：641-651, 2013 ★

3) Ho KM, et al：A comparison of early gastric and post-pyloric feeding in critically ill patients：a meta-analysis. Intensive Care Med, 32：639-649, 2006

必読 4) McClave SA, et al：Guidelines for the Provision and Assessment of Nutrition Support Therapy in the Adult Critically Ill Patient: Society of Critical Care Medicine (SCCM) and American Society for Parenteral and Enteral Nutrition (A.S.P.E.N.). J Parenter Enteral Nutr, 33：277-316, 2009
→ SCCM/ASPENの急性期栄養ガイドラインで，項目ごとにエビデンスレベルに基づく推奨グレードが付記されている

5) Arabi YM, et al：Permissive Underfeeding or Standard Enteral Feeding in Critically Ill Adults. N Engl J Med, 372：2398-2408, 2015 ★★★

必読 6) Dellinger RP, et al：Surviving Sepsis Campaign: international guidelines for management of severe sepsis and septic shock, 2012. Intensive Care Med, 39：165-228, 2013
→ 国際版敗血症診療ガイドライン2012

7) Cano NJ, et al：ESPEN Guidelines on Parenteral Nutrition: adult renal failure. Clin Nutr, 28：401-414, 2009

8) Casaer MP, et al：Early versus late parenteral nutrition in critically ill adults. N Engl J Med, 365：506-517, 2011 ★★★

9) Heidegger CP, et al：Optimisation of energy provision with supplemental parenteral nutrition in critically ill patients: a randomised controlled clinical trial. Lancet, 381：385-393, 2013 ★★★

10) Doig GS, et al：Early parenteral nutrition in critically ill patients with short-term relative contraindications to early enteral nutrition: a randomized controlled trial. JAMA, 309：2130-2138, 2013 ★★★

第3章 早期リハビリテーションの実際

12. 排泄障害と早期リハビリテーション

水流洋平，三浦まき

Point

- 救急・集中治療領域においては，排泄障害の頻度や程度など把握できていないことが多い
- 全身管理下での患者の排泄は，尿道カテーテルおよび肛門内留置型排便管理チューブの留置物などにより，モニタリングされている
- CAUTIの予防策としては，早期にカテーテルを抜去することが推奨されている

はじめに

　排泄とは，物質代謝によって生じた不要物や有害物を体外に排出することである．代謝を広義に解釈するとさまざまな現象が排泄となるが，本稿では排尿と排便について述べることとする．なお，救急・集中治療領域においては，排泄障害の頻度や程度など把握できていないことも多く，排泄に関するリハビリテーション（以下リハ）の文献は少ない．そのため，当院で行われている排泄に関するリハを踏まえて，本稿では解説することとする．

1 排尿障害

　排尿とは，腎臓で血液から老廃物を除去して生成された尿が尿管を経て膀胱に貯留し，膀胱から尿道を経て，必要時に尿を排出するという生理機能である．膀胱には，蓄尿と排尿という2つの重要な機能がある．平均の1日尿量は男性で1,500 mL，女性で1,200 mLであり，尿が全くないときを**無尿**，500 mL以下を**乏尿**，2,000 mL以上を**多尿**という．排尿回数は1日4～6回で，一般的に10回以上ならば**頻尿**という．膀胱に300～400 mLの尿が貯留すると尿意を感じる[1]．

表1 ● 排尿に関与する神経

神経	機能
骨盤神経	膀胱知覚と排尿筋支配
下腹神経	膀胱頸部～尿道平滑筋の反射性収縮
陰部神経	外尿道括約筋の随意的収縮

　蓄尿期と排尿期における自律神経支配は正反対であり，蓄尿期は膀胱の弛緩と尿道の収縮，排尿期には膀胱の収縮と尿道の弛緩に作用する．下部尿路（膀胱～尿道）においては，脳や脊髄の指令に受容体や伝達物質が正確に反応して，膀胱と尿道のそれぞれの機能が営まれる．

　排尿の調節には，主に副交感神経系に属する**骨盤神経**，交感神経に属する**下腹神経**，体性神経である**陰部神経**の3つの神経系が関与する（表1）．

2 蓄尿と排尿のメカニズム

1）メカニズムと発症頻度

　膀胱に尿が貯留すると，図1①～④のような反射が起こり，膀胱の弛緩が起こる．その後，図1⑤～⑦のように尿道括約筋の収縮をもたらし，膀胱内圧が上昇する．膀胱に最大容量に近い尿がたまると，膀胱が収縮し，尿道括約筋が弛緩して，排尿される．

　尿意切迫感のために頻尿，切迫性尿失禁などを認める場合を過活動膀胱といい，疫学調査では40歳以上のADLがほぼ自立した男女の12.4％（男14.3％，女10.8％）に認める[2]．排尿と蓄尿に関する神経の働きには，神経の種類（図1），神経伝達物質や受容体（図2）が関与している．また生体の運動に必要な反射回路と反射中枢などの障害により，排尿障害などの機能異常が起こる．

　加えて，40歳以上の女性の約半数が頻尿などの下部尿路症状を有し，蓄尿症状に加えて排尿症状，排尿後症状が起こり，夜間頻尿と腹圧性尿失禁という訴えが主体を占めることが多い．一方，男性では前立腺肥大症に伴う頻尿などの排尿症状を認めるという性差を認めた[2]．

　尿失禁は，膀胱に貯留した尿が不随意または無意識的に排泄される状態をいう（表2）．

2）救急・集中治療領域における排尿症状

　救急・集中治療領域では，**脳血管障害**や**脊髄損傷**などの神経系に異常をきたす疾患において，**膀胱や尿道括約筋の機能障害**を生じる場合がある．また，重症であるために活動が

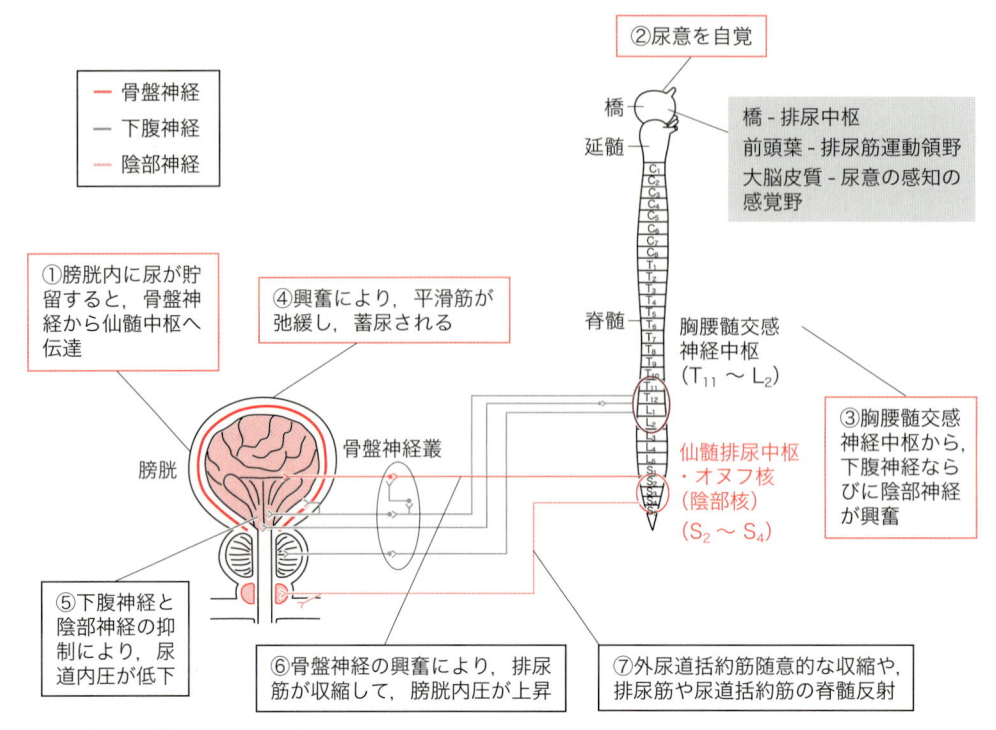

図1● 蓄尿と排尿のメカニズム
(文献3を参考に作成)

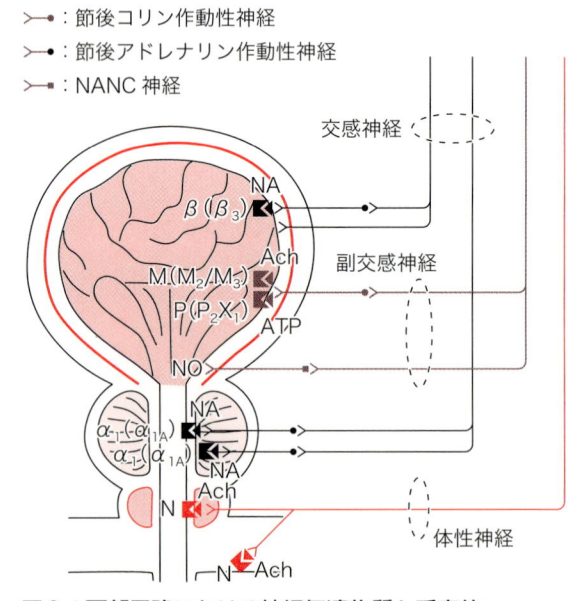

― 骨盤神経
― 下腹神経
― 陰部神経

①膀胱内に尿が貯留すると、骨盤神経から仙髄中枢へ伝達

④興奮により、平滑筋が弛緩し、蓄尿される

②尿意を自覚

橋 - 排尿中枢
前頭葉 - 排尿筋運動領野
大脳皮質 - 尿意の感知の感覚野

橋
延髄
脊髄

胸腰髄交感神経中枢 (T_{11}〜L_2)

③胸腰髄交感神経中枢から、下腹神経ならびに陰部神経が興奮

膀胱
骨盤神経叢

仙髄排尿中枢
・オヌフ核
(陰部核)
(S_2〜S_4)

⑤下腹神経と陰部神経の抑制により、尿道内圧が低下

⑥骨盤神経の興奮により、排尿筋が収縮して、膀胱内圧が上昇

⑦外尿道括約筋随意的な収縮や、排尿筋や尿道括約筋の脊髄反射

図2● 下部尿路における神経伝達物質と受容体

→● : 節後コリン作動性神経
→● : 節後アドレナリン作動性神経
→■ : NANC神経

交感神経
副交感神経
体性神経

NA
β ($β_3$)
Ach
M (M_2/M_3)
P (P_2X_1)
ATP
NO
$α_1$-($α_{1A}$)
$α_1$-($α_{1A}$)
NA
NA
Ach
N
N Ach

M：ムスカリン受容体，N：ニコチン受容体，P：プリン受容体，β：β受容体，$α_1$：$α_1$受容体，Ach：アセチルコリン，NO：一酸化窒素，NA：ノルアドレナリン
(文献3より引用)

表2 ● 尿失禁の分類

分類	定義
腹圧性尿失禁 (stress urinary incontinence)	労作時や運動時，くしゃみまたは咳により腹圧が高まり，不随意に尿がもれる
切迫性尿失禁 (urgency urinary incontinence)	激しい尿意を感じて，切迫感の直後に，不随意に尿がもれる
溢流性尿失禁 (overflow urinary incontinence)	膀胱に貯留した尿が一部しか排出できずに，大量の残尿があふれて少しずつもれる
機能性尿失禁 (functional urinary incontinence)	ADLの低下や認知症などの障害が失禁の主原因の病態
混合性尿失禁 (mixed urinary incontinence)	腹圧性尿失禁と切迫性尿失禁がともにある状態
反射性尿失禁 (reflex urinary incontinence)	脊髄疾患などの神経疾患で，反射性に膀胱が収縮して尿がもれる

制限され，安静や治療，全身管理が優先されることも多い．さらに，意識障害を伴う場合や急性期の脊髄性ショックによって尿閉を生じる場合などもあり，膀胱内留置カテーテルが挿入されていることが多い．Wilsonら[4]は，脳血管イベントを引き起こす以前からの排尿障害を取り除いたサンプル（1,552〜7,022症例）の1998〜2004年までの年単位の検討によって，脳血管障害発症前に8〜9％，発症後1週間に39〜44％，退院時に15〜20％の症例に尿失禁が認められたとの報告を2008年に行っている．

排尿障害をきたすほかの脳疾患としては，**脳外傷**，**脳腫瘍**，**変性疾患**などがある．排尿には中枢神経系のさまざまな部位が関与しており，特に前頭葉，大脳皮質感覚野，橋が深くかかわっているといわれている．大脳の障害や高位の脊髄損傷では上位ニューロンが障害されるため，蓄尿期の過活動性膀胱や排尿期の閉塞性尿道が生じやすい．また，尿意を認識できても，排尿筋の排尿筋の不随収縮により尿失禁となる場合もある[5]．

❸ 排便障害

排便とは，一般的には便を排泄するという事象に対して用いられる（図3）．

排便障害とは，便秘や下痢，便失禁などの排便機能に問題がある場合に用いられる．消化管の運動は排尿の場合と異なり，壁内神経節を介する内因性神経支配による自律性が存在し，外因性神経支配の変化を直接的に受けることは少ないといわれている．

救急・集中治療領域においては，消化管が使用できない患者やさまざまな原因によって一時的に消化管機能障害に陥り，経口・経腸栄養が困難な患者が存在する．特にショック状態においては，腸管を含む諸臓器で循環不全を生じており，早期からの栄養が負担とな

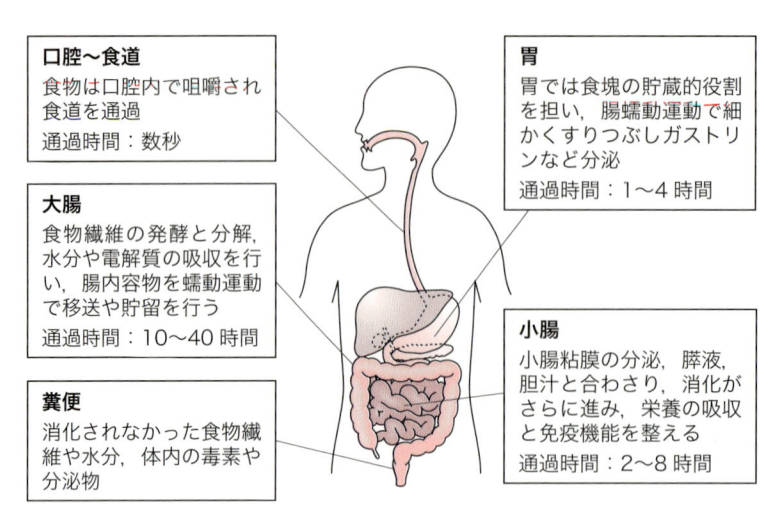

口腔〜食道
食物は口腔内で咀嚼され食道を通過
通過時間：数秒

大腸
食物繊維の発酵と分解，水分や電解質の吸収を行い，腸内容物を蠕動運動で移送や貯留を行う
通過時間：10〜40時間

糞便
消化されなかった食物繊維や水分，体内の毒素や分泌物

胃
胃では食塊の貯蔵的役割を担い，腸蠕動運動で細かくすりつぶしガストリンなど分泌
通過時間：1〜4時間

小腸
小腸粘膜の分泌，膵液，胆汁と合わさり，消化がさらに進み，栄養の吸収と免疫機能を整える
通過時間：2〜8時間

図3 ● 排便までの消化システム

　るため，絶食になることも多い．しかし一方では，絶食によって腸管刺激が消失すると腸管粘膜の萎縮を生じ，透過性が亢進し，腸管の免疫能，防御能が低下する．また，抗菌薬が投与されている場合は，腸内細菌叢に変化を生じる．さらに侵襲による腸管の運動神経，腸管ホルモン，神経伝達物質などの変調をきたすことによって，さまざまな排便障害が起こると考えられる．

　また，中枢神経疾患にみられる便秘や排便困難は，排泄に関わる神経系の障害のみならず，長時間の安静臥床やADLの低下による腸の蠕動運動の低下，絶食による食事や水分摂取の低下，排泄動作の能力低下などの影響が考えられる．

❹ 排泄評価

1）排尿障害のアセスメント

　排尿機能については図4のように評価を行う．

2）排便障害のアセスメント

　便秘や下痢，便失禁などの排泄障害については，**便の形成，直腸での貯留，便意と便性状，便の排出**などを総合的にアセスメントすることが重要となる．そこで，まずは問診を行い，腹部の消化器症状，全身疾患の既往や消化器などの手術歴を聴取する．また，腹部診察，肛門視・指診，腟診などを行い，必要に応じて，血液検査や細菌学的検査，腹部X線・CT検査，注腸検査などで精査を行う．

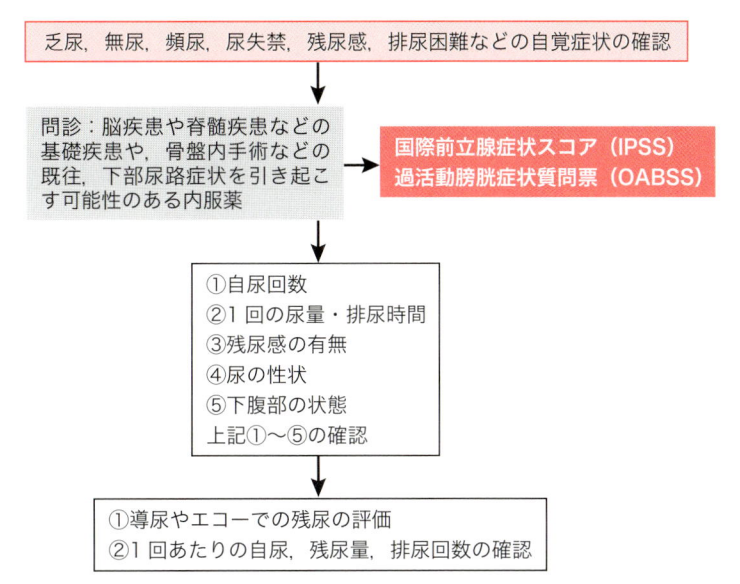

```
┌─────────────────────────────────────────────────────┐
│ 乏尿，無尿，頻尿，尿失禁，残尿感，排尿困難などの自覚症状の確認 │
└─────────────────────────────────────────────────────┘
                          ↓
┌─────────────────────────────┐   ┌─────────────────────────┐
│ 問診：脳疾患や脊髄疾患などの │ → │ 国際前立腺症状スコア（IPSS）│
│ 基礎疾患や，骨盤内手術などの │   │ 過活動膀胱症状質問票（OABSS）│
│ 既往，下部尿路症状を引き起こ │   └─────────────────────────┘
│ す可能性のある内服薬         │
└─────────────────────────────┘
                          ↓
                ┌─────────────────────┐
                │ ①自尿回数           │
                │ ②1回の尿量・排尿時間 │
                │ ③残尿感の有無       │
                │ ④尿の性状           │
                │ ⑤下腹部の状態       │
                │ 上記①〜⑤の確認     │
                └─────────────────────┘
                          ↓
        ┌───────────────────────────────────┐
        │ ①導尿やエコーでの残尿の評価       │
        │ ②1回あたりの自尿，残尿量，排尿回数の確認 │
        └───────────────────────────────────┘
```

図4 ● ベッドサイドでの排尿評価

❺ 排泄に関する挿入・留置物の管理

　救急・集中治療領域では，患者の全身管理を行うためにモニタリングが必要不可欠である．そのため，さまざまなカテーテル類が挿入されることが多い．排泄に関しては，尿道カテーテルおよび肛門内留置型排便管理チューブといった留置物がある．挿入物を管理するうえでは，管理方法を十分に周知しておかなければならない．

　特に尿道カテーテルは，留置期間の長さが尿路感染のリスクファクターとなり，重症な患者においては，免疫能の低下により容易に**尿道カテーテル関連感染症**（catheter-associated urinary tract infection：**CAUTI**）に陥る．膀胱炎や腎盂腎炎などから敗血症へ移行し，重篤な合併症を併発する可能性も高い．また，肛門内留置型排便管理チューブも適切な管理を行わなければ直腸出血，潰瘍，壊死，穿孔を招く恐れがある．各種カテーテルの管理方法については表3，4にまとめた．

❻ 適応と抜去時期の評価と手順

　米国疾病予防管理センター（Centers for Disease Control and Prevention：CDC）によると，尿路感染は急性期病院で報告される医療関連感染のうち約40％以上を占める．尿路感染の原因は，尿路への器具の使用や尿道カテーテルの挿入である．また，CAUTIの主な起因菌は，大腸菌，腸球菌，緑膿菌といった，臀部や陰部の常在菌である．そして，

表3 ● 尿道カテーテルの管理

時期	方法
挿入前	● 陰部の清潔を保つ：陰部洗浄を行う ● 医療者の手洗いまたは速乾性手指消毒剤による手指衛生を行う
器具の選択	● 閉鎖式導尿システムを使用 ● サイズは，尿の流出が確保できる最も細いものを選択
挿入時	● 訓練を受けた医療従事者が無菌的に挿入する
留置時	● 尿道カテーテルの閉鎖性を損なわない ● 尿の検体採取時は，サンプルポートを使用する ● 不必要な膀胱洗浄は行わない ● 尿道カテーテルを適切な位置で固定する ● 採尿バッグの排液口が床などに接触しないようにビニール袋などで覆う ● 採尿バッグは，膀胱の位置より低い位置で管理する ● 安易にクランプしないが移動時などは一時的にクランプし尿が逆流しないように管理する ● 尿の流出が妨げられないようにする ● 陰部の保清に努める ● 毎日，留置の必要性についてチームで評価する
留置期間	● 適切な適応に限り必要な期間だけ留置する ● 特にCAUTIまたは死亡の危険性が高い患者（女性，高齢者，免疫能低下患者など）では，尿道カテーテルの使用と使用期間を極力抑える

表4 ● 肛門内留置型排便管理チューブの管理

時期	管理方法
挿入前	● 患者，家族への十分な説明 ● 以下の禁忌事項に当てはまらないか確認 　・構成品に対し，過敏症状あるいはアレルギーの既往歴のある患者 　・1年以内に下部大腸または直腸の手術を受けた患者 　・直腸または肛門に外傷のある患者 　・直腸または肛門に重度の狭窄があるか，下部直腸におけるリテンションカフの拡張が適さない患者 　・直腸または肛門に腫瘍，重度の痔核，もしくは宿便のある患者 　・直腸粘膜機能障害（重度の直腸炎，虚血性直腸炎，粘膜潰瘍）があるか，その疑いがある患者 　・直腸または肛門に直腸温プローブなどの器具を留置している患者，坐剤などの薬物送達システムを挿入している患者，浣腸剤を使用している患者
留置時	● カフ内の水量を定期的に点検し，必要量の水で膨らんでいるか確認 ● 便漏れの確認：ドレナージチューブの脱落，ねじれ，よじれ，ループの確認 ● 1日2回以上の洗浄を行い，ドレナージチューブの閉塞や臭い対策 ● 副作用である肛門裂傷や直腸潰瘍の観察 ● 使用期間を越えていないか確認 ● 体位変換ごとに挿入されている長さを確認 ● バック内のガス抜きを行う
留置期間	● 29日間

（文献6を参考に作成）

それらは医療従事者の手や医療器具に付着している菌でもあるため，不必要な留置や長期間の使用を避け，なるべく早期にカテーテルを抜去することがCAUTIの予防策としては推奨されている．しかし，カテーテルの抜去の基準を明確に打ち出している施設は少ないのではないかと思われる．医療チームとして，医師，看護師が協働して毎日必要なカテーテル類の適切な使用について使用基準に沿ってカンファレンスを開催し，評価を行うことが効果的であると考える．

1) 尿道カテーテルの適応と抜去基準

尿道カテーテルの適応を表5にまとめた．抜去については，表5の適応から逸脱することが前提である．当施設においては，私立医科大学病院感染対策協議会の看護師専門職部会が作成したプロトコールに沿って評価している（図5）．

2) 肛門内留置型排便管理チューブの適応と抜去基準

肛門内留置型排便管理チューブの適応を表6にまとめた．抜去については，適応患者の症状の改善，あるいは治癒に伴い使用期間の評価を行う．評価を行う際は，排便量やスケール用いて抜去基準を明確にしておく．ブリストルスケール排便スケール（図6）のType 5以下（5より硬い場合）は抜去の適応となる．

表5 尿道カテーテルの適応

① 患者に急性の尿閉または膀胱出口部閉塞がある
② 重篤な患者の尿量の正確な測定が必要である
③ 特定の外科手技のための周術期使用
- 泌尿器生殖器の周辺構造で泌尿器科手術またはほかの手術を受ける患者
- 長時間手術が予測される患者〔このために挿入されるカテーテルは麻酔後回復室（PACU）で抜去する〕
- 術中に大量の点滴または利尿薬が投与されることが予測される患者
- 尿量の術中モニタリングが必要な患者

④ 尿失禁患者の仙椎部または会陰部にある開放創の治癒を促すため
⑤ 患者を長期に固定する必要がある
（例：胸椎または腰椎が潜在的に不安定，骨盤骨折のような多発外傷）
⑥ 必要に応じて終末期ケアの快適さを改善するため

PACU：post-anesthesia care unit
（文献7より引用）

表6 肛門内留置型排便管理チューブの適応

- 感性性腸炎患者
- 薬物中毒患者
- 外傷患者
- 熱傷・臀部褥瘡患者
- 経腸栄養に伴う下痢の持続患者

図5 ● 抜去基準

抜去については，表5の適応から逸脱することが前提である．
当施設においては，私立医科大学病院感染対策協議会の看護師専門職部会が作成したプロトコールに沿って評価している．
(文献8を参考に作成)

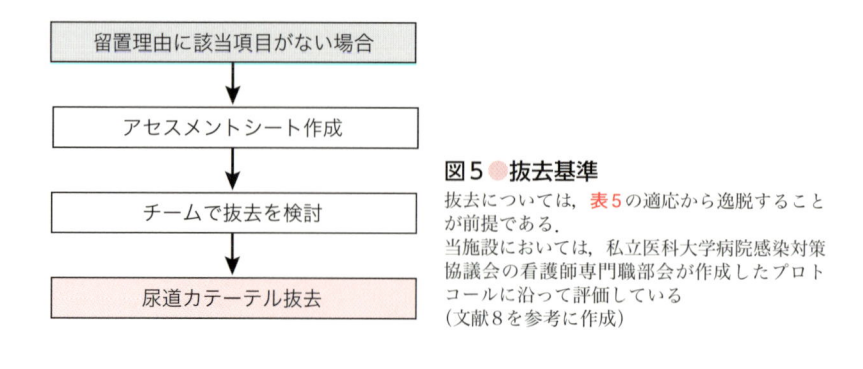

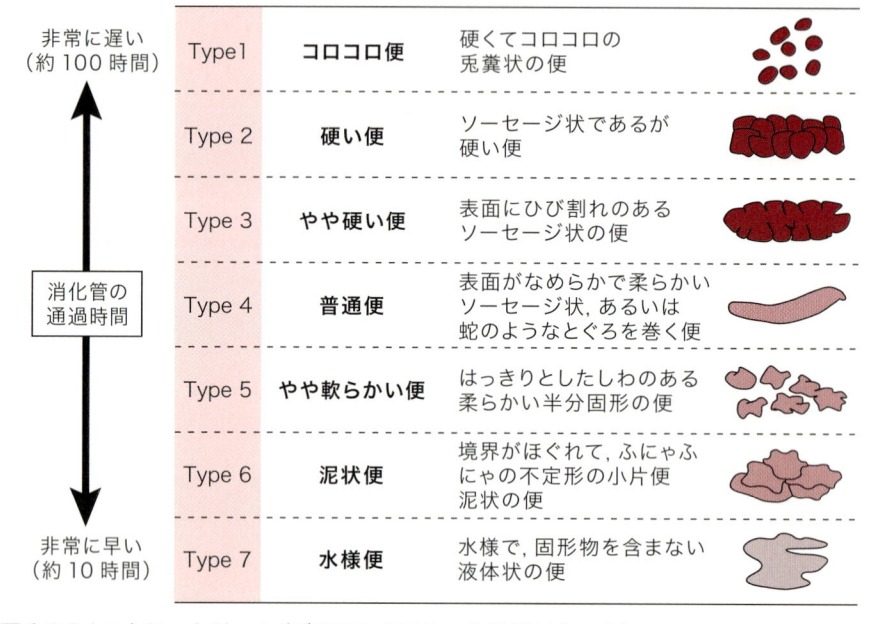

図6 ● Bristol Stool Chart（ブリストルスケール排便スケール）

❼ 排泄に関する注意点（尿閉・下痢・便秘）

　　　尿道カテーテルに関連する合併症として，抜去後の尿閉がある．そのため，抜去後の排尿に関する観察を十分に行い，残尿による尿路感染などに対して予防的介入が必要となる．
　　　また，重症患者では，低酸素血症，循環不全による低血圧，手術や外傷などによる侵襲，抗菌薬の使用，鎮静薬や鎮痛薬などの薬剤使用，絶食による腸蠕動運動の低下などから腸内細菌叢が不安定となり，**便秘や下痢を生じやすい状態**にある．最近では，腸管の生理的機能を維持しバクテリアルトランスロケーションを予防するために，早期の経腸栄養が開始されるようになった．しかし，下痢や便秘により適切な栄養管理に難渋する症例も少なくない．

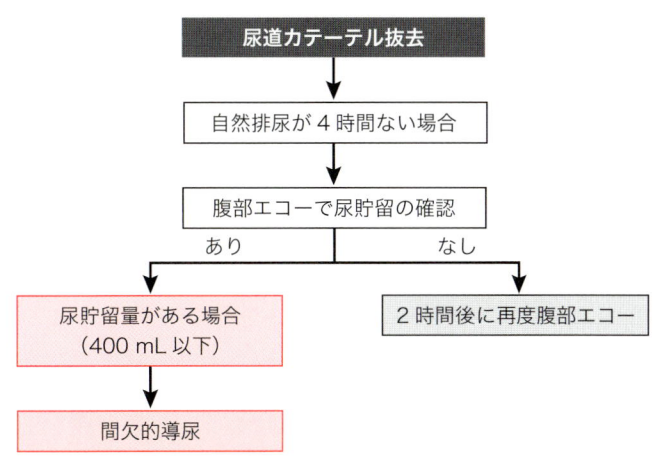

```
尿道カテーテル抜去
        ↓
自然排尿が4時間ない場合
        ↓
腹部エコーで尿貯留の確認
     あり  /  \  なし
        ↓       ↓
尿貯留量がある場合    2時間後に再度腹部エコー
 (400 mL以下)
        ↓
     間欠的導尿
```

図7 ● 昭和大学病院救命救急センターにおける尿道カテーテル抜去後の評価方法

1) 尿閉

　尿道カテーテル抜去後は，長期尿道カテーテル留置による膀胱の萎縮や膀胱壁の伸縮機能の低下，膀胱容量の低下などにより，すぐには排尿がない場合がある．自然排尿がない場合であっても，尿道カテーテルを安易に再留置することにより尿路感染を引き起こす危険があるため，**可能な限り間欠的導尿を選択する**ことが望ましい．自然排尿ができずに膀胱内に尿が長時間停滞することは，尿路感染の原因となり，また腹痛など患者の苦痛を伴うことになる．当施設においては，カテーテル抜去後は，2時間ごとに排尿を誘導し自然排尿を促している．そして，医師，看護師で作成したプロトコールを用いて，抜去後の評価を行っている（図7）．

　自然排尿がない場合は，くり返し**腹部エコーで評価**を行う．自然排尿がある場合でも，腹部の観察，尿の性状，自覚症状から残尿の有無を確認する．自然排尿が長時間ない場合は，泌尿器科に診療を依頼している．

2) 下痢

　救急・集中治療領域における急性期患者の便失禁の頻度は3%〜63%と報告による差があり，またJunkinらは，便失禁患者の42.5%に褥瘡などの皮膚損傷が認められると報告している[9]．下痢が持続することにより，臀部・陰部のスキントラブルのリスクが高まる．また，吸収性失禁用品のオムツが一般的に使用されており，患者のオムツ内は**高温多湿**となっている．皮膚は浸軟しアルカリ性に傾き，皮膚のバリア機能が破綻して発赤，びらん，潰瘍，カンジダ症などの感染症に陥る場合があるため，**下痢に対する早期評価**を行い予防的なスキンケアやデバイスの検討を行う必要がある．

3）便秘

　　手術や鎮静薬・麻薬系鎮痛薬の投与に伴って腸蠕動運動が低下し，便秘をきたす患者が多い．便秘により**横隔膜が挙上し，1回換気量の減少**を生じることや，胃内容物が逆流し，**誤嚥性肺炎を招きやすくなる**ことなどがあるため，排便コントロールを行うことが重要である．

❽ 機能改善あるいは維持のためのリハ

　　重症患者においては，手術や外傷など高度の侵襲を受けている場合や人工呼吸器のような生命維持装置を装着している場合など，安静臥床を強いられることが多い．排泄に関しては，カテーテル留置やオムツ内に失禁の状態となることがほとんどである．そのため，排泄に関する機能障害を併発することが多い．ICUに入院となった高齢者を対象に退院後のADLを調査したデータでは，1年後の排泄の自立度は約80％であり，約20％の患者は何らかの介助が必要であった[10]と報告されている．救急・集中治療領域においても早期リハの重要性に対する認識は拡がりつつあるが，排泄に関してのリハは確立しているわけではない．しかし，循環・呼吸状態が安定し，早期離床を進めるなかで排泄につながるリハは十分に実践できるものと考える．

1）基本動作訓練

　　臥床している患者がトイレで排泄するには，ベッドからの起き上がり動作，端坐位保持，車椅子への移乗，車椅子から便座への移乗，立位での下着の脱衣，便座での姿勢保持，排泄の後始末，立位での下着の着衣，便座から車椅子移乗，車椅子からベッドへの移乗，端坐位からベッドへの臥床という多くの動作が必要となる．早期リハにおいて，これら基本動作の訓練を積極的に取り入れることは，排泄動作の早期獲得に向けた重要なアプローチとなる．また，早期離床を進めることは，排泄にも関連する筋力の増強や基本姿勢の安定化の効果のみでなく，体性感覚の改善へのアプローチにもつながる．

2）ポータブルトイレ排泄動作訓練

❶**患者の状態の評価**：端坐位，ポータブルトイレ・ベッド間の移乗，ズボンや下着の着脱が介助下で行えるかを評価し，排泄動作訓練が可能な常態化を検討する

❷**患者への説明**：訓練の目的と内容を十分に説明する

❸**バイタルサインの測定とモニタリング**：原則としてモニターを装着した状態で行う

❹**環境調整**：ベッドの高さの調整，足台・ポータブルトイレの準備，モニターの確認，人

員確保を行い，スタッフは役割を分担し，排泄動作の方法と注意点について情報を共有する

> Ⅰ．**チューブ・ドレーン管理**：身体に挿入しているチューブやドレーン，カテーテル類の管理を行う．気管挿管チューブは，必ず挿入部に近い部分を把持する
> Ⅱ．**モニター管理**：モニターのコード類を整理し，移乗時のバイタルサイン測定，モニタリングの監視などを行う．バイタルサインなどは，声に出してスタッフ間で情報共有する
> Ⅲ．**主たる介助者**：移動の際に患者の正面もしくは側で介助・見守りを行い，必要に応じて患者に体重移動や動作の指導を行う
> Ⅳ．**従となる介助者**：主たる介助者の指示に従う

❺**ポータブルトイレの設置**：ポータブルトイレをベッドに対して0〜15°の角度でベッド横に設置する

❻**患者の移乗準備**：移乗する側のベッドの端に移動し，バイタルサインを確認しつつベッドの頭側を拳上する

❼**端坐位**：主たる介助者が患者の肩，頸部と両膝を抱えこむようにして端坐位をとらせる

❽**移乗前の準備（図8）**：患者の両足底が床へしっかりと付いていて，股関節・膝関節・足関節については良肢位となっていることを確認する

> **注意点：**
> ・足底を床につけ体重負荷を行うことで体性感覚に刺激を与える効果がある
> ・患者は臥床している時間が長く，常に背部に重力を置いている状態であるため，身体前方への重力移動が難しい場合がある．この場合は，患者の正面に立ちバランスを保持しながらゆっくりと体重移動を患者のペースで行い，身体のバランス感覚を養う

❾**ベッドからポータブルトイレへの移乗，ズボン・下着の脱衣**：患者，ほかの介助者とタ

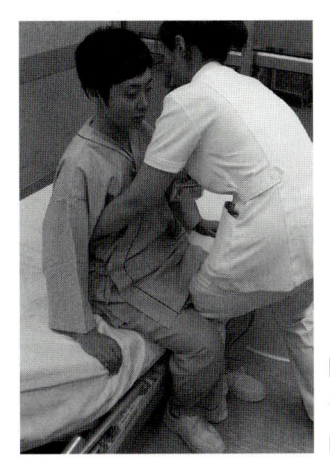

図8 ●ポータブルトイレへの移動
患者の両足底が床へしっかりと付いていることを確認する．坐位時の股関節，膝関節，足関節の良肢位をとる

イミングを合わせ，患者の臀部を持ち上げ，下肢を動かして重心を移動させる．介助者が片方の手でズボン・下着など脱衣させるが，できない場合はほかの介助者が行い，その後ポータブルトイレへ移乗する．

介助者は，患者の動きの妨げとならない位置に自らの下肢を置いて介助する．患者が立位をとれる場合は，支えとなるピックアップウォーカーなどの器具を使用する

⓫**ポータブルトイレでの坐位の調整**：安定した坐位となるようにポジショニングを必ず行う

> **注意点**：患者の状態に合わせて，ポータブルトイレへの移乗方法およびその介助方法を決定しておく（患者の自立度によって介助の方法は異なるため，患者の状態を評価し，明確な計画を立案し医療チームで実践，評価を行うことが重要となる

3）骨盤底筋の収縮訓練

長期臥床に伴い，全身の筋力が低下すると同時に，尿道および肛門括約筋や腹圧をかけるための腹直筋など，排泄に関する筋力も低下する．

このため，排泄と密接にかかわる骨盤底筋群について，筋力低下の予防または筋力向上のための早期リハが必要となる．

●**クッションやボールを使用した下肢の運動**

ベッド上に臥床し，クッションやボールを足下に置いて，踵部をしっかり密着させて両脚でゆっくりと交互に，かつ徐々に力を入れて足踏みをする（図9）．

●**ベッド上での腰上げ運動**

ベッド上に臥床して両膝を曲げ，臀部をゆっくり挙上させて5秒間保持した後，息を吐きながら臀部を下垂させる（図10）

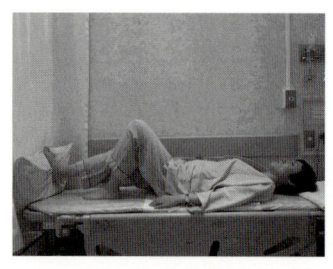

図9●クッションやボールを使用した下肢の運動

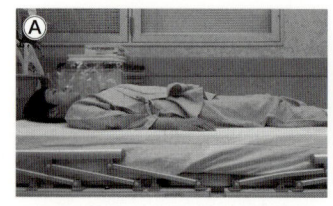

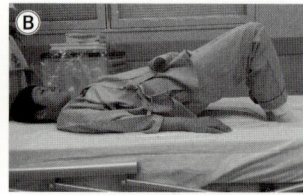

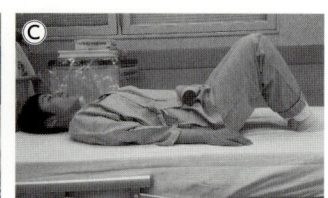

図10●ベッド上でのお尻上げ

- 臀部を挙上させるときに肛門・膣部に力を入れ，骨盤内に引き上げるイメージで行う
- 鼠径部に挿入物がある場合は，医師と看護師で協議し，股関節の屈曲角度制限を決めておく
- 体を反らせすぎないように注意する

おわりに

　重症患者の早期リハでは，早期ADL自立を視野に入れた介入が必要不可欠である．特に排泄に関しては，くり返される日常生活のなかで，頻度も高く羞恥心を伴う行為である．そのため，患者の最終ゴールを見据えてのADLの獲得・維持はQOL向上にとって非常に重要である．しかし，排泄に関してのリハや看護ケアは確立しているわけではない．今後，この分野における研究が発展し，安全で効果的なリハを提供できることが切に望まれる．

文献

1）「人体機能生理学 第5版」（杉　晴夫／編著），南江堂，2009
　→排尿に関する生理機能を学ぶうえで非常に参考になる

2）本間之夫，他：排尿に関する疫学的研究．日本排尿機能学会誌，14：266-277，2003
　→排尿に関する疫学を学ぶうえで非常に参考になる

3）「図説下部尿路機能障害」（山口　脩，他／監），メディカルレビュー社，2004

4）Wilson D, et al：Urinary incontinence in stroke: results from the UK National Sentinel Audits of Stroke 1998-2004. Age Ageing, 37：542-546, 2008
　→脳血管障害による排尿障害に関する研究を学ぶうえで非常に参考になる

5）「現代リハビリテーション医学 第3版」（千野直一／編），金原出版，2009
　→排泄に関するリハを学ぶうえで非常に参考になる

6）バード® ディグニケア® ユーザーガイド．（http://med.medicon.co.jp/view/?dir=2&kbn=pdf&id=563）

7）「カテーテル関連尿路感染予防のためのCDCガイドライン2009」（満田年宏／訳），ヴァンメディカル，2010

8）平成24年度私立医科大学病院感染対策協議会看護師専門職部会作成：尿道留置カテーテル抜去に関するアセスメントシートの使用基準．（http://www.idaikyo.or.jp/pdf/kansen-1.pdf）
　→CDCガイドラインをもとに作成された尿道カテーテルの抜去基準についてのアセスメントシートの作成・活用について記載されている

9）Junkin J & Selekof JL：Prevalence of incontinence and associated skin injury in the acute care inpatient. J Wound Ostomy Continence Nurs, 34：260-269, 2007
　→急性期・手術後の集中治療室の患者における尿失禁および便失禁とスキントラブルに関連する調査報告

10）Vest MT, et al：Disability in activities of daily living, depression, and quality of life among older medical ICU survivors: a prospective cohort study. Health Qual Life Outcomes, 9：9, 2011
　→高齢なICU患者の退院から1年後のADL低下と抑うつ，QOLの関係についての調査報告

11）椿原彰夫，千野直一：排尿・排便障害とその対策．からだの科学，144：80-84，1989
　→排泄に関するリハを学ぶうえで非常に参考になる

12）「静脈経腸栄養ガイドライン 第3版」（日本静脈経腸栄養学会／編），照林社，2013
　→経腸栄養に関する管理を参考にした

13) 立花亜紀子：感染させない！尿道カテーテル管理のキーワード．Expert nurse, 22：110-112, 2006
　　→ 認定看護師によるCDCガイドラインに沿った尿道カテーテル管理方法
必読 14)「もっとも新しい重症患者の早期離床の考えかた」(卯野木　健／編)，学研メディカル秀潤社，2013
　　→ 救急・集中治療領域に特化した早期離床の取り組みについての解説

第3章 早期リハビリテーションの実際

13. 早期リハビリテーションと感染管理

山本武史

Point

- 標準予防策（standard precautions）の遵守が基本となる
- 経路別予防策を十分に理解する必要がある
- 行動の実践と相互監視による感染管理の質の向上が必要である

はじめに

　感染管理において，標準予防策（standard precautions）が本邦の医療者に対して常識的な認識となって久しい．しかし，いまだに手洗いをはじめとする予防策の基本的な手技や手指消毒方法がすべての医療者により確実に実践されているかといえば，それは"No"ということになる．橋本らの報告によれば[1]，医療従事者の接触感染予防策が必要な場面において，救命救急センターおよびICUにおける入室時の手指衛生はともに46％と低い一方で，救命救急センターでの手袋着用率は89.9％，ガウンまたはエプロンの着用率は83.4％と高く，相反する結果であった．比較的防御用具が身近にあるため，感染防御に対する意識は高いが，最も基本的な手洗いをはじめとする手指衛生に関してはその意識が低いようである．お恥ずかしい話ではあるが当院でも同様であり，観察場面は異なるが救急センターの手指衛生の実施率は低い傾向がある．

　救急・集中治療領域の症例は手術・外傷などによる外因的な侵襲や，炎症などによる内因的な侵襲によって体外に発せられる湿性分泌物が多く，易感染状態であることが前提となる．このような易感染状態の患者であっても，低下した機能を回復に向かわせることや機能を補助しながら治療を進めることは重要となる．現在の早期リハビリテーション（以下リハ）は，入院即日または翌日から開始されることも珍しくなくなった．リハを行うにあたり理学療法士，作業療法士，言語聴覚士などの専門職は，ベッドサイドでリハを行う場面において，接触して業務を行っている対象の患者のみならず，その周囲の環境にもさ

まざまな病原微生物が存在していることを理解しなければならない．また医師や看護師らも同様に十分理解していることが求められる．救急・集中治療を実施しながらも，早期からリハを安全に実施するため，医師や看護師らは感染管理にかかわるリスクを理解したうえで自らが予防策を実践し，さらにほかのスタッフを指導することによって感染拡大を減じるとともに，スタッフ自身を病原微生物から守ることを意識すべきであると考える．

本稿では，早期リハ実施時に必要と思われる感染管理の知識と情報共有の方法および防御策の実践について概説する．

1 感染予防の基礎

感染は，①病原微生物，②宿主となる生体，③感染経路の3つの要素が存在して成立する．病原微生物が宿主に付着して，その場に定住する．宿主の状況により定着した状態で何も起こらないこともあるが，感染経路となる侵入路が存在すると生体内に寄生する状態となり，病原微生物がその病原性を発揮するようになる．これを感染という．

感染については，①**病原微生物が付着した段階で除去**すること，②**宿主の防御能力を維持**すること，③**侵入路となる感染経路を遮断**することで予防が可能であり，この3つの視点で防御策，すなわち"どの部分を遮断する行動か"を考えると理解しやすい．

2 標準予防策

標準予防策はすべての患者に対して用いる基本的な予防策となる．「汗を除くすべての湿性生体物質（血液，体液，分泌液，排泄物，傷のある創，粘膜）は感染を伝播する微生物などを含んでいる可能性がある」という原則的な考え方[2]に基づいて，このような**湿性生体物質に直接触れないようにする**ことが重要である．触れないためには，素手ではなく使い捨てグローブで手を保護することにはじまり，自分自身に飛んでくる物質，すなわち唾液や喀痰などに触れないためにはマスクやゴーグルが必要になる．

表面に露出している皮膚だけではなく，自分が着用している衣類が汚染されれば，次の患者に接触するときに不用意に病原微生物を含んだ湿性物質で汚染する可能性すらある．そのため，必要に応じて使い捨てガウンなどを用いて体全体を防御する[3〜6]．

前述のような防御策がすべての患者に必要か？という疑問が湧くと思うが，これはあくまでも考え方を示したものであるので，患者の状況，状態により防御方法が変化するということを理解する必要がある[3〜6]．

❸ 病原微生物について

　病原微生物とは，細菌，ウイルス，真菌，寄生虫，リケッチアなど人体に感染すると何らかの症状をきたす可能性がある微生物の総称である．救急・集中治療を受けている患者の状態を考えると，易感染状態であるため，生体に共生している**常在菌も病原微生物になりうる**．よって，患者に接触する業務を担う医療者は，病原微生物を自分から広げない，患者からもらわないという姿勢を常にもつべきである．目に見えない相手がそこにいるものとして立ち居ふるまう必要がある．院内感染の原因となる病原微生物で代表的なものを表1に示す．

❹ 病原微生物の付着，定着の予防

　救急・集中治療を受ける急性期患者の多くは，さまざまなカテーテルやチューブ類，ドレーンなどで体外に湿性分泌物が漏出しやすい状況にある．閉鎖回路になっているものも増えてはいるが，体腔や血管内に直接挿入されている部分がどのように入っているかを医

表1 ● 代表的な病原微生物

接触感染および飛沫感染する耐性細菌類（代表的なもの）	接触感染および飛沫感染するウイルス類（代表的なもの）
● グラム陽性球菌 ● メチシリン耐性黄色ブドウ球菌（MRSA） ● ペニシリン耐性，低感受性肺炎球菌（PRSP，PISP） ● コアグラーゼ陰性表皮ブドウ球菌（CNS） ● グラム陰性桿菌 ● ESBL産生大腸菌（ESBL産生　*E.coli*） ● ESBL産生肺炎桿菌（ESBL産生　*Klebsiella pneumoniae*） ● メタロβ-ラクタマーゼ産生緑膿菌（メタロβ-ラクタマーゼ産生　*Ps.aeruginosa*） ● 多剤耐性緑膿菌（Multi Drug Resistance *Ps.aeruginosa*：MDRP） ● 多剤耐性アシネトバクター・バウマニ（MDRAb） ※抗酸菌以外の細菌類は基本的に接触または飛沫感染する	● インフルエンザウイルス ● 単純ヘルペスウイルス ● ロタウイルス ● ノロウイルス ● 風疹ウイルス ● アデノウイルス ● コクサッキーウイルス ● RSウイルス
	上記以外で飛沫感染が主体となるもの ● マイコプラズマ
	血液媒介感染症が主体となるもの（血液曝露および針刺し・切創事故） ● B型肝炎ウイルス（HBV） ● C型肝炎ウイルス（HCV） ● 後天性免疫不全症候群ウイルス（HIV） ● 梅毒トレポネーマ
	空気感染するもの ● 結核菌（ヒト型：*Mycobacterium tuberculosis*） ● 麻しんウイルス ● 水痘ウイルス

・各経路別予防策で特に注意を要する代表的な病原微生物をまとめた
・医療者として知っていてほしい病原微生物である
・医師はこれらに加え，届け出の必要な病原微生物なども十分理解しておくことが必要である

師，看護師，リハスタッフは目視確認する必要がある．また，医師や看護師はリハ開始前に改めて確認しておき，周辺が汚染されているという認識のもとでリハを行えるよう，理学療法士や作業療法士，言語聴覚士と情報共有する．多くの患者は床上臥位で安静保持された状態にあるが，体位交換などにより仰臥位でない場合もある．リハ時に体位を変える場合，この段階で自身の着衣や手などが患者の湿性分泌物に直接触れないように注意が必要になる．可能な範囲で医師，看護師らは注意喚起を行い，手袋やエプロン，ガウンなど防御具装着を互いに促すことが重要である．また，医師は，平素の医療処置時に担当の看護師と予防策を実施したうえで，装着状況の確認を互いに行っておくとベッド周辺環境から医療者が汚染される危険を軽減できる．こういった行動と相互監視によって，より高いレベルでの"遮断"が可能になる．

❺ 病原微生物の侵入路，感染経路の遮断

病原微生物の宿主内への侵入路は経皮，経カテーテルなどのほか，経口，経気道，経消化管など，あらゆる部位から侵入する危険がある．

リハを行うにあたり，感染経路を意識したアプローチを考えてみる．

1）外傷や手術により皮膚に侵入路がある場合

重症で安静臥位の状態であっても，関節拘縮予防や呼吸リハなど可能な範囲でリハが実施されることが多くなっている．このような場合，創の部位と状態について，スタッフ間で情報共有のうえでリハを実施することになる．創から滲出液が多い場合や出血を生じた場合，リハ実施後に創部周辺から滲出液が漏れたり，被覆材が外れたりしていることに気づかず，創部と外部の交通ができてしまうこともある．これでは，できるだけ清潔な状態にしておいた創部に汚染を惹起することになり，患者に不利益を与えかねないため注意を要する．また，リハを開始する前にこのような状況に気づけば，創部の管理をさらに厳重に行うための有用な情報になる．このように，侵入路の遮断のためには，**創部について十分に情報共有すること**が重要である．

2）気管挿管または気管切開後で人工呼吸管理を実施している場合

リハ時に注意すべきは，患者周囲の機械やそれを支える物品，さらに点滴ルートなどとリハスタッフの**位置関係**である．リハを開始するにあたり，患者の位置や体位を変更する際は必ず，医師や看護師とリハスタッフとで行い，チューブやルートの整理を共同で確認していきながら，リハを実施するスペース確保を行う．さらに気管挿管時であればチューブが挿入されている口腔または鼻腔周辺の状況を確認し，唾液や鼻汁などが多い場合，

リハの前に痰や唾液などを吸引除去しておくと，事前の準備で汚染される危険を減じることができる．

　気管切開時であればチューブの挿入されている前頸部周辺およびガーゼなどの湿性状況を確認し，汚染の程度を把握する．ここでも気道分泌液の性状や量によって吸引やガーゼ交換，周辺の消毒などを行い，汚染の危険を下げた状態でリハを実施する．チューブが引っ張られたり，抜けかかるなどの状態が発生すると呼吸状態が不安定になったり，皮膚や環境表面には存在するが気道内に侵入していない病原微生物の侵入する機会を増やしてしまう可能性がある．また，多剤耐性グラム陰性桿菌の場合は菌体自体の付着，定着のみならず，プラスミドに耐性遺伝子を取り込んでいるため細菌が付着しなくても医療者の手指や衣類がプラスミドに汚染されればプラスミドを別の場所，別の人に気づかずに拡散させることもありうる．プラスミドは環境に残存し，別のグラム陰性桿菌にも取り込まれることがあり，予期せぬ耐性菌を発生させることがある．

3）嚥下評価と嚥下リハの実施時

　言語聴覚士による嚥下機能評価や訓練では，患者と近い距離で作業を行うことになる．患者に対して正対するため，くしゃみや咳嗽，流涎，唾液，状況によっては嘔吐物などを直接触れてしまう危険がある．手指のみならず，顔面の皮膚や眼や鼻，口などの粘膜が近い部位にも湿性分泌物が飛び込んでくる可能性がある．このような場合はこれまで問題にしてきた細菌類のみならず，**血液を媒介して感染する肝炎ウイルスなどにも警戒が必要**になる．そのため，患者の感染に関する情報をスタッフ間で共有し，事前に決定している防御策を実施することが重要となる．

❻ 感染対策の具体案

　前述の通り，標準予防策は「汗を除くすべての湿性生体物質は感染を伝播する微生物などを含んでいる可能性がある」という原則に基づく考え方であり，実施する対象はすべての患者である．ただし，診察や治療において湿性生体物質に触れない状況である場合は特に実施しない．しかし，救急・集中治療領域の患者の場合は何らかの侵襲部分があり，**ほぼ例外なく標準予防策の適応対象**となる．よって，患者接触時はマスクと手袋が装着されていることが必須である．これに加え，接触感染予防策を行う場合，衣類の汚染予防には前面だけならビニールエプロンの装着でよいが，上肢，背部まで防御するときはガウンの装着を行うことになる．飛沫感染予防策が加わると，帽子，フェイスシールド付マスクへの変更やゴーグルの使用が必要になる（図1）．

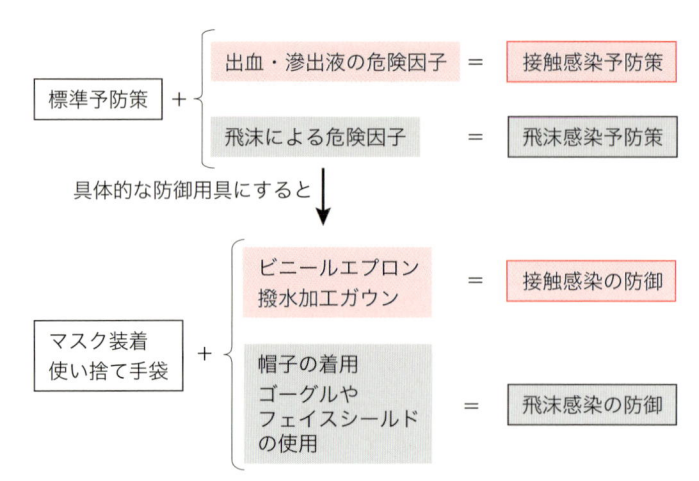

図1 ● 標準予防策から経路別予防策への基本的な考え方

・リハの前後で手洗いを行う
・手袋とエプロンを装着し，接触感染予防を実施している
・さらに袖のあるエプロンやガウンを選択し帽子やフェイスガードなどを加えると飛沫感染予防策が可能となる

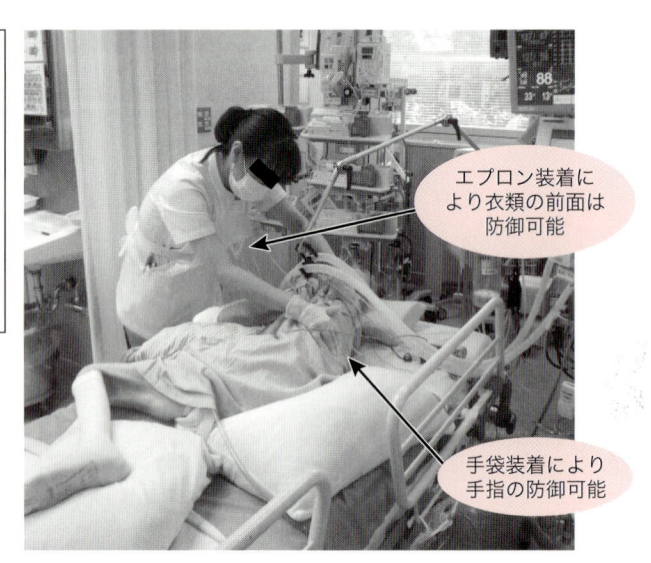

エプロン装着により衣類の前面は防御可能

手袋装着により手指の防御可能

図2 ● 接触感染防御策の実際 (p.8 Color Atlas❶参照)

❼ 感染予防策を実施したリハの実例

　気管挿管患者のリハの一例を図2に示す．具体的には，人工呼吸管理中の患者に対して右側臥位からやや腹臥位に近い体位をつくり，呼吸リハを行っている．半閉鎖回路であるため，飛沫感染の危険は少ないと判断された．標準予防策（マスク，手袋の装着）に加え，使い捨てエプロンを用いた接触感染予防策が実践されている．理学療法士の前面が患者やベッド周辺環境との接触面であることから，背面や臀部などが汚染されない範囲の作業であればこれで問題はない．防御用具の装着状況をその他の医療者と確認しておけば万全であろう．

⑧ 施設ごとに異なる実施方法

　感染対策の問題点として多くの防御用具が"使い捨て"であり，1つひとつに経費がかかることである．施設の感染対策にかけられる費用が異なるため，防御用具に違いがある．本稿で示されている用具がすべてではなく，経費削減のための工夫をしていくことも重要になる．まずは，確実な知識をつけること，そして各職種のスタッフに理解を促し，協力しながら行うことが重要である．現場で指導的な立場となる infection control doctor（ICD）や infection control nurse（ICN）は，定期的に外来や病棟での防御用具に使用に関して適切な使用方法が実施されているかを評価することも検討すべきである．

　正確な知識をもつことで過剰防御を減らすこと，空気感染予防策を要する場合の危険度評価と接触者を減じる方法の確立，意識の低いスタッフへの啓発など，日頃の感染対策教育と刻々と変化する患者状況に見合った感染防御の体制作りなどは，施設ごとに十分検討されるべき問題である．

◆ 文献

1) 橋本丈代, 操　華子：多剤耐性菌対策ガイドラインで推奨される接触予防策と患者周辺環境対策遵守の実態. 日本環境感染誌, 28：325-333, 2013

必読 2) Boyce JM & Pittet D：Guideline for Hand Hygiene in Health-Care Settings. Recommendations of the Healthcare Infection Control Practices Advisory Committee and the HICPAC/SHEA/APIC/IDSA Hand Hygiene Task Force. Society for Healthcare Epidemiology of America/Association for Professionals in Infection Control/Infectious Diseases Society of America. MMWR Recomm Rep, 51：1-45, quiz CE1-4, 2002（http://www.cdc.gov/mmwr/PDF/rr/rr5116.pdf）
　→ CDCのHPに公開されている standard precautions の基本中の基本が記載されている．感染対策の最も重要かつ必須な内容が書かれたガイドラインである．これを読まずして感染対策，感染管理は理解も実践もできないといっても過言ではない

必読 3) O'Grady NP, et al：Guidelines for evaluation of new fever in critically ill adult patients: 2008 update from the American College of Critical Care Medicine and the Infectious Diseases Society of America. Crit Care Med, 36：1330-1349, 2008
　→ 2008年に更新された重症感染患者に対する対応をまとめたガイドライン．近年問題となっている過剰検査，コストパフォーマンスなどに関してもさまざまな文献から比較し，妥当な対処方法や実施すべき対処方法などに言及している．検査，治療に関する重要なエッセンスが多く含まれており，若手の先生方にはぜひご一読いただきたい

4) High KP, et al：Clinical practice guideline for the evaluation of fever and infection in older adult residents of long-term care facilities: 2008 update by the Infectious Diseases Society of America. J Am Geriatr Soc, 57：375-394, 2009

5) High KP, et al：Clinical practice guideline for the evaluation of fever and infection in older adult residents of long-term care facilities: 2008 update by the Infectious Diseases Society of America. Clin Infect Dis, 48：149-171, 2009

6) Siegel JD, et al：2007 Guideline for Isolation Precautions: Preventing Transmission of Infectious Agents in Health Care Settings. Am J Infect Control, 35：S65-164, 2007（http://www.cdc.gov/hicpac/pdf/isolation/Isolation2007.pdf）

第3章　早期リハビリテーションの実際

14. ICUにおける運動療法の実際

神津　玲，森本陽介

Point

- 運動療法はICU患者の早期リハビリテーション（以下リハ）において中心的役割を担う
- 運動療法はearly mobilizationの一部に位置づけられ，早期離床とともに必須の介入プログラムとなる
- 運動療法は他動運動・自動運動に大別でき，スタッフの徒手による方法と機器を利用した方法がある
- 運動療法はICU入室後，可及的すみやかに開始する必要があり，新たな合併症発症や身体運動機能低下の「予防」に努めるべきである

はじめに

　運動療法は「運動」を治療手段として対象者に適用し，身体運動機能および活動の維持・向上を図る介入方法であり，リハの中心的手段に位置づけられている．従来，対象者自身の努力や協力，全身状態の安定を運動療法実施の前提条件としていたが，最近ではICUで管理される重症患者においても安全に実施可能であることが示され，積極的に導入されている．特にICUでは，**入室後の早期から「予防的」に介入することが重要**である．それによって重症患者の全身的侵襲ならびに治療に伴う長期臥床に起因する運動機能低下や合併症を最小限にとどめ，日常生活動作（ADL）の早期向上，ICU在室および入院期間短縮と長期機能予後改善といった効果が示されている．ここでは，ICU患者を対象とした運動療法の実際について解説する．

① ICUにおける運動療法とは

1）運動療法の特徴

　運動療法とは，さまざまな種類の「運動」を手段とした治療介入方法であり，リハにおける必須のプログラムであるとともに，非薬物療法としての役割も有している．ICUのリハにおいて運動療法は，早期からの積極的な離床（**早期離床：坐位，立位，歩行練習など**）とともに，**早期モビライゼーション（early mobilization）**の一翼を担っている．

　古代ギリシャ時代より"exercise is medicine"と認識されており，治療手段としての運動の有効性は認められているが，現代医療技術の粋を集めたICUにおいてもその基本理念や方針は何ら変わらない．その主たる目的は，運動機能の維持・改善によるADLの早期再獲得と自立，運動耐容能の増大である．

　運動療法の**究極的なターゲットは末梢骨格筋であり，それらを「臓器」として位置づけ，さまざまな運動による入力刺激を加えることがアプローチの基本**であるといえる．骨格筋の機能維持のためには機械的刺激による負荷が必要であり，特に他動あるいは自動運動によって骨格筋へ伸張を中心とした機械的刺激を入力するとともに，出力としての筋収縮を促し，坐位や立位，歩行動作を通じて姿勢調節や運動の協調といった筋活動のコントロールを促す．運動療法の実施に当たっては念頭に置くべき重要な原則（表1）があり，ICUにおける重症患者においても同様に適用される．

2）運動療法のアウトカム評価

　直接的および間接的なアウトカムに分類できる．運動療法の介入は骨格筋を主な対象とするために，**骨格筋機能の変化とその影響**について評価，効果判定を行う．前者は骨格筋の筋力〔握力，大腿四頭筋力，Medical Research Council（MRC）筋力スケールなど〕，筋量（CT，超音波，二重エネルギーX線吸収測定法による筋厚，筋断面積），骨格筋タンパク質指標，炎症マーカーなどが評価される．後者としては基本動作能力，ADL，身体活動量，身体能力（簡易身体能力バッテリー，Timed Up and Goテストなど），運動耐容能，さらには人工呼吸管理期間あるいは人工呼吸フリー期間，ICU在室および入院期間，回復後の健康関連生活の質（QOL）なども評価指標となり得る．

表1 ● 運動療法の原則

1.	過負荷の原則	組織あるいは器官の機能を向上させるためには，通常より強い負荷をかける必要がある
2.	特異性の原則	運動プログラムによるトレーニング効果は，行った運動様式および使用された筋に依存する
3.	可逆性の原則	トレーニングを中止した場合，時間とともに効果は消失する．運動の継続が原則となる

❷ 運動療法の構成要素とその実際

運動療法は，四肢や体幹の筋群を対象として，**他動運動**と**自動運動**に大別でき，早期離床とは重複する部分もある．

1）他動運動

対象者からの協力が得られないことで自発的な運動が実施できない場合，**対象者の四肢，体幹の関節を生理学的な運動方向に一致して他動的に動かす運動様式**である．しばしば関節可動域（range of motion：ROM）練習ともいわれている．臥床による不動に伴う骨格筋・軟部組織の短縮や関節拘縮を予防することが主目的であるが，ただ関節を他動的に動かすのではなく，骨格筋を十分に伸張（ストレッチ）するとともに，それによって機械的刺激を負荷するという認識が必要である．

方法としては通常，スタッフによる徒手的な他動運動が行われるが，筋への電気刺激装置を使用して（主に下肢の抗重力筋群の）他動的な筋収縮を促したり，CPM（continuous passive motion）装置を用いた持続的他動運動といった方法もあり，有効性が期待されている（図1）．また，ギャッチアップによる受動的坐位，さらには起立台（tilt table）を使用した他動的な立位練習という方法もある．

2）自動運動

ADL再獲得に必要な運動機能の向上とは，骨格筋機能（筋力および持久力）の改善と基本的動作能力の遂行，呼吸循環系の順応向上を意味し，そのためには**可及的早期から患**

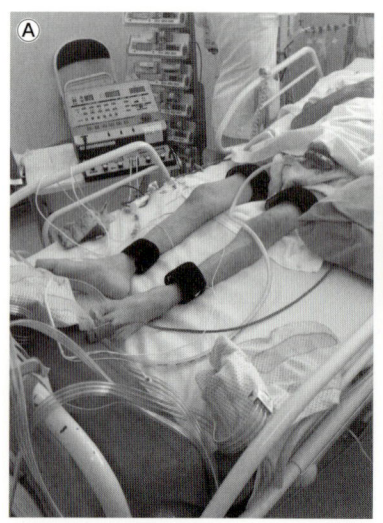

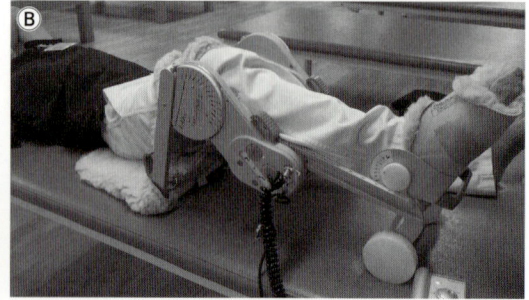

図1● 機器を用いた他動運動
A：電気刺激，B：CPMを用いた運動

者自身の努力（に伴う筋収縮）による自動運動が必要不可欠である．対象者が覚醒し，簡単な指示に従うことができれば適用可能である．自動運動には四肢および体幹の自動および抵抗運動（自動運動に重錘などの外部抵抗を加えた運動，いわゆる筋力トレーニング）がある．自動運動はスタッフによる四肢運動の神経学的評価も兼ねて，粗大筋力を評価（MRC筋力スケール）しながら実施する．

3）基本動作練習

坐位保持，起立・立位，（車）椅子への移乗や歩行練習が含まれ，early mobilizationとほぼ重複する（そのため運動療法とは区別する場合もある）．モニター所見や自覚症状，患者の努力や協力度といった反応を見ながら，端坐位から起立・立位保持，さらには足踏み練習へと進める．坐位，立位のレベルになると血圧低下や頻脈，SpO_2低下など呼吸循環動態への影響が出現しやすくなるとともに，ラインやチューブ抜去のリスクといった有害事象の発生防止にも注意が必要である．また，姿勢保持能力が低下しているとベッドからの転落や転倒をきたすことがあり，十分な注意を払うとともに，複数のスタッフによるサポートが必要である．

4）持久力トレーニング

簡易型のエルゴメータを使用して，下肢あるいは上肢の持久力トレーニングをベッド上，あるいはベッドサイドで実施する．

3 運動療法の進め方

1）プログラムの適応

中等度から深い鎮静下（RASS －3，－4）や意識障害の合併例では他動運動を，覚醒あるいは浅い鎮静（理想的にはRASS 0～－1，＋1および－2でも適用不可能ではない）では他動運動に加えて，積極的に自動運動や抵抗運動，離床を適用する．最近，発表された介入プログラムの推奨例[1]を表2に示した．

2）リハスタッフの積極的参入

関連職種間の不十分なコミュニケーションや連携，マンパワーの不足，深鎮静，早期リハ介入の利益に関する知識の不足は，リハの成功を阻害する最も重要な潜在的障壁となる．特にマンパワーが不足するとICU入室中，患者1例あたり56％の期間で理学療法が提供

表2 ●推奨される運動療法介入の一例

反応なしおよび非協力的患者 (RASSスコア<−2, S5Q*1<3)		反応ありおよび妥当な患者 (RASSスコア≧−2, S5Q*1≧3)	
他動的な介入		能動的（自動的）な介入	
①他動運動	反復：5回/1関節 セット：1セット 頻度：1日1回	①運動療法	強度：Borgスケール*2 11〜13 時間： 　反復：8〜10回 　セット：3セット 頻度：1〜2回/日 ステップアップ 　Step1：時間延長反復10回まで増加 　Step2：セット数を増加 　　　　1から3セットへ 　Step3：強度を増加 　　　　Borgスケール11から13へ 　Step4：頻度を増加 　　　　1日1回から2回へ
②ストレッチング	時間：20分間		
③他動的サイクリング	時間：20分間		
④筋電気刺激	時間：60分間 強度：45 Hz 頻度：毎日		
⑤CPM	3×3回 毎日	②ADLトレーニング：バランス，立位，歩行	
⑥スプリント（固定）	時間：2時間装着・ 2時間除去	③離床（ベッドから離れて運動）	
		④サイクリング	時間：20分 ステップアップ：インターバルトレーニングを20分まで増加

*1　S5Q (Standardized 5 Questions)：患者の協力度アセスメント
*2　Borgスケール：6〜20で段階づけられた自覚的運動強度を評価するスケール．(7が「非常に楽である」，19が「非常にきつい」に相当する．11は「楽である」，13は「ややきつい」）
（文献1より引用）

できなかったとする報告がある．理学療法士や作業療法士の適正配置によって，介入回数の増加，患者の身体機能の有意な改善が得られる．鎮静の中断はリハを有意に進めるとともに，持続鎮静は介入の開始を遅延させる．鎮静の制限と人工呼吸器からのウィーニング促進も運動療法を進めるうえで重要な要因となる．

3）チームにおける協働

　重症患者に対して安全に運動療法を適用していくためには，人手と労力が必要となる．患者状態の評価，ラインやドレーン類の整理などの準備，介入中の患者介助およびその補助，モニタリングとともに，転倒・転落の防止といった安全管理への配慮も要する[2]．リハ介入の中核を担うのは理学療法士であるが，患者情報と問題点，介入方針の共有に加えて，リハ実施の環境整備にも努める．定例カンファレンスやラウンド以外でも，当日の患者担当スタッフと積極的なコミュニケーションを図ることが必要不可欠である．
　チームにおける多職種連携のもと，役割分担も求められる．早期離床練習では，看護スタッフとリハスタッフが合同で実施することが望ましいが，リハスタッフによる運動療法介入は骨格筋機能の維持向上や基本動作獲得のための「運動負荷トレーニング」として位置づけ，看護スタッフは坐位保持の励行をとおして，睡眠・活動リズムの確立，ベッド上ADLの向上を進めるといった役割の分業体制も考慮すべきである．

おわりに

　リハは元来，運動機能障害に起因する後遺症，すなわち病態的に安定した身体障害を主たる対象としてきた．しかしながら，ICUで管理される重症患者を対象とする場合は，**機能障害の重症化・重複化の「予防」**であるということを強く意識する必要があることを改めて強調したい．

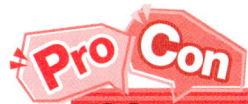

Pro Con 論点のまとめ

ICUにおける人工呼吸管理下でのルーチンな歩行練習の賛成論・反対論

【賛成論】
- 身体運動機能低下を防ぐことができる
- せん妄罹患期間を短縮させることができる
- ADLの早期再獲得が可能である

【反対論】
- まず，呼吸状態に対するケアを十分に行うことを基本方針とすべきである
- 足踏みやベッドサイドでのエルゴメータでも同様の効果が得られる
- 早期に抜管が可能であれば，歩行よりも抜管を優先した方が安全であり，患者やスタッフへの負担も少ない

文献

必読 1) Sommers J, et al：Physiotherapy in the intensive care unit：an evidence-based, expert driven, practical statement and rehabilitation recommendations. Clin Rehabil, 29：1051-1063, 2015
　　→ 理学療法を中心としたICUリハの推奨事項

必読 2) Hodgson CL, et al：Expert consensus and recommendations on safety criteria for active mobilization of mechanically ventilated critically ill adults. Crit Care, 18：658, 2014
　　→ 人工呼吸管理中の運動療法の安全基準に関するエキスパートコンセンサス

第3章 早期リハビリテーションの実際

15. ICUにおける作業療法の実践

児島範明，松木良介，端野琢哉

Point

- ICUにおいて作業療法士は早期ADL獲得に向けた支援を行う
- 作業療法士はICUでの認知機能障害，精神的問題に対して多面的に評価し支援を行う
- ICUで作業療法士がチームの一員としてADLやQOLを高めるうえで活躍できる場面は多い

はじめに

　ICUにおける早期リハビリテーション（以下リハ）介入は比較的新しい領域であり，いまだ多くの施設で**作業療法士（occupational therapist：OT）**がICUでの介入にかかわっていない．現在，ICU患者に対するリハ介入は早期離床や身体機能トレーニングを主体とした介入の報告が多く，理学療法士（physical therapist：PT）に依頼があるのが一般的である．しかしICUにおいて早期リハ介入を安全かつ効果的に進めるためには，リハ専門職であるPT，OT両方の積極的関与が必要不可欠であり，チーム医療として推進すべきである[1]．本稿では，チームのなかでもOTの役割や介入について以下に概説し，その必要性について述べていきたい．

1 ICUにおける作業療法士の役割

　作業療法は「身体または精神に障害のある者，またはそれが予測される者」に対して，作業活動を通じて日常生活動作〔食事，排泄，整容，更衣など（ADL）〕の獲得や自立を促すとともに精神・認知障害の評価や介入を行う[1, 2]．ICUでは原疾患の影響や集中治療に伴う急性脳障害（鎮静による意識障害やせん妄）などにより認知機能障害や精神的問題

が生じやすい．これらは離床やADLの改善がスムーズに図れない要因となり，生活を介助者に委ねることになりやすい．**ICUにおけるOTの役割は，この認知機能障害や精神的問題とADLに介入し，ICU患者が主体的に生活を送れるように支援することである．**特に情報処理能力，動作の理解，活動に対する耐久性や道具の使い方などを評価し，看護師とADLの方法や環境設定を検討したり，PTとともにADLトレーニングを行っている．しかしICUでは**深鎮静管理中や易興奮性の患者，作業療法よりも安静が優先される場合は作業療法の対象外**となる．

2 作業療法の実際

1）認知機能障害への介入

認知機能が正常に発揮されるためには意識が正常に機能している必要があり，ICUでの介入**初期の目標は意識障害からの早期回復**である．そのため鎮静薬の調整と早期離床，それと並行して見当識や現状の理解を促すことで生活リズムを整え，覚醒時間の延長を図る．

症例

60歳代男性．心肺停止後，蘇生に成功しICUに入室した．鎮静が減量されている時点でOT介入となった．意識はJCS（Japan Coma Scale）：Ⅰ-3，見当識障害を認めたが場所の理解は良好であった．もともとの認知機能は正常であるが，会話内容が逸れやすく一部成立しない場面がみられた．簡易的な総合認知機能検査（mini mental state examination：MMSE）では21/30点であった（26点以下が認知機能低下のカットオフ値，図1）．

Ⓐ

見当識	回答	正答
暦	1974	201●
季節	春	冬
時間	10時	17時

※ICU退室時は見当識は正常化

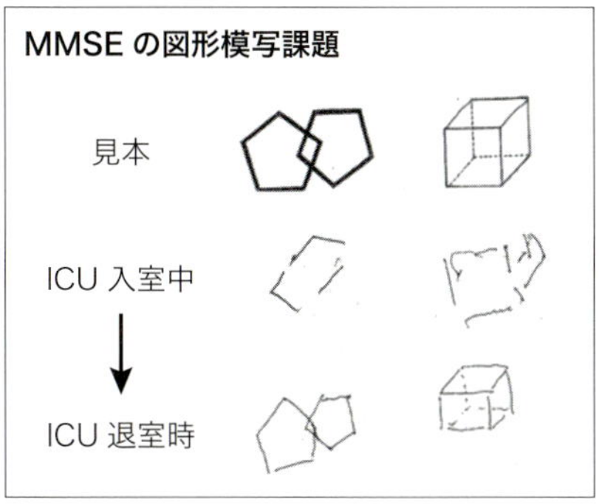

Ⓑ MMSEの図形模写課題

見本

ICU入室中
↓
ICU退室時

図1 ICU入室時と退室時の認知機能評価（MMSE）の結果
A：見当識の評価結果でありすべての項目で誤りを認めている．しかし，ICU退室時には正常化している．
B：MMSEの図形模写課題の結果（上段が見本，中段がICU入室中の結果，下段はICU退室時の結果）．ICU入室中は図形の特徴がつかめておらずまとまりに欠ける特徴を有していたが，退室時には特徴が捉えられるようになっている

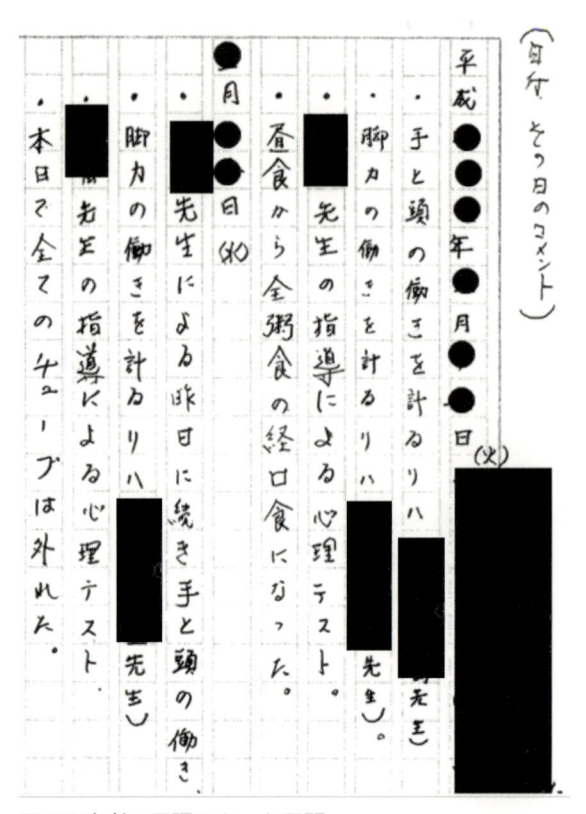

図2● 患者の日課であった日記
患者の日課であった日記活動，その日にあった出来事を余暇時間に
記載したものを一部抜粋

　この症例では，見当識障害に加え図形模写からもわかるように，視覚情報を適切に処理する機能が低下していると考えられ，患者が生活リズムを整えるうえで必要な情報を得やすいよう介入することが必要であった．そのため，見当識に対してはアナログ時計ではなく，デジタル式の数字が表示されるものにし，日付はマンスリーカレンダーではなく，日めくりのものを用意することで視覚情報を処理しやすい環境を整えた．さらに，この患者がもともと行っていた日記活動の導入は受け入れもよく，見当識や記憶を代償するうえでも非常に有効な手段であった（図2）．

2）コミュニケーションの支援

症例　20歳代男性．右利き．くも膜下出血発症後に外科的治療が施されICU管理となった．OT介入時，人工呼吸管理中であり，意識はJCS：Ⅱ-10，右共同偏視があり追視や注視は曖昧で左半側空間無視が疑われ，さらに左上下肢の運動麻痺を認めていた．

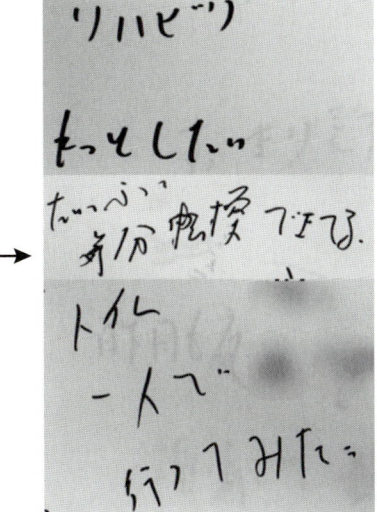

図3● 実際の筆談における患者の語り
左側が筆談をはじめたときの記載，ネガティブな訴えが多くICUにおける心理的な負担が強いことがわかる．その後，リハにて離床やADL練習を行い，家族や看護師との交流が増えてきた時期では，右側の前向きな心境やリハに取り組む意欲を感じられるものに変化している

　この症例では患者は，医療者をはじめ家族ともコミュニケーションをとれていなかったが，患者の認識できる右空間から提示する情報量を調節し，コミュニケーション手段として利き手でのジェスチャーから筆談へと段階づけし，心理的支援を行った（図3）．

　ICUにおけるコミュニケーション障害はADLを阻害するため，早期からの介入は重要である．そのためにまず，理解できる情報量はどの程度なのか知る必要がある．患者によっては情報量が多いと情報過多になり疲労し傾眠してしまう患者も少なくない．また逆に情報量が少ないと反応できなくなる．このように**情報処理能力を考慮し，個々の患者に合わせた情報量の調整や提示の工夫**は患者の安心感やADLの改善を図るうえで重要となる．

3）ICUでの早期ADLトレーニング

　ICU患者のADLの自立を促すことは，せん妄の予防や覚醒時間の延長，生活リズムの改善において重要な介入である．また離床とADLを結びつけるためには「何をするために離床するのか？」といった目的をもち，患者の意思を尊重しリハを進めることが重要である．実際は安全に床上で行えるもの（整容，清拭，食事など）から取り組み，医学的治療や早期離床で得られた改善をADLに汎化することがより必要である．しかし，意識障害や認知機能障害を認める患者に対しては覚醒の持続時間や全身耐久性，さらに注意機能を考慮した上で，ADLを遂行できるよう1日のスケジュールで各活動を分散させたり，安全に行えるよう環境設定やADLを行う条件を設定する必要がある（図4）．

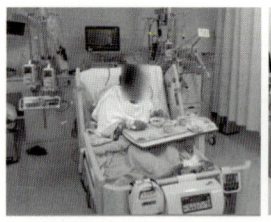

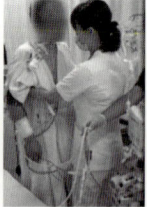

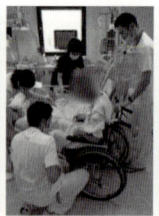

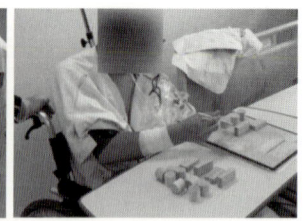

〈床上でのADL〉	〈離床〉	〈車椅子上のADL〉
歯磨き，食事，清拭，更衣，排泄	端坐位や立位 車椅子坐位	食事や歯磨き ポータブルトイレでの排泄

図4　ADLの段階的な介入例（p.8 Color Atlas ❷参照）

例としてADLの段階的な写真を載せている（左の写真から床上での食事，立位動作，車椅子坐位，車椅子上での食事動作練習）．人工呼吸器やルート類などの集中治療に伴う環境や患者の能力によってステップアップする順序は前後することもあるが，ICUではバイタルサインを確認しながら実際にリハ以外の時間に実施できるか，安全性や遂行能力を評価し他職種と情報共有している

❸ ICUにおける作業療法の必要性

Pro

1）OTのICUにおける介入報告

　ICUにおけるOTの介入については，日本語版PADガイドラインにてADLの獲得や自立を促すとともに，認知・精神障害の評価や介入を行うと記載されている[1]．ADL介入のエビデンスとして，SchweickertらはOTのADL介入プログラムを含む介入によって，ICUの人工呼吸器装着期間の短縮，せん妄期間の短縮，ADLの改善を認め，早期リハの有効性を立証した[3]．またBrummelらは，ICUにおいてOTによる認知機能療法を含んだ介入について報告している[4]．この有効性はまだ結論に達していないが今後の研究報告が期待されている．さらにICU退室後のADLやQOLが注目され，リハ各職種によるICUでの効率的かつ包括的な介入は退室後のADLやQOLをさらに高めるというエビデンスも報告されはじめている．

Con

2）ICUにおける作業療法の現状

　一方，現時点で作業療法が何に対して効果があるのか？といった問いに明確な答えは示されていない．さらに施設のマンパワーやOTのリスク管理能力によって介入が左右されるため，統一した介入や教育が困難であるのが実情と思われる．集中治療の目的は救命であり，ICU患者の呼吸不全や安静臥床に対してPTによる早期離床や呼吸理学療法はそのニーズに即していることが多い．そのため作業療法のエビデンスはまだ乏しく，ICUチーム内でのOTの役割が浸透していないという点ではやや不安要素が残るのが現状である．

Pro Con 論点のまとめ

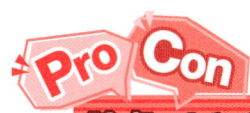

OTの介入はICUから必要か？

【賛成論】
- PTと連携した早期離床と早期ADL獲得については，身体機能予後を改善させる効果が示唆されており，リハチームによる介入は効果的な介入となり得る
- ICU患者の認知機能障害や精神的問題に対してOTは評価や介入を行い，せん妄の減少やICU退室後の認知機能障害，精神的問題の改善に対して検討の余地がある

【反対論】
- ICUにかかわるOTが少なくエビデンスも乏しい
- OTの介入効果を示さない患者も存在しており，適応疾患や段階的な介入のタイミングを図る必要があり，今後OT介入における効果を立証する必要がある

文献

1) 日本集中治療医学会J-PADガイドライン作成委員会：日本版・集中治療室における成人重症患者に対する痛み・不穏・せん妄管理のための臨床ガイドライン．日本集中医誌，21：539-579，2014

2) 日本作業療法士協会：作業療法ガイドライン（2012年度版）．(http://www.jaot.or.jp/wp-content/uploads/2013/08/OTguideline-2012.pdf)

必読 3) Schweickert WD, et al：Early physical and occupational therapy in mechanically ventilated, critically ill patients: a randomised controlled trial. Lancet, 373：1874-1882, 2009 ★★
→ 人工呼吸器装着患者に対して早期理学療法と作業療法を実施したRCT．人工呼吸器装着期間の短縮，せん妄期間の短縮，ADLの改善を認め，身体機能予後に影響を及ぼした

4) Brummel NE, et al：Feasibility and safety of early combined cognitive and physical therapy for critically ill medical and surgical patients: the Activity and Cognitive Therapy in ICU (ACT-ICU) trial. Intensive Care Med, 40：370-379, 2014 ★★
→ ICU患者87名を対象に介入方法によって群分けされた通常ケア群，早期理学療法群，早期理学療法＋認知機能療法群の3グループでの認知機能への介入効果を検討した．その結果，3群間で3カ月後の認知機能に有意な差はみとめなかった

必読 5) Needham DM, et al：Improving long-term outcomes after discharge from intensive care unit: report from a stakeholders' conference. Crit Care Med, 40：502-509, 2012
→ 米国集中治療医学会における他職種合同カンファレンスでPICSについて記載．PICSでは認知機能障害と精神的問題をICU患者の問題と認識し，退院後のQOLに影響することも言及されている

第3章　早期リハビリテーションの実際

16. 高次脳機能障害と早期リハビリテーション

田中幸太郎

Point

- 「高次脳機能障害」とは，脳損傷により生じる認知機能の障害の総称である
- 急性期病院における高次脳機能障害の的確な早期診断はきわめて重要であり，その後の就労への成否を左右する
- 高次脳機能障害の診断後は，さまざまな職種や機関と連携し退院後の生活や就労につなげていくことが重要である
- 高次脳機能障害患者にとっての就労はゴールではなく社会的再統合へのステップである

はじめに

　高次脳機能障害は，身体の障害が伴わないか，あっても軽微な場合が多い．そのため急性期病院での治療終了時には「治癒」したとみなされることが少なくない．社会生活や就労ではじめてさまざまな能力の低下を第三者から指摘され，職を失うこともある．急性期病院で救命された後に，このような高次脳機能障害が生じる可能性を医療サイドは十分に理解し的確な早期診断を行い，さまざまな職種と連携し退院後の生活や就労につなげていく必要がある．詳細な神経心理検査の内容や高次脳機能障害に対するリハビリテーション（以下リハ）の方法論などは成書に譲り，本稿では高次脳機能障害の一般的な解説と，急性期病院に勤務する医療従事者が高次脳機能障害を早期に認識し，各専門職と連携をもち就労に向けて支援する一連の過程を，本院が行っている治療就労両立支援モデル事業も参考にして概説する．

1 高次脳機能障害とは

　脳損傷によって生じる認知機能の障害の総称である．認知機能とは，さまざまな情報を

五感で知覚し認識し，その情報を脳で処理し，行動に反映させるための機能である．脳卒中や頭部外傷などで，この認知機能が障害されたさまざまな状態が認知機能障害と総称されている．わが国では「高次脳機能障害」という用語が定着しているが，欧米では「認知機能障害」と呼ばれている．「認知症疾患治療ガイドライン2010」では「高次脳機能障害と認知機能障害の定義，異同については議論があるが，本ガイドラインでは高次脳機能障害とは脳の器質的障害に起因する認知機能障害全般を指し，基本的に認知機能障害と同義であると定義する」とある[1]．

脳卒中では，しばしば運動野と錐体路，言語の神経ネットワーク，空間性注意のネットワークなどを損傷する部位に起こりやすく，片麻痺，失語，半側空間無視など，目に見える障害を生じやすい．これに対して，交通事故などによる外傷性脳損傷では病巣が散在性・びまん性であるか，巣症状を起こしにくい部位に生じることが少なくない．つまり**一見すると普通に見える**が，記憶障害，注意障害，遂行機能障害，社会的行動障害などの認知機能障害があり，日常生活および社会生活への適応に困難を示す場合が少なくない（**症例**参照）．従来の障害認定では，このような障害に対する行政的支援が適切に行われていなかったため，平成13年度から5年間，高次脳機能障害支援モデル事業が実施され，現在は，都道府県での**高次脳機能障害支援普及事業**に移行している[2]．図1に高次脳機能障害の基本的概念と，表1に行政的な意味での高次脳機能障害診断基準を示す．

症例

20歳女性．事務職．交通事故で頭部打撲．意識障害（E2V2M5/GCS）にて近医脳神経外科に搬送され，頭部MRIにて脳梁部に病変を認めた．来院時，運動麻痺はなく，意識障害も徐々に回復した．

リハでは歩行などは自立しており2カ月後には自宅退院となった．退院後，復職するが事故前のような事務処理はできず，本人もなぜできないか理由がわからない状態が続き，人間関係も悪くなり退職．転職するも同様なことが原因で退職．両親が脳神経外科病院に相談し，障害者就業・生活支援センターが紹介された．発症から約1.5年が経過していた．

本症例の問題点

初診の頭部MRIで脳梁部の病変を認めており今後，記憶障害などの高次脳機能障害が生じる可能性があることを医療サイドは認識する必要があった．また急性期での医療機関ではミニメンタルステート検査（MMSE）[4]や長谷川式簡易知能検査（HDS-R）[5]が頻用されるが，これらの結果だけでは診断は不可能であり，病状と病巣から高次脳機能障害をあらかじめ予測し，神経心理検査を施行する必要があった．このように急性期病院で高次脳機能障害が的確に早期診断されていれば復職への過程も違っていたといえる．

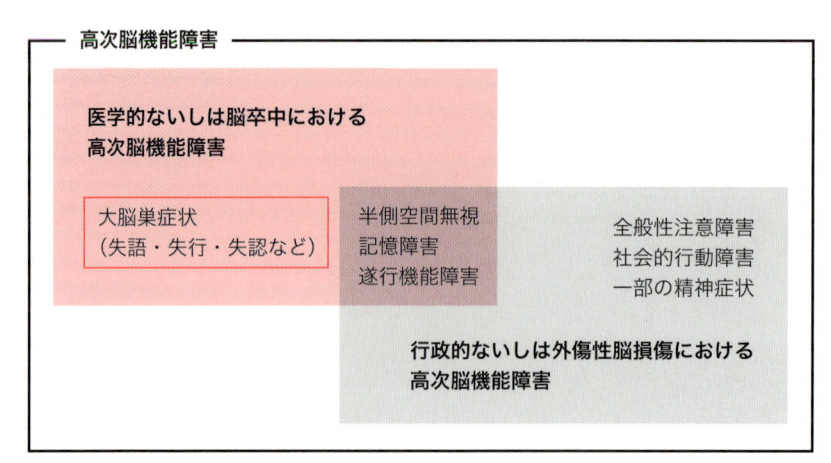

図1 ● 高次脳機能障害の基本的概念

高次脳機能障害

医学的ないしは脳卒中における高次脳機能障害
- 大脳巣症状（失語・失行・失認など）
- 半側空間無視
- 記憶障害
- 遂行機能障害

行政的ないしは外傷性脳損傷における高次脳機能障害
- 全般性注意障害
- 社会的行動障害
- 一部の精神症状

表1 ● 高次脳機能障害診断基準

Ⅰ．主要症状など	
1. 脳の器質的病変の原因となる事故による受傷や疾病の発症の事実が確認されている．	
2. 現在，日常生活または社会生活に制約があり，その主たる原因が記憶障害，注意障害，遂行機能障害，社会的行動障害などの認知障害である．	
Ⅱ．検査所見	
MRI，CT，脳波などにより認知障害の原因と考えられる脳の器質的病変の存在が確認されているか，あるいは診断書により脳の器質的病変が存在したと確認できる．	
Ⅲ．除外項目	
1. 脳の器質的病変に基づく認知障害のうち，身体障害として認定可能である症状を有するが上記主要症状（Ⅰ-2）を欠く者は除外する．	
2. 診断にあたり，受傷または発症以前から有する症状と検査所見は除外する．	
3. 先天性疾患，周産期における脳損傷，発達障害，進行性疾患を原因とする者は除外する．	
Ⅳ．診断	
1. Ⅰ～Ⅲをすべて満たした場合に高次脳機能障害と診断する．	
2. 高次脳機能障害の診断は脳の器質的病変の原因となった外傷や疾病の急性期症状を脱した後において行う．	
3. 神経心理学的検査の所見を参考にすることができる．	

なお，診断基準のⅠとⅢを満たす一方で，Ⅱの検査所見で脳の器質的病変の存在を明らかにできない症例については，慎重な評価により高次脳機能障害者として診断されることがあり得る．
また，この診断基準については，今後の医学・医療の発展を踏まえ，適時，見直しを行うことが適当である．
（文献3より引用）

❷ 高次脳機能障害の評価

　　　　高次脳機能障害という名称は認知機能の障害の総称であるため，高次脳機能障害だけの診断では治療にもリハにもつながらない．そのため，高次機能障害に含まれる個々の認知

①病巣から機能的側面を推測　②患者の日常生活から問題を捉える

高次脳機能障害

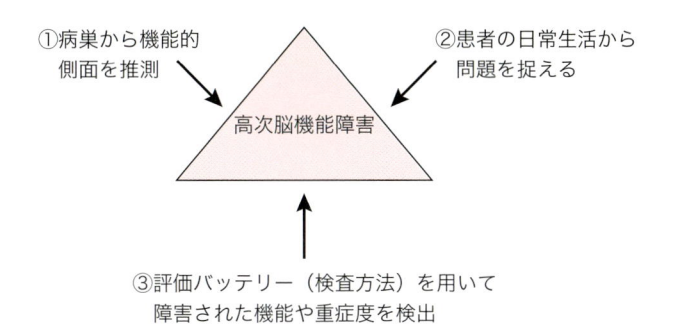

③評価バッテリー（検査方法）を用いて障害された機能や重症度を検出

図2● 高次脳機能障害の評価

機能の障害を評価，診断していかなければならない．図2に示すように評価も，①**病巣からの機能的側面を推測する**方法，②**患者の日常生活から問題行動を捉える**方法，③**神経心理検査を用いて障害された機能を検出する**方法と3つの視点からなる．そのため，まず患者の主訴，行動，社会生活上の問題点を観察する．次に頭部CTやMRIで病巣を確認し，その病巣からどのような障害が生じるかを予測する．さらに，患者の行動観察とその予測した障害に対して詳細な神経心理学的な評価を行う．はじめから幅広く手当たりしだいに検査を実施していくのは誤りである．これらの結果を総合して高次脳機能障害の診断がなされ，リハのプログラムが作成される[6]．

❸ 高次脳機能障害に対するリハ

認知障害に対するリハには，損なわれた機能そのものの**回復訓練**と**代償訓練**がある．いずれも日常生活動作の改善を目的とすることが勧められている[7]．また，認知リハについて，要素的訓練（失われた認知機能そのものに対する回復訓練）の効果が実生活のほかの動作に般化するかに関し，特定の治療介入を行うべきか否かを支持するような質の高い研究は十分に行われておらず[8,9]，van Heugtenらのシステマティックレビューでは，95のRCTのうち半数以上（54%）で認知リハの有効性が示されたが，多くの試験が小規模（39%が20人以下）で，治療の具体的記述に乏しいことから実診療への応用が困難となっている[10]．

❹ 神経心理検査

おのおのの神経心理検査の詳細は成書に譲るが，ここでは主に本院で施行されている検査とその所要時間，担当医療従事者を述べる（表2）．検査時間が短い程，簡易的でベッドサイドで行えるがスクリーニング的な要素も強くなり，各機能の重症度の詳細を評価する

表2 ● 当院で施行されている主な神経心理検査

1) スクリーニングおよび認知機能全般の評価	
①ミニメンタルステート検査（MMSE）	OT, ST（, 医師）：約10分
②長谷川式簡易知能検査（HDS-R）	OT, ST（, 医師）：約10分
③ウェクスラー成人知能検査 第3版（WAIS-Ⅲ）	臨床心理士：2時間以上
④レーブン色彩マトリクス検査（RCPM）	OT, ST：10〜15分
⑤Kohs立方体組合わせ検査	OT, ST：約30分
2) 記憶・記銘力評価検査	
①リバーミード行動記憶検査（RBMT）	OT：約30分
②ウェクスラー記憶検査（WMS-R）	OT：45分〜1時間
③三宅式記銘力検査	OT：約15分
④ベントン視覚記銘検査	OT：約15分
3) 注意機能評価検査	
①遂行機能障害症候群の機能評価（BADS）	OT：質問表を除いて30〜40分
②Wisconsin Card Sorting Test（WCST）	OT：15〜20分
③標準注意検査法（CAT）	OT：約50分程度（CPTを除く）
④Trail Making Test（TMT）	OT：約15〜20分
⑤行動性無視検査日本語版（BIT）	OT：約45分
⑥標準高次動作性検査（SPTA）	OT：約1.5時間
4) 失語症評価検査	
①標準失語症検査（SLTA）	ST：約1.5〜2時間

OT：作業療法士（occupational therapist），ST：言語聴覚士（speech therapist）

には不十分である．急性期病院ではスクリーニングで高得点を得たとしても安易に異常なしと判断せず，ほかの評価バッテリーを併用し総合評価する必要がある．脳ドックにおける認知機能スクリーニング検査としてはMMSE, HDS-R, MMSEとHDS-Rのハイブリッド版が推奨されている[11]．

❺ 画像検査[3)]

　高次脳機能障害の原因疾患は多様であり，画像所見もそれに伴い多様である．ここでは外傷性脳損傷の慢性期における画像診断の特徴を詳述する．外傷性脳損傷のうち，特にびまん性軸索損傷が原因となっている症例では，時間の経過とともに画像所見上，所見が得づらいことがあるため診断のポイントを示す．

1）慢性期に特徴的な器質病変として認められることが多いMRI所見

①**脳挫傷や頭蓋内血腫後の変化**：T1低信号，T2高信号を示す局所性ないし広範な壊死，梗塞所見や脳萎縮所見など．前頭葉や側頭葉の先端部や底部にみられることが多い．

②**びまん性脳損傷（びまん性軸索損傷を含む）後の所見**：脳室拡大や広範な脳萎縮，脳梁の萎縮，脳幹損傷や脳幹部萎縮所見など．急性期に浮腫性病変（T1等信号，T2高信号）のみの場合には慢性期には異常を認めないか，あるいは同部の萎縮のみが残存することもある．

③**その他**：一側ないし両側の硬膜下水腫や外水頭症の所見がみられることもある．

2）高次脳機能障害と関連があるとされるMRI所見

①深部白質損傷所見
②脳室拡大：特に側脳室下角の拡大や第3脳室の拡大
③脳梁の萎縮
④脳弓の萎縮など

6 多職種との連携

高次脳機能障害では，急性期病院で救命された後，さまざまな職種と連携し退院後の生活や就労につなげていく必要があり，各病院でさまざまな試行錯誤がなされていると思われる．ここでは主に本院の脳卒中（リハ）分野での就労支援の進め方を紹介する．

1）適切な情報提供

就労の際に雇用側への高次脳機能障害に対する情報提供はもちろんだが，家族に対しても高次脳機能障害の特性に関して，医学的な説明が不足していると，その理解はきわめて困難であることが多く，感情的対立に発展することもある．そのため，脳卒中後は認知障害の有無とその内容，程度を評価し，評価結果は家族に伝えることが勧められており[10]，それにより家族の介護負担感は軽減する傾向にあると報告されている[12]．

2）治療就労両立支援モデルの展開

労働者健康福祉機構では平成22年度から，勤労者医療の一環として「病気の治療だけでなく，仕事と両立できるための医療」の大切さを考え，脳卒中，がん，糖尿病，メンタル不調などの分野で「**治療就労両立支援モデル事業**」を展開し，本院でも脳卒中・リハ分

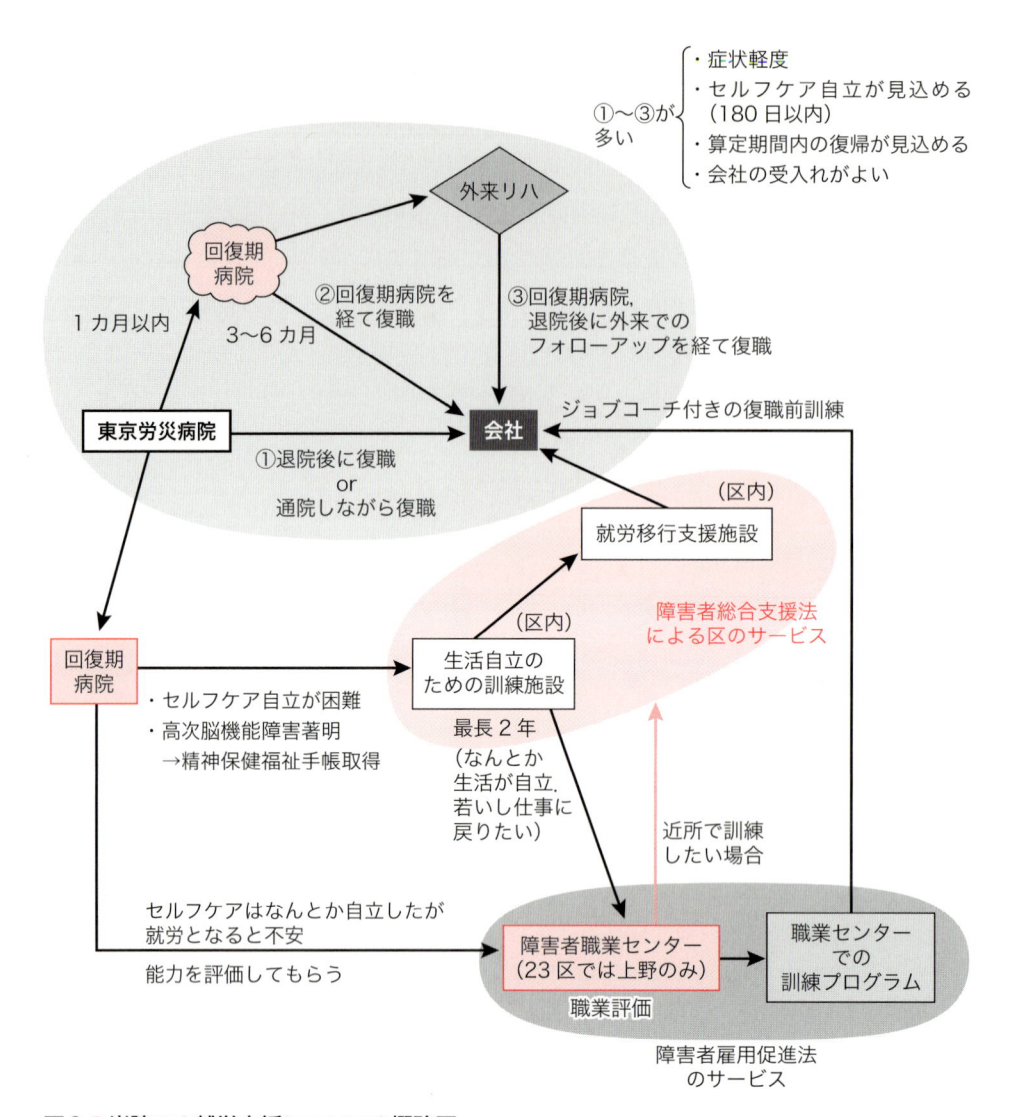

図3 当院での就労支援についての概略図
〔労働者健康福祉機構 治療就労両立支援モデル事業（脳卒中・リハ分野）を図式化したもの〕

野（頭部外傷，低酸素脳症なども含む）で休職を余儀なくされた勤労者のための職場復帰を支援するモデル事業を行っている．平成26年度からは脳卒中・リハ分野において，復職コーディネーター（および作業療法士）が中心となって構成された両立支援チームが具体的な支援事業を開始している．復職コーディネーターは仕事を斡旋するものではなく，患者が復職しやすいように支援し，患者の状況を把握し治療の場である病院と生活の場である職場をつなぐ役割である．図3では主に本院での退院後から就労までの流れを示し，図4では復職コーディネーターによる急性期から復職までの支援状況を示す．

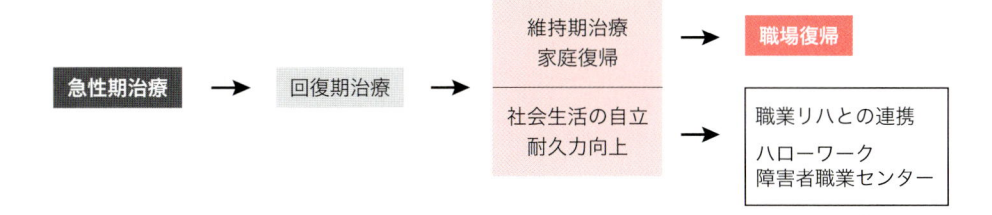

```
                          ┌─ 維持期治療 ──→ 職場復帰
急性期治療 → 回復期治療 →│   家庭復帰
                          └─ 社会生活の自立 ──→ 職業リハとの連携
                             耐久力向上         ハローワーク
                                                障害者職業センター
```

急性期から復職までさまざまな面から支援を行う

復職コーディネーターの仕事

- 患者・家庭・医療者から情報収集
- 患者・家族の希望や不安を聴く
- 職場からの情報収集
- 医療・職業関連情報の整理

- 回復期病院への情報伝達
- 患者回復状況のチェック
- 患者・転院先・職場間の情報共有化
- 産業医との連携（関与があれば）

- 復職方法の検討（原職復帰，配置転換など）
- 患者・家族と職場との調整
- 再就職の可能性

- 復職後のフォロー
- 職業リハへの情報提供

図4 ● 復職コーディネーターによる復職支援のイメージ
（文献13を参考に作成）

一口メモ

障害者手帳

　障害者は障害者基本法，身体障害者福祉法，精神保健福祉法などにより規定された法律で障害を特定され，制度やサービスが提供されるしくみになっている．障害者手帳は障害者であることを証明し，さまざまな福祉サービスを円滑に利用するためには必要不可欠である．障害者手帳には3種類あり，精神障害者保健福祉手帳，身体障害者手帳，療育手帳（自治体によって呼称が異なる）である．高次脳機能障害は精神保健福祉法上の「その他の精神疾患『器質性精神障害』」に該当し，精神障害者保健福祉手帳の取得対象となる．また，身体麻痺や失語症を有する場合は身体障害者手帳を，18歳未満の受傷，発症によって知的に障害がある場合は療育手帳を，それぞれ取得することが可能である[14]．

◆ 文献

1) 「認知症疾患治療ガイドライン 2010」（日本神経学会／監，「認知症疾患治療ガイドライン」作成合同委員会／編），医学書院，2010

必読 2) 「高次脳機能障害学 第2版」（石合純夫／著），医歯薬出版，2012

3) 国立障害者リハビリテーションセンター：高次脳機能障害及びその関連障害に対する支援普及事業．(http://www.rehab.go.jp/ri/brain_fukyu/kunrenprogram.html)

4) Folstein MF, et al："Mini-mental state". A practical method for grading the cognitive state of patients for the clinician. J Psychiatr Res, 12：189-198, 1975

5) 加藤伸司，他：改訂長谷川式簡易知能評価スケール（HDS-R）の作成．老年精神医学，2：1339-1347, 1991

必読 6) 「高次脳機能障害ポケットマニュアル 第3版」（原 寛美／監），医歯薬出版，2015

必読 7) 「脳卒中治療ガイドライン 2015」（日本脳卒中学会脳卒中ガイドライン委員会／編），協和企画，2015

8) Hoffmann T, et al：A systematic review of cognitive interventions to improve functional ability in people who have cognitive impairment following stroke. Top Stroke Rehabil, 17：99-107, 2010

9) Hoffmann T, et al：Occupational therapy for cognitive impairment in stroke patients. Cochrane Database Syst Rev, CD006430, 2010
10) van Heugten C, et al：Evidence-based cognitive rehabilitation after acquired brain injury: a systematic review of content of treatment. Neuropsychol Rehabil, 22：653-673, 2012
11) 「脳ドックのガイドライン 2014」(日本脳ドック学会脳ドックの新ガイドライン作成委員会／編), 響文社, 2014
12) McKinney M, et al：Evaluation of cognitive assessment in stroke rehabilitation. Clin Rehabil, 16：129-136, 2002
13) 豊田章宏：脳卒中患者の復職支援事業報告.
(http://www.mhlw.go.jp/stf/shingi/2r98520000023wrx-att/2r98520000023x5g.pdf)
14) 白山靖彦：高次脳機能障害者に関連する法制度. J Clin Reha, 11：1059-1065, 2014

第3章　早期リハビリテーションの実際

17. ソーシャルワーカー介入はいつから？
～当院での実際

川津奈加

Point
- ソーシャルワーカーの介入時期・方法はさまざまである
- ソーシャルワーカーの介入により，患者家族の心理的支援，入院前生活の把握，地域との連絡調整が可能となる

はじめに

現在，急性期病院においてソーシャルワーカーが患者家族に介入する時期・方法はさまざまである．当院のICUにおけるソーシャルワーカーの介入は，**入院当日〜翌日**で，**入院される全患者に対して**ソーシャルワーカー自らがアプローチして面接を行っている．当院での業務の実際，これまで取り組みについて以下に述べる．

1 ソーシャルワーカーの業務とは

医療機関に勤務するソーシャルワーカーは，患者・家族が抱える治療や療養の妨げになる生活上の問題をともに考え解決への援助を行うとともに，入院治療計画および退院計画の支援や地域連携の促進などを社会福祉の立場から担当し，患者・家族の療養生活の安定を図る対人援助専門職である．

ソーシャルワーカーの業務の範囲は，2002年11月厚生労働省健康局「医療ソーシャルワーカー業務指針」に表1のとおり記されている．

表1　医療ソーシャルワーカー業務指針

1. 療養中の心理的・社会的問題の解決，調整援助
2. 退院援助
3. 社会復帰援助
4. 受診・受療援助
5. 経済的問題の解決，調整援助
6. 地域活動

（文献1を参考に作成）

❷ 近森病院ソーシャルワーク部門の体制

　当院は，高知県高知市にある452床（精神科を除く）の高度急性期病院で，集中治療系病棟4病棟（ICU・救急救命病棟・HCU・SCU，計76床）と一般病棟11病棟の併せて15病棟に対し，実務を担うソーシャルワーカーは14名である．1名のソーシャルワーカーが1～2病棟を担当し，1日の多くを担当病棟で過ごしながら業務にあたっている．

　ソーシャルワーカーの行う支援は，退院後の生活に関する支援（転院あるいは在宅でのサービス調整）と医療費に関する相談支援が多い．ソーシャルワーカーが介入する退院調整ケースは，全体の退院数に対して15～20％である．

❸ 集中治療系病棟におけるソーシャルワーク活動

　現在，当院では集中治療系病棟4病棟に3名のソーシャルワーカーを配置している．担当者は，毎朝病棟のミーティングで新規入院患者を把握し，入院当日または翌日に本人・家族との面接を実施する．面接では，ソーシャルワーカーの紹介を行った後，入院前生活や家族背景，すぐに対応が必要な困りごとがないかなどを聞きとり，ソーシャルワーカー介入の必要性を自らアセスメントしている．本人とのコミュニケーションが成立しない場合はベッドサイドで本人の状況を確認して家族の来院を待ち，急ぎの場合には，電話連絡をとることとしている．休日はソーシャルワーカー部門から2名が半日勤務し，**365日体制**で同様の活動を行っている．現在の介入率は98～100％．そのうち85％は入院から24時間以内の介入である．

❹ ソーシャルワーカーの活動の実際

　初回面接でソーシャルワーカーが把握している基本的内容は，以下の通りである．
①家族連絡先の確認

②保険種別の確認
③入院前の生活状況：独居か，家族と同居か．同居の場合は，誰と住んでいるか．
自宅か，自宅外か．自宅外の場合は，その施設名．
④退院先の意向：元の生活場所に戻りたいか，戻れないと思っているか．

　面接で得たこれらの情報を疾患やADLなどの情報と併せていくことで，ソーシャルワーカーは患者家族の抱える課題を予測していく．即日対応が必要な課題には直ちに取り組み，一般病棟担当者へ引き継ぎを行う．そして，介入の内容は電子カルテへの記録やカンファレンスで他職種と共有している．
　以下に具体的なケースを2つあげる．

事例1

　65歳，女性．脳内出血で右片麻痺あり．意識障害のためコミュニケーションは困難．
　入院当日，ベッドサイドにいる男性に声をかけ面接を実施．男性は患者の夫で，主治医からの病状説明が終わったばかりだと言う．ソーシャルワーカーが自己紹介し，『相談の担当者』と説明すると，やっと目線を合わせた夫は「何の相談でもかまわないか」と確認した後，リハビリ（以下リハ）について教えてほしいと話しはじめた．主治医から急性期治療の後はリハ中心になると説明を受け了解をしたが，詳しいことがわからないとのことだった．
　ソーシャルワーカーは，主治医に確認していた治療計画をもとに，急性期病院の機能と回復期リハ病棟の機能を説明し，全身状態が安定した後にはリハ中心の病院へ転院してリハを継続するという説明をした．「リハ中心の病院とはどこにあるのか」という質問に対して，自宅近くの該当する病院を2カ所あげ，「それでもよくならない場合はどうすればいいのか」との質問には，その場合に活用できる社会資源を簡単に紹介したが，そのことよりも，いずれの場合もソーシャルワーカーが本人家族の意向を聞きながら相談に応じられることを強調した．夫はうなずきながら話を聞き「子どもたちにも説明しておく」と少し表情を緩めて話した．
　その後，ソーシャルワーカーは，夫が定年退職し現在無職であること，患者に2人の娘（長女は他県在住で子育てに追われている．次女は会社員で同居）がいることを把握した．最後に「本人は昨日まで元気で活動的に過ごしていた．なんとかよくなって家で暮らせるようになってもらいたい」との思いを傾聴した．

　重篤な後遺症が明らかな場合は治療に時間を要し，現実的な退院先の決定は先になると考えてよい．急な発病の場合，多くの家族は「驚き」「戸惑い」「ショック」の状況にあり，まずはその気持ちに焦点を当て家族の心理的支援を行う．このケースでは，夫の質問に1つひとつ応じ，さらには今後の治療の流れが正確に理解されるように努めている．また，入院早期にソーシャルワーカーの機能を説明し相談窓口を明確にすることが，患者家族の不安軽減につながる．

事例2

88歳，男性．発熱が続き，敗血症のために入院．ベッドサイドに行くと，本人は酸素マスク越しに「歩けなくなった．」とだけ話す．

その後，遠方に住む1人息子の妻が来院され，面接を実施．患者は，5年前に妻を亡くし，有料老人ホームに入居して生活していた．本人は施設でマイペースに過ごし，そこでの生活を気に入っていたとのこと．生活の詳細は，本人からも家族からも聞くことが困難であった．ソーシャルワーカーは，本人家族ともに元の施設に帰りたいという意向を確認し，施設への連絡について了解を得た．

施設へ連絡し生活状況を確認したソーシャルワーカーは，本人が居室から食堂まで15 mほど歩行していたことや排泄動作が自立していたこと，施設での介護は緊急時のみの対応であるため，施設に戻るには夜間も含めたADLの自立が条件となることを他職種に伝えた．また，施設へは再入所を希望する本人家族の意向と入院見込期間を伝え，引き続き連絡をとりあうこととした．

入院前から福祉サービスを利用している，あるいは施設で生活している場合，要介護認定の内容や施設名の把握だけでは，生活は見えてこない．社会資源を活用しての生活とは具体的にどのようなものか，ソーシャルワーカーは地域とのネットワークを活かしてこれらを正確に情報収集することができる．本人家族が施設への再入所を希望していても，「ADLの自立が条件」「介助量増に対応できるが，医療行為は難しい」「経管栄養の対応可」など施設ごとに受け入れ状況が異なる．これらのことを把握し，早くからチームで共有することにより適切なリハへつなげていくことが可能となる．また，入院早期から院外の関係機関と連絡をとることで連携の円滑化にもつながっている．

❺ 現在の体制に至る経過

これまで，当院でのICUにおけるソーシャルワーカーのかかわりは，「必要時」「必要なケースのみ」であった．つまり，身元不明者や無保険など社会的ハイリスクケースに依頼があり，連絡を受けたソーシャルワーカーが病棟に出向いて介入する方法で支援にあたってきた．しかし，在院日数が短縮され制度も複雑化するなか，ソーシャルワーカーも入院早期からの介入が必要と感じるようになった．

2012年8月，一般病棟を中心としてきた病棟担当制を見直し，集中治療系病棟に平日のみ専属の担当者2名を配置した．活動開始当初は，入院直後に自らもちかける面接にソーシャルワーカー自身の戸惑いが大きかった．次々に入院され数日で一般病棟に移られる患者家族に対してどのように接すればよいのか手探りの状態で，介入率も30％程度にとどまっていた．一方，ソーシャルワーカーの戸惑いに反して，病棟の他職種からは「入院前の生活状況がわかる」「家族を理解することができ，かかわる際の助けになる」と活動を評価する反応が得られた．

2013年9月より土日勤務を開始し，365日体制に拡充した．このことにより入院当日〜翌日での介入率が50％台から80％台へ上昇．その後，さらなる増員を図り，現在に至っている．

　なお，活動の充実はソーシャルワーカーの努力だけによるものではない．疾患に関する質問に応じてくれる医師，治療方針の理解をサポートしてくれる看護師をはじめ，リハスタッフや管理栄養士・薬剤師，家族の来院を知らせてくれる事務スタッフに至るまで同じ病棟で働く他職種の多くの協力があって現在がある．

❻ ソーシャルワーカーの介入はいつから？

　ICUに入院した患者家族に対し，ソーシャルワーカーはいつからかかわるのが適当か？現状では，明確な答えをもつには至っていない．当院の取り組みもまだ過渡期である．しかし，早期介入は心理的・社会的問題の早期発見と解消，患者家族の心理的支援，関係機関との連携の円滑化などにつながる．また，リハが必要な患者の生活や地域に関する情報をチームに発信することができる．この体制の構築・維持には人員の充実やスーパービジョン体制などが必要であるが，急性期病院においてソーシャルワーカーの支援が幅広く効果的に提供される1つの方法であると考えている．

> **一口メモ　ソーシャルワーカー（社会福祉士）の配置数**
> 　医療機関における社会福祉士の配置は，回復期リハ病棟など一部で施設基準化されているが，多くの分野では制度的な裏付が乏しい．ソーシャルワーカーの団体である公益社団法人日本医療社会福祉協会は，救急医療を行う病院に社会福祉士を**50床に1名以上**配置することを求めている．

文献

1）「医療ソーシャルワーカー業務指針」（厚生労働省保健局長通知 平成14年11月29日健康発第1129001号）

第4章

困難な状況での
リハビリテーション

第4章　困難な状況でのリハビリテーション

1. ECMO施行時の早期リハビリテーション

萩原祥弘

Point

- ほかのICU患者におけるICU後症候群（PICS）やICU-AWと同様に，ECMO治療により救命された患者の多くが，長期的に運動障害や精神障害，QOLの低下といった問題に悩まされている

- ECMO患者への早期リハビリテーション（以下リハ）の安全性・有効性はエビデンスとして確立はされていないものの，経験の豊富な単施設レベルでは成功例が数多く報告されている

- リハ中の合併症を最小限にして効果を最大限にするには，経験を有した多職種によるmobilization teamが必要である

- 多職種連携カンファレンスにより，リハの目標を設定し，リハ施行時のECMO回路および周辺機器の安全性の確認，トラブル発生時の対処法の再確認を行い，準備を整える

- リハの開始基準や中止基準は，各施設の習熟度や経験値を加味しながら独自のシステムを構築することが望まれる

1 なぜECMO患者にリハを行うのか

　ECMO（extracorporeal membrane oxygenation）は近年，救急・集中治療領域において必要不可欠な存在になっている．特にrespiratory ECMO（呼吸補助としてのECMO）の有効性がCESAR trialやH1N1インフルエンザのパンデミックの際に脚光を浴びて以降[1,2]，従来の人工呼吸管理では対応困難な重症呼吸不全に対する治療戦略として広く普及し，**成人呼吸不全へのECMO症例数は世界的に増加している**[3]．

　一方で，最近ではECMO管理を受けた患者の長期予後にも注目が集まっている．SchmidtらがECMO管理を受けた患者を対象としてICU退室平均17カ月後に主観的な健康度（HRQOL）調査を行ったところ，**身体的な機能の著明な低下が明らかになった**（図1）[4]．小児領域では，ECMO治療後に生存退院した患者の**14〜73％が運動障害を呈していた**

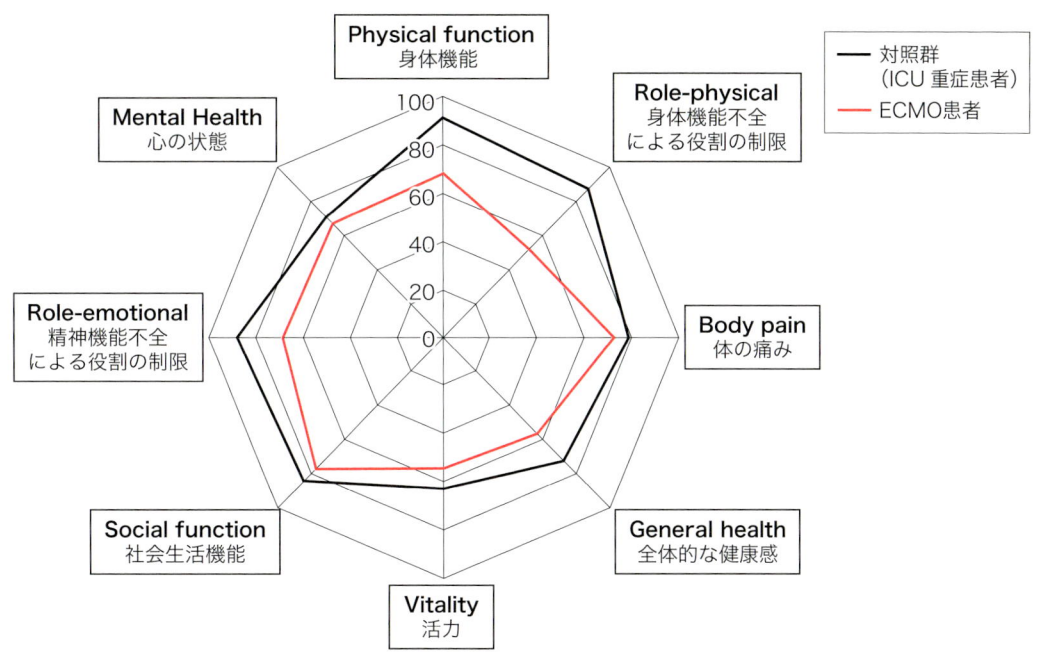

図1 ● ICU退室後のHRQOL比較
Medical Outcome SF-36の中央値比較である

という報告[5〜7]もある．さらにはICU退室後，身体的には健康に戻ってもQOLが全般的に低下したことで就労復帰が困難になっているという報告もある[8]．ほかのICU患者におけるICU後症候群（post-intensive care syndrome：PICS）やICU-AW（ICU-acquired weakness）と同様に，ECMO治療により救命された患者の多くが，長期的に運動障害や精神障害，QOLの低下といった問題に悩まされているのである．これには『長期に及ぶECMO治療中の不動状態や関節不動化は，骨格筋の萎縮や筋線維の消失，関節可動域制限や拘縮を引き起こす．これらはCIP（critical illness polyneuropathy）やCIM（critical illness myopathy）と複合的に合わさって，さらなる悪化をもたらす．結果的に筋骨格系の衰退は疾患が治癒した以降も遷延し，入院期間の延長や長期予後である退院後のADL・QOLの低下につながりうる』[9]という機序が想定される．このECMO管理中の長期間の不動化の問題以外にも，原疾患の合併症，ECMO回路の合併症，集中治療中に使用した薬剤の後遺症などの影響が複合的に合わさり，ECMO患者の長期予後の低下が引き起こされると考えられる．これらを予防・是正するにはほかのICU患者と同様に，ECMO管理**早期からのABCDEバンドルの遂行**[10]と**患者個人に合わせたリハ計画の構築**が必要であろう[9]．

❷ ECMO患者へのリハの有効性

1）ECMO患者へのリハ適応の過去

　　今まではECMO回路自体が大きく，カニューレの固定性も不確実であるなどECMO機器の問題で安全性の確保が困難とされていたことや，ECMO管理中は深鎮静や筋弛緩薬の投与が行われ，そもそもECMO患者の呼吸循環動態は理学療法への耐性に乏しいと考えられていたことにより，ECMO患者が早期リハの適応にはなりにくい背景が存在した．

2）bridge to transplantationでのリハ報告

　　respiratory ECMOには，肺移植までの橋渡し治療（**bridge to transplantation**）という概念と，従来の人工呼吸管理では対応困難であった重症呼吸不全に対して導入し自己肺の回復を待つ（**bridge to recovery**）という概念，それぞれ異なる導入理由が存在するわけだが，前者に関してはECMO下でのリハ（歩行訓練を含めて）の成功報告が数多く見受けられるようになった[11〜15]．

　　これは，小型で長時間の移動（病院間搬送の際など）も可能なCARDIOHELPの開発や，右内頸静脈のみを穿刺部としたダブルルーメンカニューレ（図2）の導入[13〜16]など，近年のECMO回路やカニュレーションテクニックの改善に起因するものである．

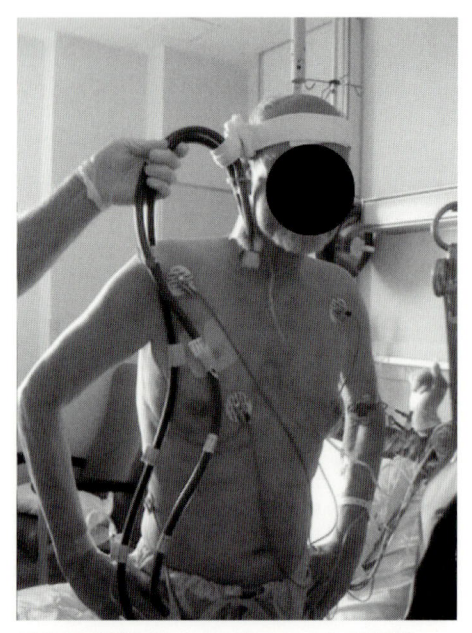

図2 ● ダブルルーメンカニューレの実例
(p.9 Color Atlas ❸ 参照)

3) bridge to recovery でのリハ報告

またAbramsらの報告では，100人のECMO患者中35人〔16人が自己肺の回復を待つ（bridge to recovery）症例〕で早期リハが行われ，そのうち51％が歩行訓練可能にまで回復し，生存退院は23人（66％）でその内13名（57％）が家に退院できたと報告している[17]．

4) 今後の課題

このように現在ではbridge to transplantationであってもbridge to recoveryであっても，単施設レベルでは成功例が多く報告されている．今後はこれらを後押しする，多施設で集積された研究報告が待たれる．現時点ではECMO管理中の重症患者への早期リハの安全性・有効性はエビデンスとして確立はされていないものの，「ECMO導入後に早期覚醒（awake ECMO）とし，早期リハを実施し早期離床を促す，といった戦略がECMO患者の長期予後の改善や社会復帰率の向上にも寄与する」可能性を秘めていると考えられる．

❸ ECMO患者へのリハにおける障壁

ThiagarajanらはECMO患者へのリハ実施に置ける障壁として，**①原疾患の運動への耐用性**，**②リハ中の機器の安全性の確保**，**③疼痛・不安への適切な対応**，**④ICU常駐のPT（理学療法士）を雇用するコスト**といった4つの事項を上げている[9]．そしてこれら障壁を解決し，リハ中の合併症を最小限にして効果を最大限にするには，経験を有した多職種による**mobilization team**の必要性が述べられている[9, 12, 17]．

④に関しては中長期的なシステム構築を要するが，①〜③に関してはECMO管理や急性期リハにかかわるスタッフ間で相互理解のもと計画手順を定めていく必要が考えられ，Abramsらは『多職種による急性期リハの段階的アプローチ』を提唱している[17]．本稿ではこの段階的アプローチに一部改変を加えた当院でのプロトコールを中心に，リハの立案・計画・準備・実施に至る流れを述べていく（図3）．

❹ ECMO mobilization teamの結成とカンファレンスの開催

mobilization teamはリハスタッフ〔PT/OT（作業療法士）/ST（言語聴覚士）〕，臨床工学士，集中治療部の看護師，集中治療医を中心に，場合によってはNST，精神科医，MSW（医療社会福祉士）が参加し，多職種連携チームとして構成される．週1回の頻度

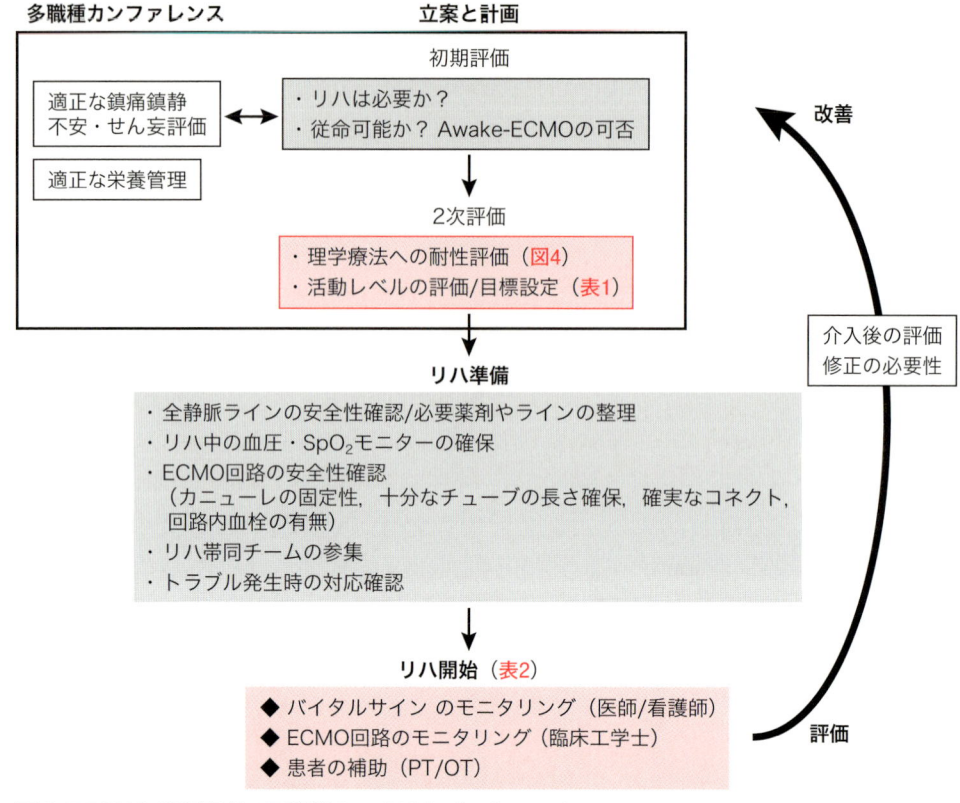

```
多職種カンファレンス        立案と計画
                          初期評価
 ┌──────────┐    ・リハは必要か？
 │適正な鎮痛鎮静│↔  ・従命可能か？ Awake-ECMOの可否
 │不安・せん妄評価│
 └──────────┘
 ┌──────────┐          ↓
 │適正な栄養管理│        2次評価
 └──────────┘   ・理学療法への耐性評価（図4）
                ・活動レベルの評価/目標設定（表1）
                          ↓
                       リハ準備
   ・全静脈ラインの安全性確認/必要薬剤やラインの整理
   ・リハ中の血圧・SpO₂モニターの確保
   ・ECMO回路の安全性確認
     （カニューレの固定性，十分なチューブの長さ確保，確実なコネクト，
      回路内血栓の有無）
   ・リハ帯同チームの参集
   ・トラブル発生時の対応確認
                          ↓
                    リハ開始（表2）
   ◆ バイタルサイン のモニタリング（医師/看護師）
   ◆ ECMO回路のモニタリング（臨床工学士）
   ◆ 患者の補助（PT/OT）
```

（改善 → 介入後の評価 修正の必要性 → 評価 のサイクル）

図3 ● ECMO管理患者の早期離床へ向けたプロトコール

を目安としての定期開催が望ましく，ECMO管理下でのリハに向けた患者の評価や到達目標を議論する場としている．これら以外にも患者をとり巻く諸問題，リハの障壁となりうる問題（具体的には適切な鎮静・鎮痛管理，栄養管理，せん妄対策など）を議題に扱い，多職種による集学的なアプローチを行っていく．

カンファレンスで耐性評価や目標設定が行われた後は，ECMO回路や周辺機器の安全性の確認，トラブル発生時の対処法の再確認をして準備を整える．

リハ実施の際はリハスタッフ（PT/OT/ST），臨床工学士，集中治療部の看護師，集中治療医がおのおのの役割分担のもと安全を確保する．そして数回のリハ実施の後に，効果判定と改善点の洗い出しを再度カンファレンスで議論していくという流れになる（図3）．

❺ 患者の評価と目標設定

ECMO患者もほかのICU患者と同様に，できるだけ早期にリハ介入すべきであるが，呼吸不全というもともと身体的負荷への耐性の乏しい状態を背景に抱えるため，慎重に適応の評価や開始のタイミング，実施内容を吟味する必要がある．

1）初期評価

　まず初期評価として，**ECMO中の鎮静レベルの設定を再確認**する必要がある．最小限の鎮静かつPSモードで管理することで重症ARDS患者の生存率が76％であったというLindénらの報告[18]をもとに，われわれの施設では**可能な限りこのawake ECMO（意識下のECMO管理）を実践**している．これには1回換気量の増加，肺のリンパドレナージの改善，神経学的評価の確認可能などの利点もさることながら，コミュニケーションをとりながらリハを進めるという側面も存在する．そのため，awake ECMOとなった症例は積極的なリハの適応と判断し，計画の立案へと進める．

　しかし実際は，自発呼吸を促すと肺病変の炎症により強い吸気努力を呈する患者もおり，経肺圧をもとにした肺保護の観点[19]から鎮静管理を再開せざるを得ない症例も存在する．またそのほかにも，精神疾患をもつ患者や認知症患者・せん妄の強い患者・協力の得られない患者では，awake ECMOを断念せざるを得ない．機器の安全性の確保の目的もあり鎮静レベルを下げるため，その後のリハは関節可動域の受動介助運動，体位交換などに重点が置かれることとなる．そういった患者層でなくとも急に意識下となった患者は自分の状況をうまく理解できず不安・混乱に陥ることは容易に想像できる．そのため，ベッドサイドでの医師・看護師の病状説明や動機づけ・意識づけがawake ECMO管理やその後のリハの遂行には必要不可欠である．コロンビア大学のBrodieがEuroELSOの講演で述べている通り，『awake ECMOは選ばれし者のみに可能である』という認識も大切である．

2）2次評価

　続いて2次評価であるが，ここではECMO中のリハの安全を最大限に確保するためにも，リハへの**耐性評価，つまり開始基準を満たしているのかの判断**をする必要がある．

　開始基準ではLeeらの研究[20]で使用されたもの（図4）を参考に，生理学的指標の評価を一例として示す．この報告でLeeらは自らの開始基準を『厳しい導入基準』と評価しつつも，実際69回のPTセッション中9件の有害イベントが発生し，内訳は4件の患者自身のリハ中止の訴え，2件の頻呼吸，2件のSpO_2低下，1件の頻脈という結果であった．ECMO施行がリハ中の合併症発生に関連した有意な独立危険因子（オッズ比5.8）として上げられた一方で，Lee自身は自施設がECMO管理中のリハに不慣れであったことを理由にあげている．ECMO中のリハ経験数の豊富な施設であるコロンビア大学のAbramsらの報告[17]では，開始時の除外項目として『重大な出血合併症，不安定な不整脈，重篤な血小板減少，高用量の昇圧薬使用を要する循環不全，酸素投与にもかかわらず存在する低酸素血症，患者の活動性を低下させる鎮静や筋弛緩薬使用』を設定し，リハ中の患者関連合併症やECMO関連合併症は起きなかったとしている．つまり，これら開始基準はあくまで一例として捉え，各施設の習熟度や経験値を加味しながら独自のシステムを構築することが望まれる．

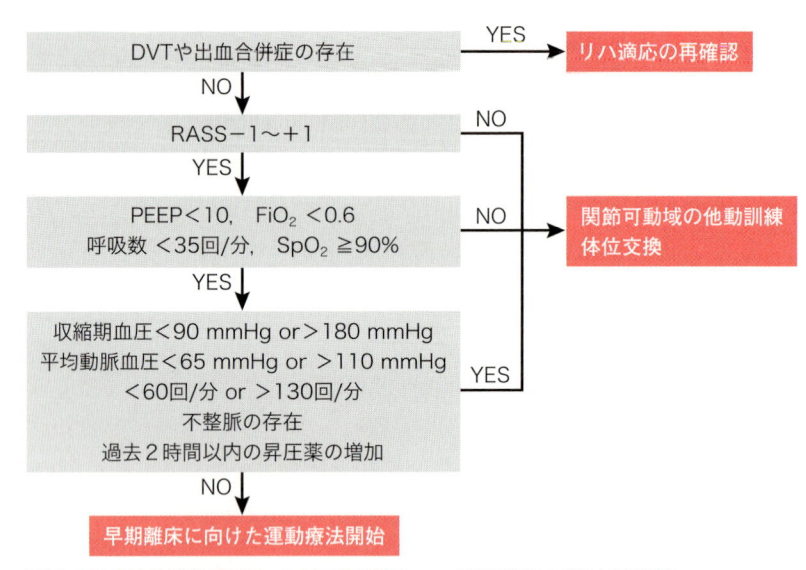

```
DVTや出血合併症の存在 ──YES→ リハ適応の再確認
        ↓NO
    RASS −1〜+1 ──NO─┐
        ↓YES          │
  PEEP<10, FiO₂<0.6  ──NO→ 関節可動域の他動訓練
  呼吸数<35回/分, SpO₂≧90%      体位交換
        ↓YES          │
  収縮期血圧<90 mmHg or >180 mmHg
  平均動脈血圧<65 mmHg or >110 mmHg ──YES─┘
  <60回/分 or >130回/分
  不整脈の存在
  過去2時間以内の昇圧薬の増加
        ↓NO
  早期離床に向けた運動療法開始
```

図4 ● ECMO管理患者における早期リハ・早期離床の開始基準例

DVT：deep vein thrombosis（深部静脈血栓症），RASS：Richmond agitation-sedation scale, PEEP：positive end-expiratory pressure（呼気終末陽圧）
（文献20を参考に作成）

表1 ● ECMO患者のmobilization scale

活動度	内容
1	ROM訓練（他動運動）
2	ROM訓練（自動運動）
3	抗重力四肢運動
4	背上げ坐位
5	ベッド上端坐位
6	車椅子上坐位
7	立位
8	行進（ベッドサイドで）
9	短距離歩行
10	長距離歩行

ROM：range of motion（関節可動域）
（文献17を参考に作成）

　また目標設定に関しては表1のスケーリングをもとに短期目標と中長期目標を設定し，適宜評価を行うことが重要となる．

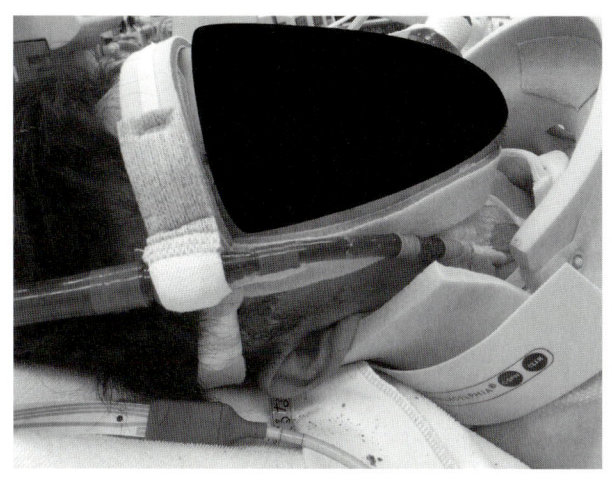

図5 ● 当施設での内経静脈カニューレの固定法の一例
(p.9 Color Atlas ❹ 参照)
刺入部は縫合とテープ固定を行い,カニューレによる皮膚の圧損傷の強い部分は気管切開チューブ固定用テープを組み合わせて固定した

❻ ECMO mobilization に向けた準備

　リハを行うにあたり入念な準備が必要となる.まず,**全静脈ラインの連結部・刺入部の安全性の確認**をし,昇圧薬などの必要薬剤以外は一時外すことも検討すべきである.次に**ECMO回路の安全性を確認**(カニューレの固定性,十分なチューブの長さの確保,確実なコネクト,回路内血栓の有無)し,特にECMOカニューレの**刺入部固定**には工夫を有する.

1) カニューレ固定における注意

　本邦ではダブルルーメンカニューレが導入されておらず,内頸静脈と大腿静脈をカニューレ刺入部として選択するのが一般的であるが,内頸静脈カニューレは上半身を抗重力方向に上げていくに従い位置ずれを起こしやすい.そのため,図5のような固定法を用いてリハ中のカニューレの位置のずれや誤抜去を防ぐ工夫が行われている.大腿静脈カニューレも同様の固定を行い,カニューレ位置のずれで起きやすい出血合併症に注意を払う.

2) チーム内の役割分担

　また,リハ中の帯同チームの役割分担も重要である.患者モニター管理を1人,ECMO機器のモニターを1人,ECMOカニューレ刺入部の固定の管理を2人,静脈ラインの管理を1人,患者の補助(リハ担当)を1〜2人,と最低でも6人は必要と考えられるが,慣れた施設では最小施行人数は3人とされている[17].これら役割分担の後に,想定しうるトラブル(患者のバイタルサインが中止基準に入る,ECMOの回路停止や流量低下,チューブ破裂,カニューレ刺入部の出血,カニューレ位置異常など)に対していかに対処するの

表2 ● 早期リハ・早期離床中の中止基準例

呼吸数	SpO$_2$
● ＜5回/分 or ＞40回/分	● ＜88〜90％ ● ＞4％の低下

血圧	脈拍
● 収縮期血圧＞180 mmHg ● 平均動脈血圧＜65 mmHg or ＞110 mmHg ● 新たな昇圧薬の開始 or 増量	● ＜40回/分 or ＞130回/分 ● 新たな不整脈の出現 ● 新たな抗不整脈薬の投与 ● 心筋虚血を疑う心電図変化

患者の訴え	回路
● 患者が拒む ● 呼吸困難，胸痛，疲労，眩暈	● カニューレ位置のずれ ● ECMO流量＞1 L/分の低下

※上記の変化が最低3分以上持続した際は中止を検討する

か，リハ中止基準も含めて帯同チーム内で再確認する必要があるだろう．ここでAdlerらがICUにおける急性期リハのレビューで示した中止基準の一例を表2に示す[21]．

❼ ECMO mobilization実施内容と注意点

mobilization scaleを用いて設定したリハ目標に準じて実施していくわけだが，実施内容に応じた注意点に留意する必要がある．

1）体位交換時の注意点

まず仰臥位から側臥位や腹臥位などの体位交換を実施する際は，カニューレのねじれや皮膚の圧挫の予防に注意する必要がある．十分な脱血送血のチューブ長が確保されていることを確認したうえで，カニューレ刺入部の固定を観察しながら体位交換を行うことが望ましい．交換中もしくは交換後にECMO流量が低下やsucking（脱血不良によりチューブが震える様子）を認めれば，一度体位を戻し原因を突き止めなければならない．

2）頭部挙上位の注意点

頭部挙上位は肺容量の増大や排痰能力の向上を目的に人工呼吸関連肺炎（VAP）予防の観点からも積極的に行う体位であるが，股関節屈曲が挙上とともに増大することには注意が必要である．右内頸静脈穿刺のダブルルーメンカニューレは本邦では未承認であるため，国内でのVV-ECMO（venovenous ECMO）管理にはシングルルーメンでの脱血送血カニューレを用い，一側では大腿静脈穿刺を要する．頭部挙上により股関節屈曲が進むとカ

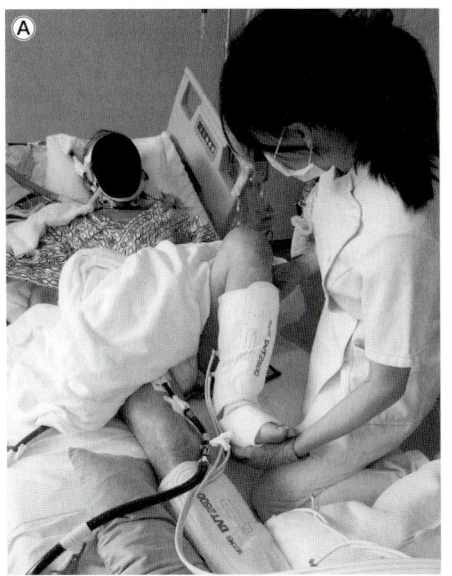

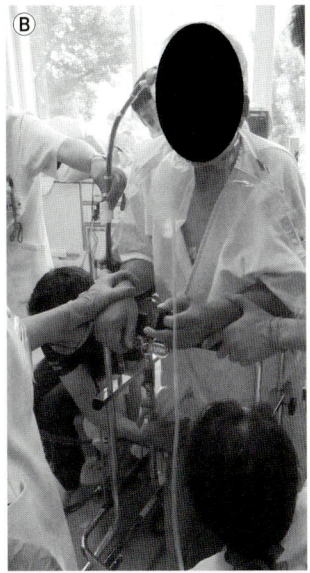

図6 当院でのECMO下でのリハの様子
A：ECMO下でのROM訓練，B：ECMO下での立位訓練

ニューレのねじれによるECMO血流量の低下が懸念され，歩行時は股関節運動が制限される．コロンビア大学のAbramsらは，大腿静脈カニューレを要した2例で立位交換もしくは歩行ができたことから，大腿カニューレはリハの禁忌事項とならないものの，実施にあたって注意が必要であると報告している．

また，大腿静脈穿刺—下大静脈脱血である場合，頭部挙上するにつれてカニューレ先端が右房内に進むことも注意するべきである．つまりそれは，ECMO流量は増加するが送血カニューレ先端との位置関係によっては再還流が増える可能性や，右房内壁に近づき脱血不良を引き起こす可能性が想定されるためである．

カニューレによる心損傷は致命的な合併症となりうることから，リハを進めていくうえでは，カニュレーションの選択は右内頸静脈穿刺—右房脱血・大腿静脈送血の方がリスクを軽減できるだろう．

3）端坐位，立体での注意点

立位への交換に関しては股関節屈曲の軽減ためにtilt up bedを使用するなどの工夫をしている施設もあるが，当院での経験では，内腔が金属製らせん状ワイヤで補強されたカニューレを使用すれば，閉塞することなく股関節屈曲を進めることができると思われる．自験例では大腿静脈カニューレを要した症例でも，ECMO下でのROM訓練や坐位から立位への交換・立位保持訓練を，ECMO流量の低下を認めることなく安全に施行することができた（図6Ⓐ，Ⓑ）．

しかしLeeらの報告では坐位（42.3％）もしくは立位への交換（57.7％）時が最も合

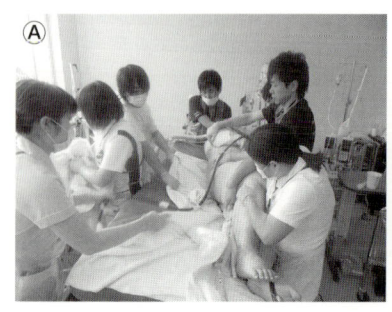

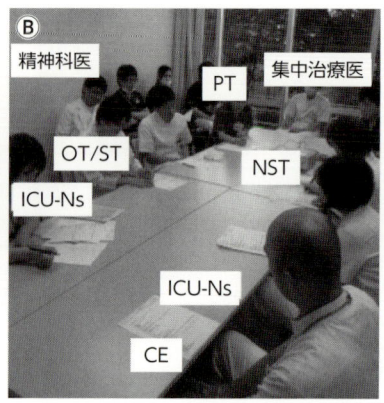

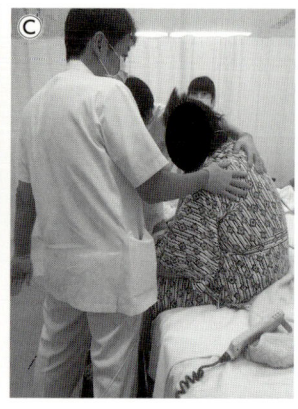

図7 ● 症例
A：病的肥満体故に体位交換に多数の人員を要した．B：早期離床に向けた多職種連携カンファレンス．C：ECMO離脱2週間後には端坐位可能にまで改善

併症の発生するリスクが高いとしており，バイタルや回路，カニューレの観察をより慎重に行う必要があるだろう．Abramsらの報告では，リハ中はECMO流量やsweep gas量は有意に変化しなかったものの，26％で酸素供給量が増加したとしており，もともと身体的負荷への耐性の乏しい状態を背景に抱えていることを考慮すると，リハ中の呼吸様式や呼吸数，呼吸困難感にも注意を払い，適宜中止することも考慮するべきである．

❽ 当院でのECMO患者の早期離床に向けた取り組みの一例

症例

【症　例】40歳代男性　身長170 cm，体重150 kg（BMI 52 kg/m²），病的肥満体体型
【現病歴】当院への搬送2カ月前にインフルエンザ肺炎の診断を受けて前医で加療開始された．2カ月間の長期臥床入院生活を経て当院に転院となった．第2病日に急激な経過で急性呼吸不全に陥り，人工呼吸管理でも十分な酸素化が得られないことからVV-ECMO導入となった．脱血路は左大腿静脈を選択し，21 Fr 50 cmカニューレの先端を下大静脈経由で右房直前に留置，送血路は右内頸静脈穿刺で21 Fr 15 cmカニューレを右房に先端留置とした．

ECMO導入後に呼吸状態は改善し，第3病日に気管切開を施行し鎮静薬減量，第4病日には完全な覚醒状態でのawake ECMOへと移行した．第5病日よりリハを四肢の他動ROM訓練から開始し，ドレナージ効果を期待して頻回の体位交換を行った（図7Ⓐ）．この頃，病的肥満体ECMO患者の早期離床に向けた多職種連携カンファレンスを開催し（図7Ⓑ），入院中に生じたさまざまな問題を議論し解決策を練った（表3）．その後，第18病日にECMO離脱となった．離脱2週間後には端坐位可能になるまでリハが進み，病院外にベッドから散歩に行けるまで改善した（図7Ⓒ）．

表3 ● 多職種連携 mobilization team によるカンファレンスでの議論項目

問題	解決策
褥瘡予防	エアマットへの交換や頻回の体位交換を人員を集めて実施 適切な栄養量の投与計画
鎮痛管理	Ⅳ-PCA を用いた鎮痛の自己調節法の導入
せん妄予防	TV鑑賞や新聞や音楽鑑賞,アイスを嗜むなど awake ECMO中を心地よい時間になるよう工夫する
早期離床	短期目標および中長期的目標を含めたリハ計画の立案 リハ中の人員確保と役割分担

Ⅳ-PCA:intravenous patient-controlled analgesia

❾ まとめ

　ECMO回路やカニューレの発展に伴い,ECMO施行中のリハの成功例は世界的に報告が増えてきている.しかし一定の成果を示すためには前提条件として,ICUでの早期離床とECMO管理の両面の取り組みに経験が豊富であること,またこれらを多職種連携で行えるだけの人員確保が可能であることがあげられる.

　ECMO管理中の重症患者への早期リハの安全性・有効性はエビデンスとして確立はされていないものの,長期予後の改善と社会復帰率の向上に寄与する可能性を秘めている.

文献

必読 1) Peek GJ, et al:Efficacy and economic assessment of conventional ventilatory support versus extracorporeal membrane oxygenation for severe adult respiratory failure (CESAR):a multicentre randomised controlled trial. Lancet, 374:1351-1363, 2009
　→近年のECMOのランドマーク研究.非常に有名

2) Davies A, et al:Extracorporeal Membrane Oxygenation for 2009 Influenza A (H1N1) Acute Respiratory Distress Syndrome. JAMA, 302:1888-1895, 2009

3) Extracorporeal Life Support Organization:ECLS registry report international summary July, 2015 (http://www.elso.org/Registry/Statistics.aspx)

4) Schmidt M, et al:The PRESERVE mortality risk score and analysis of long-term outcomes after extracorporeal membrane oxygenation for severe acute respiratory distress syndrome. Intensive Care Med, 39:1704-1713, 2013

5) Hamrick SE, et al:Neurodevelopmental outcome of infants supported with extracorporeal membrane oxygenation after cardiac surgery. Pediatrics, 111:e671-e675, 2003

6) Lequier L, et al:Two-year survival, mental, and motor outcomes after cardiac extracorporeal life support at less than five years of age. J Thorac Cardiovasc Surg, 136:976-983.e3, 2008

7) Khambekar K, et al:Developmental outcome in newborn infants treated for acute respiratory failure with extracorporeal membrane oxygenation: present experience. Arch Dis Child Fetal Neonatal Ed, 91:F21-F25, 2006

8) Hodgson CL, et al:Long-term quality of life in patients with acute respiratory distress syndrome requiring extracorporeal membrane oxygenation for refractory hypoxaemia. Crit Care, 16:R202, 2012
　→オーストラリアでの単施設後ろ向き研究.ECMO管理を受けた患者群は,身体的には健康に戻っても精神的健康度や活力の低下,社会機能の低下によりQOLが全般的に低下し,就労復帰が困難になっていると報告した

9) Thiagarajan RR, et al：Physical therapy and rehabilitation issues for patients supported with extracorporeal membrane oxygenation. J Pediatr Rehabil Med, 5：47-52, 2012

10) Vasilevskis EE, et al：Reducing iatrogenic risks: ICU-acquired delirium and weakness--crossing the quality chasm. Chest, 138：1224-1233, 2010

11) Rehder KJ, et al：Active rehabilitation during extracorporeal membrane oxygenation as a bridge to lung transplantation. Respir Care, 58：1291-1298, 2013
　→ 米国デューク大学病院における9例の肺移植前のECMO患者のリハ成績をまとめた後ろ向き研究．移植後の回復が早期になることをまとめている

12) Turner DA, et al：Active rehabilitation and physical therapy during extracorporeal membrane oxygenation while awaiting lung transplantation: a practical approach. Crit Care Med, 39：2593-2598, 2011

13) Rahimi RA, et al：Physical rehabilitation of patients in the intensive care unit requiring extracorporeal membrane oxygenation: a small case series. Phys Ther, 93：248-255, 2013
　→ 米国の大学病院単施設での3例のECMO患者のリハ成績をまとめた文献．1例は大腿静脈カニューレによりリハは行えなかったのに対して，ダブルルーメンカニューレを使用した2例では積極的なリハが進んだと報告している

14) Pruijsten R, et al：Mobilization of patients on venovenous extracorporeal membrane oxygenation support using an ECMO helmet. Intensive Care Med, 40：1595-1597, 2014
　→ ダブルルーメンカニューレの固定ヘルメットを用いてリハを実施．安全に実施できたと報告

15) Garcia JP, et al：Ambulatory veno-venous extracorporeal membrane oxygenation: innovation and pitfalls. J Thorac Cardiovasc Surg, 142：755-761, 2011

16) MacLaren G, et al：Contemporary extracorporeal membrane oxygenation for adult respiratory failure: life support in the new era. Intensive Care Med, 38：210-220, 2012

17) Abrams D, et al：Early mobilization of patients receiving extracorporeal membrane oxygenation: a retrospective cohort study. Crit Care, 18：R38, 2014
　→ コロンビア大学での単施設研究．100例のECMO患者中，35人で早期リハを行った

18) Lindén V, et al：High survival in adult patients with acute respiratory distress syndrome treated by extracorporeal membrane oxygenation, minimal sedation, and pressure supported ventilation. Intensive Care Med, 26：1630-1637, 2000
　→ awakeECMOの有用性を報告した研究

19) Amato MB, et al：Driving pressure and survival in the acute respiratory distress syndrome. N Engl J Med, 372：747-755, 2015
　→ ARDS患者における駆動圧（ΔP）が生存率に影響を及ぼすことを示した研究

20) Lee H, et al：Safety profile and feasibility of early physical therapy and mobility for critically ill patients in the medical intensive care unit: Beginning experiences in Korea. J Crit Care, 30：673-677, 2015
　→ 韓国での単施設ICUにおける早期リハ中の合併症の後ろ向き研究

21) Adler J & Malone D：Early mobilization in the intensive care unit: a systematic review. Cardiopulm Phys Ther J, 23：5-13, 2012

第4章 困難な状況でのリハビリテーション

2. 深部静脈血栓症と早期リハビリテーション

平尾朋仁, 田﨑 修

Point

- 早期離床は深部静脈血栓症に対し有効な予防法であり, 治療上安静が原則とされる患者を除き, できるだけ早期の離床と歩行が推奨される
- 深部静脈血栓症予防のために運動療法が推奨され, なかでも足関節底背屈運動は特に有効である
- 深部静脈血栓症を合併した場合, 適切な抗凝固療法のもと, 自覚症状やバイタルサインに注意しながら, できるだけ早期からの離床が勧められる

はじめに

深部静脈血栓症(deep vein thrombosis:**DVT**)は深部静脈に起こる血栓による疾患の名称で, その90％以上は下肢および骨盤内の静脈に生じる. 予防には血液凝固能の改善や静脈のうっ滞を防止することが重要であり, それは同時にDVTの最も重大な合併症である**肺塞栓症**(pulmonary embolism:**PE**)の予防にもつながる. 具体的には薬物療法としての抗凝固療法, そして非薬物療法としての理学療法がある. なかでも理学療法は, リスクが少なくほぼ全例に施行できるため, その役割はきわめて大きい. 本稿では"早期リハビリテーション"という観点から, DVT予防としての理学療法, そしてDVTが生じた場合のアプローチについて述べる.

1 DVTの予防と理学療法

1) DVT・PEとその予防

DVTは**血液のうっ滞, 血管障害, 血液凝固能の亢進**(Virchowの3徴)などが原因と

なり，下肢の深部静脈に血栓ができ，静脈のうっ滞から下肢の腫脹をきたす疾患である．そして，深部静脈に形成された血栓が遊離して肺動脈を閉塞し，呼吸困難，胸痛，失神などを呈する疾患がPEである．最近ではDVTとPEを1つの疾患群ととらえ**静脈血栓塞栓症**（venous thromboembolism：**VTE**）として，診断・治療・予防に関するガイドラインが示されている[1〜4]．

VTE対策にとって早期診断・早期治療が重要であることはいうまでもないが，それ以上にまず予防が大切である．これまでVTEはわが国では比較的まれとされていたが，生活習慣の欧米化や高齢化社会の到来などの理由により，近年急速に増加している[5]．このためガイドラインに則り，個々の患者につき疾患や手術（処置）によるリスクを評価したうえで，適切な予防法を実施することが必要となる．

2）DVTの予防

DVTの予防としては，大きく薬物療法（抗凝固療法）と非薬物療法（理学療法）があり，これらをDVT発生リスクに応じて選択する．薬物療法としてわが国では以前より未分画ヘパリンやワルファリンが用いられてきたが，2007〜2008年にかけて間接型Xa阻害薬フォンダパリヌクス（アリクストラ®），低分子量ヘパリンであるエノキサパリン（クレキサン®）が発売，2011年には経口の直接第Xa因子阻害薬エドキサバン（リクシアナ®）が発売された．さらに2015年9月には，同様の経口直接第Xa因子阻害薬であるリバーロキサバン（イグザレルト®）が，DVTとPEの治療および再発抑制に対する適応追加承認を取得した．リバーロキサバンは，従来の療法と比べ重大な出血事象を有意に減少させ，わが国の第Ⅲ相臨床試験では血栓退縮効果も報告されている．DVTおよびPEの初期治療から再発抑制まで経口剤のみで行うことが可能であり，VTEに対する治療選択の幅は確実に拡がっている．なお，薬物療法についての詳細はガイドラインや成書を参照されたい．ここではDVT予防のための理学療法として**早期離床**，**下肢挙上と関節運動**，**弾性ストッキング**，**間欠的空気圧迫法**について述べる．

a）早期離床

DVTの予防として早期離床は重要である．米国整形外科学会の人工股関節置換術・人工膝関節置換術に対する血栓予防ガイドラインでも，早期離床はコストが低く，患者に対するリスクも最小であることが謳われている[6]．

ではいったいどういう状態であれば「離床できた」といえるのであろうか．単にベッドサイドに座ったままであったり，あるいは車いすに移乗してもそのままじっとしているだけであれば，たとえ床（とこ）から離れていても股関節や膝関節は屈曲したままであり，ほとんど動かされない．この状態では下肢は体幹よりも低い位置にあるため静脈血の還流は促進されず，かえって血栓形成のリスクを高めてしまう．Bickらは，**長時間の坐位や立位はむしろ静脈のうっ滞を増悪させるため避けるべき**と述べている[7]．したがって，ただ

ベッドマットから背中が離れるだけではなく，下肢を動かして歩くことが重要となる．歩くことで下肢の筋ポンプ機能を発揮させることができ，かつ足底静脈叢に貯留した血液を押し上げることで静脈血流の増加がもたらされる．

b）下肢挙上と関節運動

前述のごとく，DVT予防のためには早期に離床して積極的に歩くことが大切であるが，実際はすべての患者が歩行できるとは限らない．そもそも歩行できる患者であれば，それほどDVTのリスクは高くない．むしろ全身状態不良のため歩行できなかったり，術後早期で離床が進まない患者において，いかにDVTを予防していくかが重要である．すなわち，たとえ**歩行できなくても「足を動かす」ということが大切**になる．

臥床状態でも下肢を少し挙上することによって術後のDVTの頻度が低下するとされており，これは下肢挙上によりうっ血が改善するためと考えられる．下肢挙上の方法としては，下肢をベッドから15 cm程度挙上し，必要に応じて膝などの関節部位に小枕を置き，膝を若干屈曲させ良肢位を保つ（図1）．またベッド上で足関節の底背屈運動を行い，筋ポンプ機能を働かせることによって，より有効なDVTの予防が期待できる（図2）．麻痺の

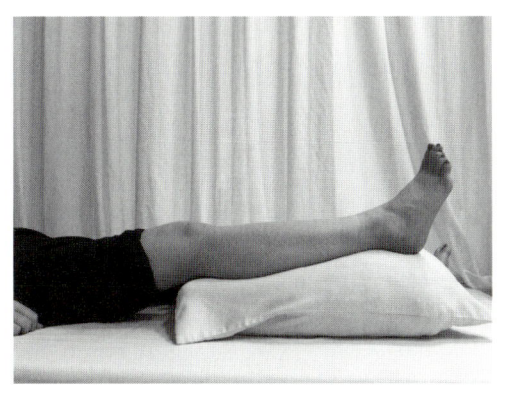

図1　下肢挙上
下肢をベッドから15 cm程度挙上し，かつ膝関節は若干屈曲させることで良肢位を保つようにする

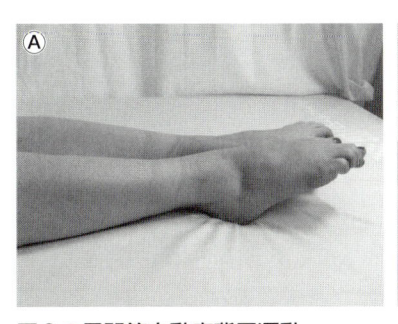

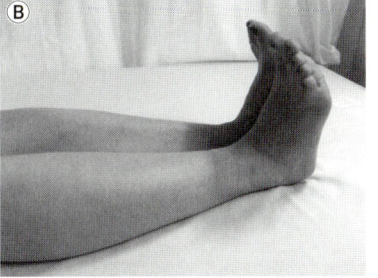

図2　足関節自動底背屈運動
十分な血栓予防効果を得るために，底屈（A），背屈（B）ともにゆっくりと最大関節可動域まで行う

ICUから始める早期リハビリテーション　237

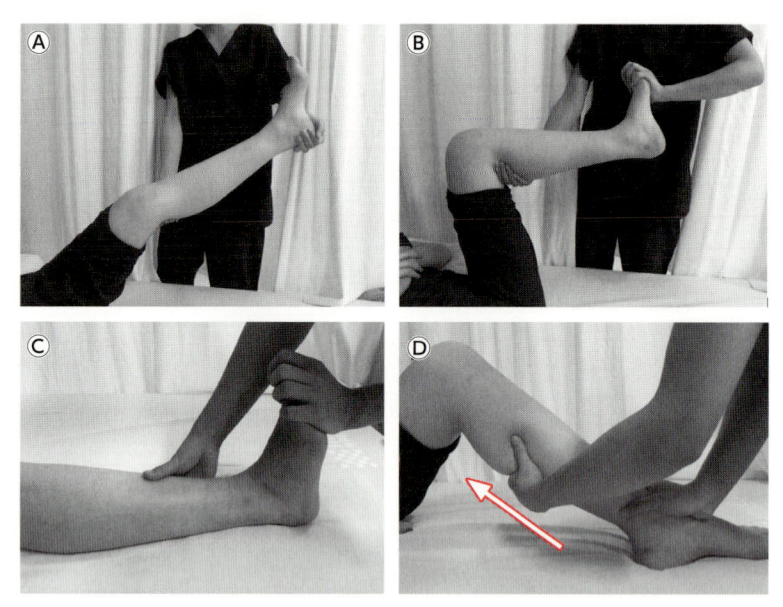

図3● 他動的な膝関節・足関節運動と下腿スクイージング
膝関節の伸展（A）と屈曲（B），足関節の背屈（C）を行っているところ．下腿スクイージング（D）は足首から膝にかけて血液をしぼり出すように，患者に疼痛や不快感が出ない程度の強さで，⇨の方向にふくらはぎへのマッサージを行う

ない患者であれば，**足関節自動底背屈運動**をしっかり患者に指導するとともに，安静時において十分かつ確実に実施できているかもチェックする．自動運動は他動運動と比較し総大腿静脈の血流を速め，かつ他動運動よりも静脈うっ滞の除去効果が高いとされている．

一方，意識障害や麻痺のため下肢の自動運動ができない場合は，他動的に股関節，膝関節，足関節を十分に動かす必要がある（図3）．また下腿スクイージング（下腿マッサージ）は，うっ滞減少効果と中枢静脈への血液クリアランス効果がありDVT予防に有用である[8]．

これらの理学的予防法は，特別な機器を必要とせずいつでも応用可能であるため，定期的に行うことが大切である．

c）弾性ストッキング（図4）

弾性ストッキングはDVT予防に広く用いられている．これは下肢の表在静脈を圧迫して静脈の断面積を減少させ深部静脈の血流速度を増加させるとともに，静脈内の血管容積を減ずることによって下肢の静脈うっ滞を減少させる．出血性合併症のリスクがなく，簡易かつ安価で使用できるメリットがある．

弾性ストッキング装着にあたっては，患者に適正なサイズを選択し，装着に際してしわやゆるみが生じないように留意する．しわによる圧迫のためにかえって血流を阻害したり，腓骨神経麻痺を生じる可能性がある．また弾性ストッキングによりコンパートメント症候群を生じた報告もあるため[9]，特に下肢の感覚異常を生じうる脊髄損傷や脊椎麻酔・硬膜

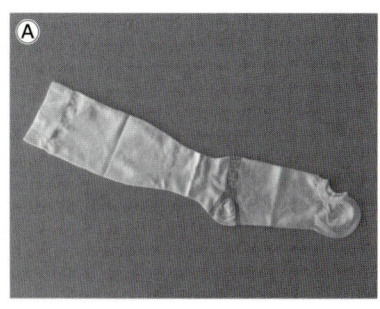

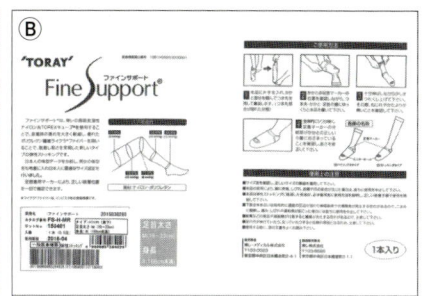

図4　弾性ストッキング
弾性ストッキング本体（A）とパッケージ（B）．パッケージには正しい装着法および部位ごとの圧迫圧が記載されている．身長や足首の太さをもとに，各患者に適切なサイズを選択する

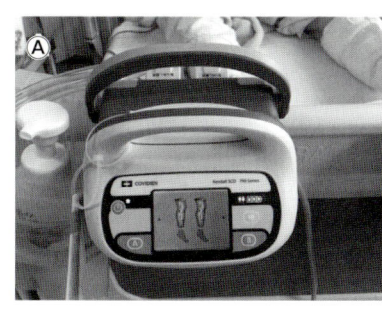

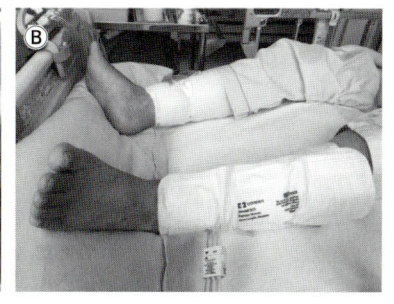

図5　間欠的空気圧迫法
ベッドサイドに装着するポンプ（A）と，両下腿に巻き付けたカフ（B）

外麻酔による手術などに際しては，**下肢を過度に圧迫していないかこまめな観察が必要**である．

なお，急性期脳卒中患者に対する弾性ストッキングの使用に関して，大規模RCT（CLOTS trial 1）の結果，弾性ストッキングはDVTやPEの発症を低下させず，むしろ副作用（皮膚損傷，潰瘍，壊死，発疹）の頻度が多くなり，着用を推奨するエビデンスは得られなかった[10]．

d）間欠的空気圧迫法（図5）

間欠的空気圧迫法（intermittent pneumatic compression：IPC）は，下肢に巻いたカフに空気を間欠的に挿入し筋肉を圧迫することで，血液を静脈へと還流させる方法である．IPCは能動的に静脈還流を促進し血液を下肢から中枢側に押し上げるため，弾性ストッキングよりも予防効果は高く，また出血リスクが高い場合も安全に用いることができる．

一方，**すでに深部静脈血栓の存在が確認されている患者**においては，IPC使用が血栓を遊離させ，PEを誘発させることがあるため**原則使用禁忌**となる．

急性期脳卒中患者に対する間欠的空気圧迫法について，2013年に報告された大規模RCT（CLOTS 3）では，脳卒中により自力歩行困難な患者において下肢への間欠的空気圧迫を行うことで30日後のDVT発生を有意に抑制し，生存率改善も示唆される結果で

ICUから始める早期リハビリテーション　239

あった．その一方で，間欠的空気圧迫法は皮膚損傷の頻度が有意に高かったことも指摘している[11]．

❷ DVTに対する理学療法

ほとんどのDVTは，まずヒラメ筋静脈に発生し，徐々に大腿部，さらには骨盤内に向かって成長する．下肢静脈の血流が保たれている状態の血栓は臨床症状に乏しく，超音波検査や造影検査などを行わない限り診断が困難である．一方，血栓がさらに成長し比較的大きな静脈を閉塞すると，片側下肢の腫脹，ふくらはぎの疼痛や重だるさ，うっ血や表在静脈怒張といった症状が出現する．入院患者において**下肢の腫脹が観察されたら，常にDVTを疑って検査**を進める必要がある．

ここではDVTやPEの主な診断法とともに，DVTを生じた場合の早期離床の是非について述べる．

1）DVTをどのように発見するか

DVTは無症状のことも多く，臨床症状のみでの発見は難しい．ここでは，近年DVTの同定や精査に頻用されるようになったD-dimerや超音波検査，造影CTについて解説する．

a）VTEマーカーとしてのD-dimer

D-dimerは本来線溶系マーカーであるが，血栓症に対する陰性的中率が高いことから，欧米では外来患者におけるPEの除外診断にD-dimerが用いられている．わが国においてはカットオフ値を1.0～1.5μg/mLとしている施設が多い．

血栓症に対する陽性的中率はそれほど高くないものの，D-dimer 7.8μg/mL以上であれば，50％以上の確率でVTEが疑われる[12]．ただし手術後や外傷後の血腫吸収過程，大量の胸腹水，担癌状態などでもD-dimer値は上昇するため，その解釈には注意を要する．

b）下肢静脈超音波検査

下肢静脈超音波検査は無侵襲かつベッドサイドにてくり返し施行可能で，他疾患も同時に見つけることができるなど利点が多く，近年多用されている．

腸骨・大腿・膝窩静脈の中枢型DVTの超音波検査による診断率は，有症状患者で平均97％（89～100％），無症状患者で平均62％（38～100％）と報告されており，特に有症状患者において検出率が高い[13]．これに対して，下腿の末梢型DVTの診断率は有症状患者では平均73％（0～100％），無症状患者で平均53％（0～92％）とされる．

以上より，DVTにおける下肢静脈超音波検査は下腿の末梢型DVTの見落としの危険はあるものの概して診断率は高く，臨床的にたいへん有用な検査といえる．

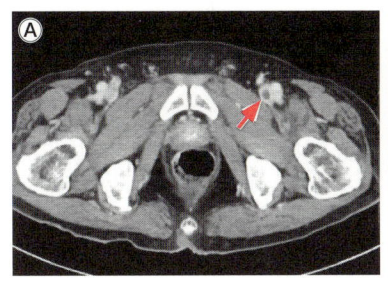

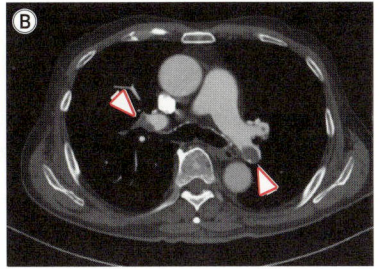

図6 ● 大腿静脈血栓と肺動脈血栓の造影CT

75歳男性，外傷性くも膜下出血・脳挫傷．受傷1週間目，ベッドサイドでのはじめての立位訓練時に冷汗，3分間の意識消失あり．覚醒時は特に自覚症状を訴えなかったが，血圧80/53 mmHgと低下していた．D-dimer値24.3 μg/mL（基準値＜1.0）．全身造影CT検査を行ったところ左大腿静脈（A：→）と両側肺動脈（B：▷）に血栓を認めた

c）造影CT（胸部～下肢）

従来，PEの診断には肺動脈造影ならびに核医学検査がgold standardであった．しかし近年急速に普及しつつあるmulti detector row CT（MDCT）は，PEの高い診断能に加え，その原因となるDVTについても同時に診断可能（感度93％，特異度97％）であり，繁用されるようになった[14]．

腎機能障害や造影剤過敏症，気管支喘息患者など，造影剤を使用できない症例の制限はあるものの，肺梗塞やその他の肺実質異常，大動脈解離などの急性胸部疾患も同時に診断できることから，今後ますますCTの役割は大きくなると思われる．DVTおよびPEの典型例を図6に呈示する．

2）DVT患者の離床時期

DVT患者に対する安静臥床は，従来，抗凝固療法とならび長らく急性期治療の要とされてきた．その根拠は「下肢に生じた血栓が静脈壁から遊離しPEを生じることを予防する」というものであろう．しかしこれはあくまで"理論的"根拠であって，じつはこの現象を支持する十分なエビデンスは存在しない．この根拠が正しければ，血栓が消失あるいは十分に縮小するまで，その患者は床上安静を強いられることになる．それでは果たしてDVT患者に安静臥床は必要だろうか．この点については，近年いくつかの研究報告がなされている．

a）Aschwandenらの研究

Aschwandenらは，129例の急性期近位部DVT患者を，4日間の完全臥床群と弾性ストッキング装着下での1日4時間以上の歩行群とに分け，新たなPE発生の頻度を比較した[15]．全例で低分子量ヘパリンが使用されている．4日後の新たなPE発生率は，完全臥床群で10.0％，歩行群で14.4％であり，2群間に有意差を認めなかった（p＝0.44）．

b) Trujillo-Santos らの研究

　　Trujillo-Santos らは，DVT および PE を有する 2,650 症例を安静群と早期離床群とにわけ，治療開始後 15 日以内における新たな PE の発生，および PE による死亡，出血性合併症について比較した[16]．その結果，新たな PE 発生および PE による死亡，出血性合併症のいずれも 2 群間で有意差はみられなかった．なお新たな PE 発生のリスクとして，65 歳未満であること（オッズ比 3.1）および担癌患者（オッズ比 3.0）を指摘している．

c) Romera-Villegas らの研究

　　Romera-Villegas らは，219 例の急性期下肢 DVT 患者において，安静と早期歩行との違いで症候性 PE の頻度が異なるかどうかを RCT により検討している[17]．入院かつ 5 日間の安静臥床を行う群と，弾性ストッキング装着のもと外来通院治療（安静なし）を行う群で比較したところ，10 日目までの症候性 PE の発生は前者で 2 例，後者で 3 例となり，両群の発生頻度に有意差なく（$p = 0.54$），また DVT 症状の持続期間や血栓部位と PE 発生頻度との間に有意な相関関係を認めなかった．

d) Liu らの研究

　　Liu らは，前述の報告を含む 13 の Study（全 3,269 症例）について，DVT 患者における安静臥床か早期離床かの違いによる新たな PE の発生，既存の DVT 悪化および DVT 関連死に関するメタ解析を行っている[18]．その結果，安静臥床群と比較して，早期離床群は PE 発生および DVT 悪化，DVT 関連死のいずれも有意差がみられなかったとしている．さらに DVT に伴う患肢の中等度〜高度の疼痛に対しては，早期離床群の方がより良好に症状の緩解が得られることを指摘した．

e) 早期離床を進めるべきか？

　　これらの報告をもとに，直ちに「DVT 患者はすべて早期離床を進めるべきである」と結論づけることはできない．しかしこれまでの研究結果からは，DVT 患者に対し直ちに**安静臥床を強いることの優位性は見出されず**，むしろ**患肢の疼痛緩和に関しては早期離床が有利**であった．また安静臥床は，下肢の血流停滞により既存の DVT 悪化や新たな DVT 発生のリスクを高めることも危惧されている．

　　したがって現時点では「DVT を生じた患者に対しては，歩行に支障をきたすような患肢の疼痛や腫脹，あるいは呼吸循環の不安定性がない限り，適切な抗凝固療法のもとに早期離床を進めていく」のが，最も妥当な方針といえよう．そして既存の DVT や PE については，定期的な D-dimer を中心とした血液検査や，下肢静脈エコー，造影 CT 検査などにて適宜フォローアップすることが望ましい．

Pro Con 論点のまとめ

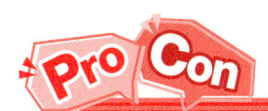

DVT患者に対する安静臥床は必要か？

【賛成論】
- 下肢の深部静脈に生じた血栓が，体動や歩行により血管壁より遊離してPEを生じるリスクを避けるためには，一定期間のベッド上安静が望ましい

【反対論】
- 体動や歩行により下肢静脈血栓が遊離しPEを生じやすくなるという現象は「理論上」正しいようにみえるが，エビデンスとしては証明されていない
- 安静臥床により下肢のうっ血を生じ，かえって血栓形成の危険性が増加する
- 適切な抗凝固療法のもとであれば，早期から積極的に離床・歩行させても，既存のDVTの悪化や新たなPE発生のリスクは増加しない

文献

必読 1) 循環器病の診断と治療に関するガイドライン（2008年度合同研究班報告）：肺血栓塞栓症および深部静脈血栓症の診断，治療，予防に関するガイドライン（2009年改訂版）．(http://www.j-circ.or.jp/guideline/pdf/JCS2009_andoh_h.pdf)
→ 日本循環器学会を中心に作成されたわが国のDVT・PEの診断，治療，予防に関するガイドライン

2) Torbicki A, et al：Guidelines on the diagnosis and management of acute pulmonary embolism: the Task Force for the Diagnosis and Management of Acute Pulmonary Embolism of the European Society of Cardiology (ESC). Eur Heart J, 29：2276-2315, 2008
→ ヨーロッパ心臓病学会により作成されたDVT・PEの診断，治療のガイドライン

3) 「肺血栓塞栓症／深部静脈血栓症（静脈血栓塞栓症）予防ガイドライン」（肺血栓塞栓症／深部静脈血栓症（静脈血栓塞栓症）予防ガイドライン作成委員会／著），pp1-96，メディカルフロントインターナショナルリミテッド，2004

必読 4) Gould MK, et al：Prevention of VTE in nonorthopedic surgical patients: Antithrombotic Therapy and Prevention of Thrombosis, 9th ed: American College of Chest Physicians Evidence-Based Clinical Practice Guidelines. Chest, 141：e227S-e277S, 2012
→ 2012年に米国胸部学会により第9版として改訂されたDVT・PEに対するガイドライン

5) Nakamura M, et al：Clinical characteristics of acute pulmonary thromboembolism in Japan: results of a multicenter registry in the Japanese Society of Pulmonary Embolism Research. Clin Cardiol, 24：132-138, 2001

6) AAOS Clinical Guideline on Prevention of Symptomatic Pulmonary Embolism (PE) in Patients Undergoing Total Hip or Knee Arthroplasty. (http://www.aaos.org/news/bulletin/jul07/clinical3.asp)
→ 米国整形外科学会の人工股関節・膝関節置換術における血栓予防ガイドライン

7) Bick RL & Haas SK：International consensus recommendations. Summary statement and additional suggested guidelines. European Consensus Conference, November 1991. American College of Chest Physicians consensus statement of 1995. International Consensus Statement, 1997. Med Clin North Am, 82：613-633, 1998

8）平井正文：深部静脈血栓症予防における運動，弾力ストッキング，間欠的空気圧迫法の臨床応用．静脈学，15：59-66, 2004

9）Hinderland MD, et al：Lateral leg compartment syndrome caused by ill-fitting compression stocking placed for deep vein thrombosis prophylaxis during surgery: a case report. J Foot Ankle Surg, 50：616-619, 2011
→ 不適切な弾性ストッキング使用によりコンパートメント症候群を生じた症例報告

10）Dennis M, et al：Effectiveness of thigh-length graduated compression stockings to reduce the risk of deep vein thrombosis after stroke（CLOTS trial 1）: a multicentre, randomised controlled trial. Lancet, 373：1958-1965, 2009 ★★★
→ 急性期脳卒中患者における弾性ストッキングの効果を検討した大規模RCT

11）Dennis M, et al：Effectiveness of intermittent pneumatic compression in reduction of risk of deep vein thrombosis in patients who have had a stroke（CLOTS 3）: a multicentre randomised controlled trial. Lancet, 382：516-524, 2013 ★★★
→ 急性期脳卒中患者における間欠的空気圧迫法の効果を検討した大規模RCT

12）Wada H, et al：Elevated levels of soluble fibrin or D-dimer indicate high risk of thrombosis. J Thromb Haemost, 4：1253-1258, 2006
→ 可溶性フィブリン・D-dimer値と血栓症リスクについて検討した論文

13）Kearon C, et al：Noninvasive diagnosis of deep venous thrombosis. McMaster Diagnostic Imaging Practice Guidelines Initiative. Ann Intern Med, 128：663-677, 1998

14）Coche EE, et al：Using dual-detector helical CT angiography to detect deep venous thrombosis in patients with suspicion of pulmonary embolism: diagnostic value and additional findings. AJR Am J Roentgenol, 176：1035-1039, 2001
→ DVT・PEの診断におけるMDCTの有用性についての論文

15）Aschwanden M, et al：Acute deep vein thrombosis: early mobilization does not increase the frequency of pulmonary embolism. Thromb Haemost, 85：42-46, 2001 ★★

16）Trujillo-Santos J, et al：Bed rest or ambulation in the initial treatment of patients with acute deep vein thrombosis or pulmonary embolism: findings from the RIETE registry. Chest, 127：1631-1636, 2005 ★★★

17）Romera-Villegas A, et al：Early mobilisation in patients with acute deep vein thrombosis does not increase the risk of a symptomatic pulmonary embolism. Int Angiol, 27：494-499, 2008 ★★★

必読 18）Liu Z, et al：Bed rest versus early ambulation with standard anticoagulation in the management of deep vein thrombosis: a meta-analysis. PLoS One, 10：e0121388, 2015
→ DVT患者における安静臥床と早期離床の予後についてのメタ解析

第4章 困難な状況でのリハビリテーション

3. 集中治療領域における終末期医療とリハビリテーション

中村俊介

Point

- 救急・集中治療に携わるスタッフは，救急・集中治療における終末期医療について十分に理解する必要がある
- 終末期においてもリハビリテーション（以下リハ）という視点でのかかわりは重要となる
- 終末期におけるリハには，チーム医療の展開が必須である

はじめに

　救急また集中治療が展開される場面においても，医療スタッフの努力の甲斐なく，救命できない状況に陥ることは残念ながら多い．終末期と判断された場合，それまで行ってきた早期リハは，継続するか否かの検討すら行われることなく，終了となることが多かった．一方で近年「がんのリハビリテーションガイドライン」[1]が策定され，中長期的な視点ではあるが，進行がん・末期がん患者に対するリハについての効果，推奨度などが示されている．がん患者と救急・集中治療を受ける急性期の患者と対象は大きく異なるものの，リハという視点での患者へのかかわりは，終末期医療におけるアプローチとして等しく重要である．

　本稿では，救急・集中治療における終末期医療とそのガイドラインを概説し，そのような状況のなかで行うリハについて，問題点を含めて紹介する．

1 救急・集中治療における終末期の定義

　終末期医療に関しては，厚生労働省をはじめ，医師会や関連する学術団体から表1に示すガイドラインが提示されている．救急・集中治療における終末期医療については，日本

表1 ●学会などによる終末期医療に関するガイドライン

団体名	公表時期	名称
厚生労働省	2015年3月 （2007年5月）	人生の最終段階における医療の決定プロセスに関するガイドライン（終末期医療の決定プロセスに関するガイドライン）
日本医師会	2008年2月	終末期医療に関するガイドライン
全日本病院協会	2009年5月	終末期医療に関するガイドライン 〜よりよい終末期を迎えるために〜
日本学術会議	2008年2月	終末期医療のあり方について —亜急性型の終末期について—
日本小児科学会	2012年4月	重篤な疾患をもつ子どもの医療をめぐる話し合いのガイドライン
日本老年医学会	2012年6月	高齢者ケアの意思決定プロセスに関するガイドライン 人工的水分・栄養補給の導入を中心として
日本透析医学会	2014年5月	維持血液透析の開始と継続に関する意思決定プロセスについての提言
日本救急医学会・日本集中治療医学会・日本循環器学会	2014年11月	救急・集中治療における終末期に関するガイドライン 〜3学会からの提言〜

表2 ●救急・集中治療における終末期

1. 不可逆的な全脳機能不全（脳死診断後や脳血流停止の確認後などを含む）であると十分な時間をかけて診断された場合
2. 生命が人工的な装置に依存し、生命維持に必須な複数の臓器が不可逆的機能不全となり、移植などの代替手段もない場合
3. その時点で行われている治療に加えて、さらに行うべき治療方法がなく、現状の治療を継続しても近いうちに死亡することが予測される場合
4. 回復不可能な疾病の末期、例えば悪性腫瘍の末期であることが積極的治療の開始後に判明した場合

（文献2を参考に作成）

　救急医学会が2007年に「救急医療における終末期医療に関する提言（ガイドライン）」を公表し、2014年には日本救急医学会、日本集中治療学会、日本循環器学会が合同で「救急・集中治療における終末期医療に関するガイドライン〜3学会からの提言〜」[2]（以下ガイドライン）を公表している．そのなかで救急・集中治療における終末期は，**「集中治療室などで治療されている急性重症患者に対して適切な治療を尽くしても救命の見込みがないと判断される時期」**と定義され，さらに終末期には表2に示した「さまざまな状況のいずれかに相当する場合などがある」と記されている．

　実臨床においては，表2に示す状況以外にも終末期と判断する場面がある．患者の年齢や社会的な背景，慢性疾患の存在などの要因も終末期か否かの検討に影響を与える．さらに，医科学の進歩に伴って提供できる医療は高度となり，「適切な医療」の範囲が曖昧であるという問題もある．そのため，終末期の判断については，ガイドラインに示されているように「医療チームが慎重かつ客観的」に行うことが重要となる．

表3● 延命措置についての選択肢

すでに装着した生命維持装置や投与中の薬剤などへの対応として

1. 現在の治療を維持する（新たな治療は差し控える）
2. 現在の治療を減量する（すべて減量する，または一部を減量あるいは終了する）
3. 現在の治療を終了する（すべてを終了する）
4. 上記のいずれかを条件付きで選択するなどが考えられる

（文献2を参考に作成）

表4● 延命措置の減量，終了する場合の選択肢

延命措置を減量，または終了する場合の実際の対応として

1. 人工呼吸器，ペースメーカー（植込み型除細動器の設定変更を含む），補助循環装置などの生命維持装置を終了する
   ※このような方法は，短時間で心停止となることもあるため状況に応じて家族らの立会いのもとに行う
2. 血液透析などの血液浄化を終了する
3. 人工呼吸器の設定や昇圧薬，輸液，血液製剤などの投与量など呼吸や循環の管理方法を変更する
4. 心停止時に心肺蘇生を行わない

（文献2を参考に作成）

② 終末期と判断した後の対応

　ガイドラインには終末期と判断した後の対応として，家族や関係者（以下，家族ら）に病状を説明し，理解を得た後に患者，家族らの意思などを確認することが記載されている．患者に意思決定能力がある場合や患者本人の事前指示がある場合は，それを尊重することが原則となり，また患者の意思は確認できなくとも，家族らが患者の意思を推定できる場合には，その推定意思を尊重することが原則となる．

　患者の意思が確認できず，推定意思も確認できない場合は，家族らとの話し合いを十分に行ったうえで患者にとって最善の治療方針をとることを基本とし，対応について検討することになる．さらに本人の意思が不明で身元不詳などのために家族らと接触できない場合は，医療チームが患者にとって最善の対応となるように判断することが示されている．いずれの対応も，まずは患者の尊厳を損なわないことが原則となる．

　延命措置への対応としては，表3に示すような選択肢があり，延命措置を減量，または終了する場合の実際の対応として，表4のような選択肢が示されている．これらの対応は，患者や家族らに十分に説明し，同意を得た後に進められるものであり，患者の苦痛をとるなどの緩和的措置は継続するが，死期を早める手段は行わない．

❸ 終末期医療におけるリハ

　患者が生命維持装置や医療機器，治療などに依存する状態となり，結果として患者本人の尊厳を損ね，それが家族らの悲嘆を大きくし，医療スタッフも困惑するという「無意味で無益な状態」に陥らないための考え方の道筋を提示するためにガイドラインは作成されている．そのような状況で生命を維持するための治療についての対応には表3に示す選択肢があり，いずれの方針をとるかを検討することになる．

　一方で，救急・集中治療における終末期であると判断した場合，それまで行ってきたリハについて，どのように対応するかという問題がある．早期リハは廃用予防や早期ADLの自立などを目的として行い，また呼吸リハなど治療的アプローチをして実施しているものである．生命維持の延命措置として行っているものではないため，**継続することで患者は「無意味で無益な状態」に陥るものでない**はずである．

　以下に示す症例に呈示するように，当施設では**終末期と判断した場合であっても，早期リハを直ちに終了とせず，できるだけ継続する方針**をとることにしている．そして終末期にある患者に対して，どのような医療が提供できるかをスタッフ全体で話し合い，患者を安楽な状態とするために有効なアプローチの1つであるリハについて検討を行っている．終末期におけるリハが患者の人としての尊厳を守り，その人らしく終末を迎えることをめざすものであるならば，**提供される終末期医療の質を高めるために行うべきである**と考える．

　なお，このような場面で行われるリハについて検討された研究や報告はなく，さらにその効果を評価する基準も存在しない．

症例

　80歳代，女性．慢性閉塞性肺疾患の診断で在宅酸素療法を受け，ADLは寝たきりに近い状態であった．数日前から食事を十分に摂れず，呼吸苦が増悪していた．意識障害の状態にあるのを，訪問したヘルパーが発見し救急搬送となり，急性肺炎，慢性呼吸不全急性増悪の診断で救命救急センターに入院となった（図1）．

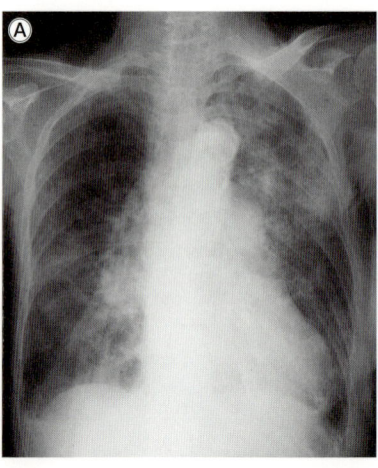

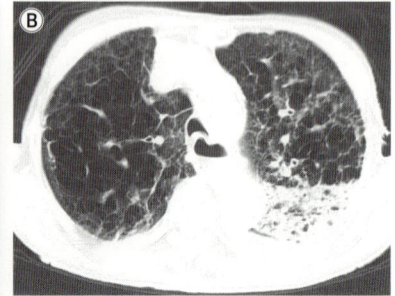

図1 ● 肺炎による慢性呼吸不全急性増悪症例
A：胸部単純X線．B：胸部CT：高度の肺気腫と肺炎像を認める

その時点において，患者本人の意思の確認は不可能であったため，医療チームで話し合った後に気管挿管し人工呼吸管理を開始した．抗生物質を投与し，呼吸リハを中心とした早期リハを行いつつ，全身管理に努めるも状態の改善は不良であった．今後，気管切開を行ったうえで人工呼吸器に依存しての生命維持となることが免れない状態と判断したところで，患者および家族に病状と予後を説明した．

最終的には，患者の意思決定によって挿管チューブを抜去し，酸素投与のみで再挿管しない方針となった．苦痛緩和目的の薬剤投与を開始し，一方でリラクセーションを図るためのポジショニングを主体とするリハは継続した．

❹ 終末期におけるリハに関する問題

終末期と判断した後もリハを継続するには，いくつかの解決すべき問題がある．

まずは，その**目標，目的の設定**である．救急・集中治療領域における通常の早期リハであれば，最終的な生命予後ならびに退院後の生活の質の改善という目標があり，前述のような明確な目的もある．一方，進行がん・末期がん患者における終末期のリハにおいても，疼痛緩和など身体的効果や精神心理的側面へのアプローチとしての効果がある．しかし，救急・集中治療における終末期では，最終的に死を免れることはない．さらに，その期間は短く，いわゆるnarrative-based medicineの提供は困難となりがちである．

また，**どのような内容のリハを提供するのか，いつまで継続するのか**，という問題もある．呼吸リハを行うことで呼吸状態が改善し，呼吸に関する苦痛は緩和されるであろうが，リハそのものが苦痛となる可能性もある．精神心理的な面に配慮すると，家族らと過ごす時間を減らすことになってしまうのでは，といった懸念もある．

さらに，多くの施設ではリハスタッフのマンパワーが乏しく，終末期と判断された患者にかかわるならば，ほかの患者にリハを行うべきという思いもあるだろう．そもそも目標や目的が明確にされていなければ，スタッフのモチベーションを維持することも困難になるかもしれない．

救急・集中治療における終末期においてリハを行う場合，これらの多くの問題を乗り越えなければ，その提供は困難となってしまう．

❺ 終末期におけるリハとチーム医療

救急・集中治療領域においては，患者の病態が複雑であるため，また近年は患者や家族らの抱える社会的な問題も多く，その内容も多様であるため，多診療科・多職種から成るチームでの医療が進められている．終末期医療においてもチームでの対応が重要であり，

前述の終末期におけるリハの問題についても，チーム医療の展開によって解決することが可能と考える．

　まず終末期におけるリハの目的は，患者に安楽な状態を提供することにあると考える．そして，それは最終的に家族らのグリーフケアとなり，そこに目標を設定することがスタッフのモチベーションの維持につながる，と考えている．救急・集中治療における終末期に陥った患者とその家族らは，突然の出来事への不安や今後に対する心配があり，精神的混乱をきたしている．特に，延命措置である生命維持装置や薬剤などの対応について相談された後にあっては，「見捨てられた」という感情をもつこともある．そのような状況においても提供される「患者が安楽な状態となるためのリハ」には，患者を失う家族らの悲しみに対するケアの側面ももち合わせている．また，家族らのグリーフケアとなる医療は，患者にとっても望ましい医療となるであろう．

　リハの内容など詳細については，患者や家族らの希望を確認しつつ，チーム全体で検討する．看護師は患者や家族らに接する時間が長く，その気持ちを知る機会が多い．何より病棟での生活に密着してケアを行っている．終末期に行うリハはケアの側面が大きく，看護スタッフとリハスタッフの間に緊密な連携がなければ，適切に提供することはできない．リハを1日のどこで行うか，また全身状態を考慮し，いつまでリハを行うかについては，チームで協議し判断することになる．なお，リハスタッフのマンパワーが少ない場合，リハスタッフがリラクセーションの手技などを看護スタッフに情報提供することで，マンパワーの不足を補うだけでなく，適切なタイミングでリラクセーションを提供することも可能となる．

　チーム医療を進めるうえで重要となるのは，計画の立案と実施，評価，計画の再検討であるが，救急・集中治療における終末期のリハは短期間の後に患者を失うことになるため，患者や家族らの反応がどのようであったか，という情報をチーム内で共有できる**「フィードバック」が重要**となる．適切な協議とフィードバックが行われれば，スタッフ全体のモチベーションが向上し，チームが成熟して，より充実した医療が提供できるものと考える．

● おわりに ～救急・集中治療における終末期医療の諸問題～

　救急・集中治療を行っている際に，救命が不可能であり終末期を判断する場面に遭遇することは多く，そこでも全人的な医療を行うことを目標として，リハの提供を継続している．しかし一方で，このような終末期の医療を集中治療室や救命救急センターという環境のなかで行うことが正しいのか，という疑問もある．終末を迎える環境が整っている医療施設は少ない．そのような現状において，その解決策を模索し，多職種チームで対応することで質の高い医療を提供できるのではないかと考えている．

さらに高齢化が進み，多死社会となるなかで救急・集中治療に携わる医療者は，End-of-life Care に関する見識をより深めなければならないと考える．

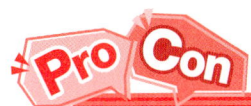

Pro Con 論点のまとめ

終末期におけるリハは行うべきか？

【賛成論】
- 在宅進行がん・末期がん患者に対する呼吸困難や疼痛，倦怠感の緩和目的のリハには効果がある
- 在宅進行がん・末期がん患者に対するチームアプローチでのリハはQOL改善に効果がある

【反対論】
- 救急・集中治療における終末期の状態で行うリハの効果に関する科学的根拠はない

文献

1) 「がんのリハビリテーションガイドライン」（日本リハビリテーション医学会／編），金原出版，2013
   → がん患者に対するリハのガイドラインであり，第8章に進行がん・末期がん患者に対するリハの項目がある．中長期的な視点での効果ではあるが，参考となる

必読 2) 日本集中治療医学会，他：救急・集中治療における終末期医療に関するガイドライン～3学会からの提言～．（http://www.jsicm.org/pdf/1guidelines1410.pdf）
   → 3学会が合同で策定したガイドラインであり，延命措置への対応や医療チームの役割，診療録の記載といった具体的な内容が示されている

索引 Index

数字

6MWD	117, 118
6分間の歩行距離	117

欧文

A〜C

abbreviated injury scale	130
ABC trial	72
ABCDEFバンドル	72
ABCDEバンドル	60, 70, 101
ADL	22, 203
AIS	130
ARDS	91, 96, 97
awake ECMO	227
Barthel index	23, 112, 123
behavioral pain sale	84
BPS	84
CAM-ICU	84
CAUTI	177
CIM	146, 223
CINM	146
CIP	146, 223
CIPNM	155
complex regional pain syndrome	132
confusion assessment method for the ICU	84
COPD	97
CPOT	84
critical illness myopathy	146, 155, 223
critical illness neuromyopathy	146
critical illness polyneuromyopathy	155
critical illness polyneuropathy	146, 155, 223
CRPS	132

D〜G

Damage Control Orthopaedics	134
DCO	134
D-dimer	240
de Morton mobility index	112
DEMMI	112
DVT	33, 235
early mobilization	75, 195, 197
Early Total Care	134
ECMO	94, 222
ETC	134
extracorporeal membrane oxygenation	222
FIM	23, 112, 142
frailty	109
FSS-ICU	112
functional independence measure	23, 112
functional status score-ICU	112
GCS	53
Glasgow Coma Scale	53

I〜M

IABP	33, 111
IADL	23
ICDSC	84
ICU-acquired weakness	60, 98, 111, 132, 146
ICU-AW	60, 98, 111, 116, 132, 146
ICU後症候群	70
In-bed exercises	44
intensive care delirium screening checklist	84
Japan Coma Scale	53
JCS	53
J-PADガイドライン	73
Medical Research Council score	112

N〜R

NIHSS	123
NPPV	100
Out of bed exercise	44
PADガイドライン	72
PCPS	33, 94, 111
PDCAサイクル	37
PE	33, 235
PICS	70
PICU	146
positioning	93
RASS	109
respiratory ECMO	222
Richmond Agitation Sedation Scale	109
ROM	196

S〜V

SAS	84
sedation-agitation scale	84
SF-36 PF	118
SPN	170
the critical-care pain observation tool	84

Index

VA-ECMO	33
VAP	93, 156
venoarterial ECMO	33
venovenous ECMO	33, 230
ventilator bundle	100
VTE	236
VV-ECMO	33, 230

和文

あ行

アセトアミノフェン	86
アセトアミノフェン トラマドール塩酸塩	86
安静臥床	13
アンダーソン・土肥の基準	57
意識障害	53, 203
痛み	72
胃瘻	161
運動療法	140, 194
栄養管理	161, 165
エルゴメータ	117, 197
嚥下	191
嚥下機能検査	158
嚥下訓練	159
嚥下評価	156

か行

開始できない患者の基準	81
外傷	190
開放骨折	136
下肢挙上	237
下肢静脈超音波検査	240
荷重側肺障害	92, 96, 98
下腿スクイージング	238
下腿切断	136
カニューレ	229
ガバペンチン	86
カフリークテスト	100
カルバマゼピン	86
換気仕事量	98
換気不全	54
間欠的CPAP療法	92, 94, 96
間欠的空気圧迫法	239
関節可動域訓練	82
間接訓練	160
カンファレンス	38
気管支喘息	97
気管切開	159, 190
気管挿管	190
気管内吸引	93
起坐位	93
気道管理	92, 93
機能的自立度評価	142
基本動作練習	197
ギャッジアップ坐位	83
禁忌事項	44
筋力スケール	116
グリーフケア	250
車椅子移乗	83
経空腸栄養	167
経腸栄養	161, 166
血液浄化	32
血液透析	32
下痢	181
見当識	202
高次脳機能障害	206
喉頭浮腫	99
肛門内留置型排便管理チューブ	177
誤嚥性肺炎	156
呼吸介助	93
呼吸管理	54
呼吸理学療法	139
呼吸リハ	42, 91, 192, 249
骨盤骨折	136
コミュニケーション障害	203

さ行

作業療法	200
酸素化の障害	95
持久力トレーニング	197
死腔率	98
持続硬膜外鎮痛法	86
自動運動	75, 196
自発呼吸トライアル	100
社会福祉士	219
シャント	93, 95
重症頭部外傷	125
終末期	245
終末期医療に関するガイドライン	246
就労	211
手段的ADL	23
循環管理	57
上気道狭窄	99
小児ICU	146
静脈栄養	166
静脈血栓塞栓症	236
神経心理検査	209
心原性肺水腫	96
人工呼吸器	56
人工呼吸器関連肺炎	93, 100
人工呼吸器装着	32
深部静脈血栓症	33, 235
脊髄損傷	135
脊椎損傷	135
摂食嚥下訓練	159

摂食嚥下障害 … 155	**な 行**	複合性局所疼痛症候群 … 132
切断肢 … 136	軟部組織損傷 … 136	ブプレノルフィン … 85
前傾側臥 … 96	二次性脳損傷 … 121	フレイル … 108
せん妄 … 72, 99	日常生活動作 … 22, 200	プロトコル … 80
早期モビライゼーション … 195	日本集中治療医学会 … 15	プロポフォール … 87
早期離床 … 15, 43, 91, 92, 99	ニューロパチー … 155	米国集中治療学会 … 15
早期リハ … 200	尿道カテーテル … 177	ペンタゾシン … 85
ソーシャルワーカー … 215	尿道カテーテル関連感染症 … 177	便秘 … 182
側臥 … 96	尿閉 … 181	乏尿 … 172
足関節自動底背屈運動 … 238	認知機能障害 … 201, 207	歩行訓練 … 83
	熱傷 … 139	ポジショニング … 43
た 行	脳卒中 … 121	補足的静脈栄養 … 170
体位管理 … 92, 93, 96	脳損傷 … 206	
体外循環中 … 95		**ま 行**
大腿切断 … 136	**は 行**	マニュアルハイパーインフレーション … 93, 96
他動運動 … 75, 196	敗血症 … 115	慢性閉塞性肺疾患 … 97
多尿 … 172	排泄障害 … 172	ミオパチー … 155
多発外傷 … 134	排泄評価 … 176	ミダゾラム … 88
多発骨折 … 134	肺塞栓症 … 33, 235	無気肺 … 96, 101
端坐位 … 83	肺不全 … 54	無尿 … 172
弾性ストッキング … 238	排便障害 … 175	モルヒネ … 85
タンパク投与量 … 169	廃用性萎縮 … 123	
チーム医療 … 250	抜管失敗防止 … 99	**や 行**
中止基準 … 29, 81, 230	ハロペリドール … 88	予防しえた機能障害 … 130
長期予後 … 115	ピークカフフロー … 100	
直接訓練 … 160	非ステロイド性抗炎症薬 … 85	**ら 行**
鎮静 … 75, 79, 149	非定型抗精神病薬 … 88	リクルートメント … 92, 93, 96
鎮痛 … 79	標準予防策 … 187	リクルートメントマニューバー … 96
抵抗運動 … 197	頻尿 … 172	離床開始基準 … 29
デクスメデトミジン … 88	フィンクの危機モデル … 137	立位訓練 … 83
電気的筋刺激法 … 84	フェンタニル … 84	リハビリテーション実施計画書 … 64
頭蓋内圧亢進 … 125	不穏 … 72	リハビリテーション総合実施計画書 … 65
頭部外傷 … 121	負荷運動訓練 … 83	
徒手筋力検査 … 116	腹臥 … 93, 96	
	腹臥位療法 … 91, 97	

◆ **編者紹介**

中村　俊介（Shunsuke Nakamura）
昭和大学医学部　救急医学講座　准教授

1968年　和歌山市生まれ
1993年　長崎大学医学部卒業
1993年　長崎大学医学部　脳神経外科学講座
2002年　近森リハビリテーション病院　リハビリテーション科
2005年　昭和大学医学部　救急医学講座

　脳神経外科医として学んだ後，救急医になる前の3年弱という短い期間ではあるものの，リハビリテーション病院で学ぶ機会に恵まれました．このような経歴をもつ救急医は珍しいのではないかと思っています．
　以前から，病態や疾患，障害などに対する評価や治療計画の立案だけでなく，患者の来し方行く末に思いをめぐらせることも重要と考えていました．救急・集中治療の場に身を置く今も思いは同じです．
　昭和大学病院救命救急センターでは，一症例を大事にして，チームで診療に臨んでいます．そのなかの一員として，若手医師や看護師らとともに新しい知見を学び，日々議論しながら実臨床を展開しています．これからの医療は，複雑化する社会状況に対応しつつもevidenceに基づいた医療を提供するという，困難を伴うものとなります．しかし，そんななかにあっても，救急・集中治療の発展に寄与し，また後進を育成できるよう尽力したいと考えています．

Surviving ICUシリーズ

ICUから始める早期リハビリテーション
病態にあわせて安全に進めるための考え方と現場のコツ

2016年3月1日　第1刷発行

編　集	中村俊介（なかむらしゅんすけ）
発行人	一戸裕子
発行所	株式会社　羊　土　社
	〒101-0052
	東京都千代田区神田小川町2-5-1
	TEL　03（5282）1211
	FAX　03（5282）1212
	E-mail　eigyo@yodosha.co.jp
	URL　http://www.yodosha.co.jp/
装　幀	関原直子
印刷所	日経印刷株式会社

© YODOSHA CO., LTD. 2016
Printed in Japan

ISBN978-4-7581-1205-5

本書に掲載する著作物の複製権，上映権，譲渡権，公衆送信権（送信可能化権を含む）は（株）羊土社が保有します．
本書を無断で複製する行為（コピー，スキャン，デジタルデータ化など）は，著作権法上での限られた例外（「私的使用のための複製」など）を除き禁じられています．研究活動，診療を含み業務上使用する目的で上記の行為を行うことは大学，病院，企業などにおける内部的な利用であっても，私的使用には該当せず，違法です．また私的使用のためであっても，代行業者等の第三者に依頼して上記の行為を行うことは違法となります．

JCOPY　<（社）出版者著作権管理機構　委託出版物>
本書の無断複写は著作権法上での例外を除き禁じられています．複写される場合は，そのつど事前に，（社）出版者著作権管理機構（TEL 03-3513-6969，FAX 03-3513-6979，e-mail：info@jcopy.or.jp）の許諾を受けてください．

Surviving ICU シリーズ

外傷の術後管理のスタンダードはこれだ！
損傷別管理の申し送りからICU退室まで

清水敬樹／編　□定価(本体4,900円+税)　□B5判　□269頁　□ISBN 978-4-7581-1206-2

ICUから始める早期リハビリテーション
病態にあわせて安全に進めるための考え方と現場のコツ

中村俊介／編　□定価(本体4,600円+税)　□B5判　□255頁　□ISBN 978-4-7581-1205-5

ICU合併症の予防策と発症時の戦い方
真剣に向き合う！現場の知恵とエビデンス

萩原祥弘, 清水敬樹／編　□定価(本体4,800円+税)　□B5判　□309頁　□ISBN 978-4-7581-1204-8

重症患者の痛み・不穏・せん妄 実際どうする？
使えるエビデンスと現場からのアドバイス

布宮　伸／編　□定価(本体4,600円+税)　□B5判　□190頁　□ISBN 978-4-7581-1203-1

重症患者の治療の本質は栄養管理にあった！
きちんと学びたいエビデンスと実践法

真弓俊彦／編　□定価(本体4,600円+税)　□B5判　□294頁　□ISBN 978-4-7581-1202-4

敗血症治療
一刻を争う現場での疑問に答える

真弓俊彦／編　□定価(本体4,600円+税)　□B5判　□246頁　□ISBN 978-4-7581-1201-7

ARDSの治療戦略
「知りたい」に答える、現場の知恵とエビデンス

志馬伸朗／編　□定価(本体4,600円+税)　□B5判　□238頁　□ISBN 978-4-7581-1200-0

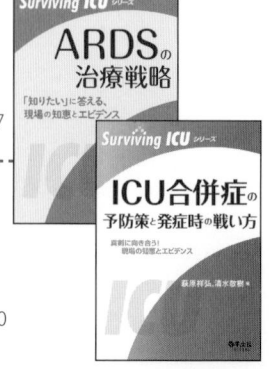

発行　羊土社 YODOSHA　〒101-0052　東京都千代田区神田小川町2-5-1　TEL 03(5282)1211　FAX 03(5282)1212
E-mail：eigyo@yodosha.co.jp
URL：http://www.yodosha.co.jp/

ご注文は最寄りの書店、または小社営業部まで